Expert Third Molar Extractions

제3대구치 발치의 원리와 임상

笠崎安則／木津英樹／朝波惣一郎

서울대학교 치과대학 구강악안면외과학교실
최 진 영 교수 감역

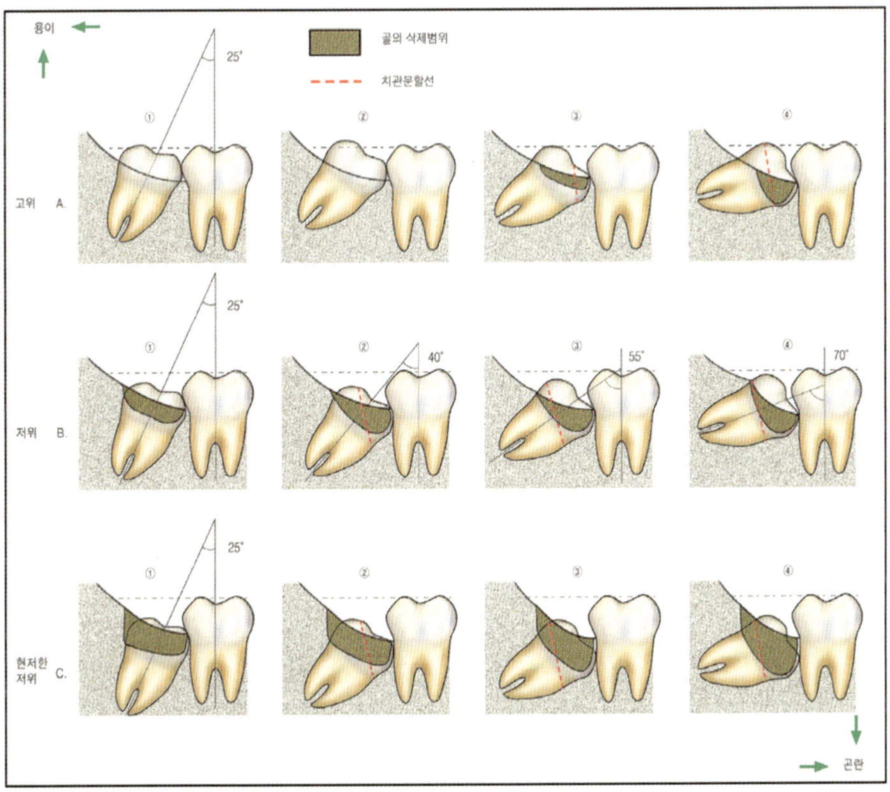

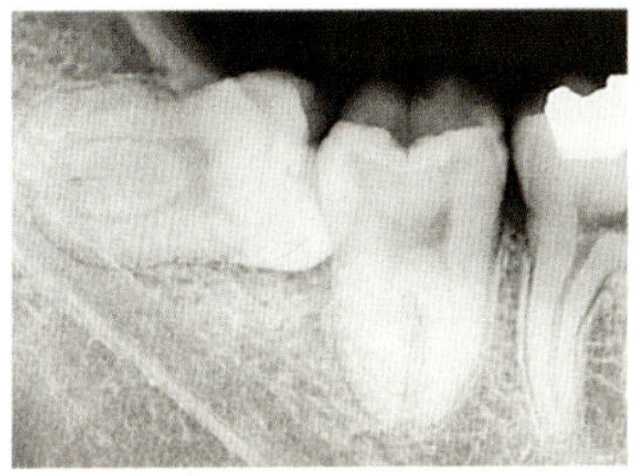

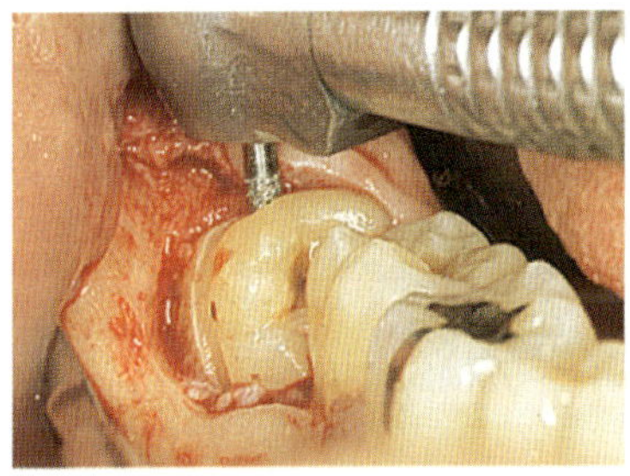

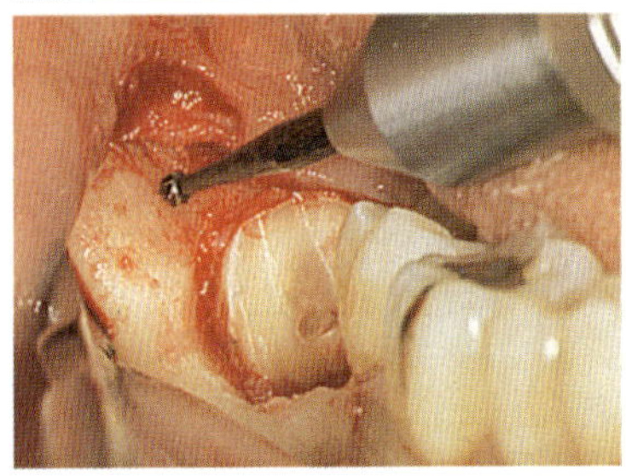

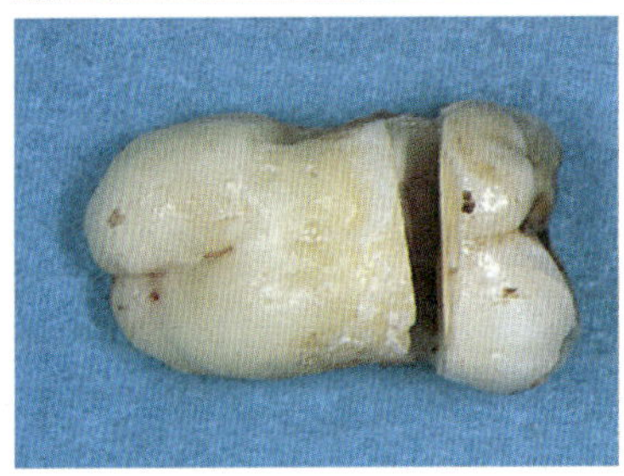

대한나래출판사

DaehanNarae Publishing, Inc.

Deokwon Bldg. #202
102-65 Yongdu-dong
Dongdaemun-gu
SEOUL 130-820, KOREA
TEL: +82-2-922-0840
FAX: +82-2-922-0841
E-mail: dhpub@chol.com
Website: www.dhpub.com

Translation of Expert Third Molar Extractions
by Kasazaki Yasunori et al.

Translated into Korean by DaehanNarae Publishing, Inc.

ISBN 978-89-5741-072-1

Printed in Korea

서 문

"제3대구치 발치의 원리와 임상"을 발간한 지 벌써 15년의 세월이 흘렀습니다. 그동안 이해하기 쉬운 제3대구치 발치의 지침서로써 국내외에서 높은 평가를 얻고 많은 독자들에게 활용되어 왔습니다. 그러나 그동안 치과의료를 둘러싼 환경도 크게 변화해 왔습니다.

관혈적 처치에 있어서 병원내 감염의 문제, 디지털 CT의 응용으로 인해 화상진단이 충실해지고 치근과 하악관의 위치관계가 보다 정확해졌습니다.

그러나 한편으로 치과의사 과잉시대를 맞이해 환자는 양질의 의료를 요구하며 치과의사를 선택하는 시대가 되었습니다. 이번 개정판에서는 수술시간을 예측하고 외과적 침습을 최소화해 부종이나 통증 없이 보다 안전하고 확실하게 제3대구치를 발치할 수 있도록 보강되었습니다.

치과대학생, 전공의들 및 임상 치과의사들이 이 책을 읽고 조금이나마 진료에 도움이 되기를 바랍니다.

마지막으로 본 서를 정리하기에 앞서 많은 도움을 주신 立川共濟병원 치과구강외과, 게이오의숙대학병원 구강외과의 스텝들에게 깊은 감사를 드립니다. 또한 출간에 앞서 이 자리를 빌려 많은 힘을 실어주신 Quintessence의 佐々木一高 사장, 편집부의 玉手一成 씨에게 심심한 감사를 드립니다.

笠崎安則
木津英樹
朝波惣一郎

역자 서문

사랑니 발치는 개원한 치과의사들이 시술하는 가장 흔히 접하게 되는 그러면서도 부담스러운 수술 중 하나가 아닐까 생각된다. 치과의사들이 사랑니 발치를 기피하는 여러 요인들 중 의료 외적인 요인(가장 큰 요인은 시술행위에 비하여 터무니없이 낮은 건강보험시술료)들은 차치하고 직접 시술에 관련된 요인을 살펴보면 대개 몇 가지로 요약할 수 있다.

치과의사가 느끼기에 실제로 수술의 난이도가 높아 개인의원에서 행하기가 어렵다고 생각하여 처음부터 사랑니 발치를 하지 않는 경우와 그동안 조심스럽게 잘 해오다가 한두 차례 시술 전에 생각과 달리 발치에 큰 어려움을 겪거나 발치 후에 하치조신경의 감각소실과 같은 합병증으로 환자로부터 시달림을 받은 경우가 대부분이라 생각된다.

의료외적인 문제는 보건 행정을 담당하는 사람들의 몫으로 돌리고 치과대학생이나 치과의사의 교육에 한 부분을 담당하고 있는 교수입장에서 어떻게 하면 치과의사들이 수술에 대한 두려움 없이 자신감을 가지고 사랑니 발치를 할 수 있을까 고민을 하다가 우연히 일본의 笠崎安則 교수 등이 저술한 "지치발치의 Navigation"이라는 제목의 책을 보게 되었다. 그동안의 미국이나 유럽에서 발행된 발치 관련 책들이 발치에 일반적인 이론서라면, 이 책은 일본인 특유의 관찰력으로 이론은 물론이거니와 실제 임상에서 부딪히게 되는 문제나 증례를 난이도 평가에서부터 실제 시술에 이르기까지 사진 설명과 함께 기술되어 사랑니 발치에 관한 한 실질적인 안내자 역할을 할 것으로 생각하여 번역을 하게 되었다. 번역상에 일본에서 사용하는 용어와 우리가 사용하는 용어에 차이가 있는 부분이 있는 경우에는 가급적 영어 표기도 병기하여 이해에 어려움이 없도록 노력하였다.

보다 많은 치과의사들이 이 책의 도움을 받아 지치발치의 난이도 평가를 하고 술자의 능력범위 내에 있는 증례를 중심으로 술기를 향상시켜 간다면 틀림없이 지치 발치 수술에 자신감을 가지고 합병증을 최소화할 수 있을 것으로 확신한다.

끝으로 이 책이 번역되어 출간될 수 있도록 적극적으로 도와주신 대한나래출판사의 최용원 사장께 감사의 말을 전한다.

서울대학교 치과대학 구강악안면외과학교실

최 진 영 교수

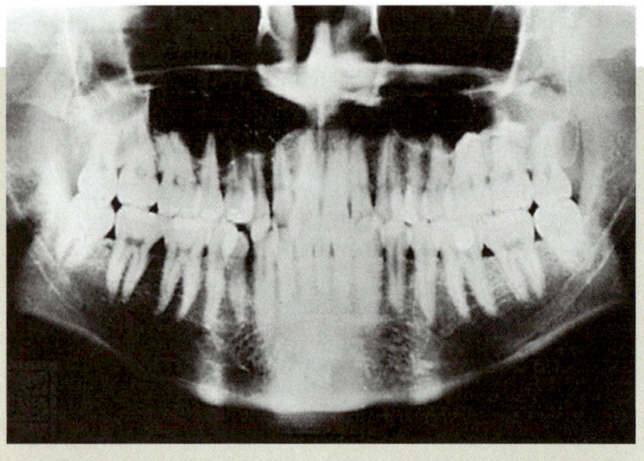

턱이 충분히 발달해 있으면 제3대구치는 정상적으로 맹출하고 음식을 저작할 수 있다.

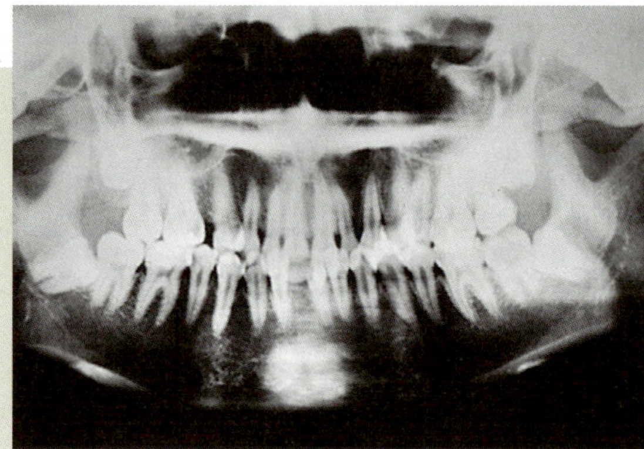

턱의 발육이 불충분하면 제3대구치가 맹출할 공간이 없어 골 내에 매복되는 경우가 많다. 매복된 제3대구치는 다양한 장애를 유발한다.

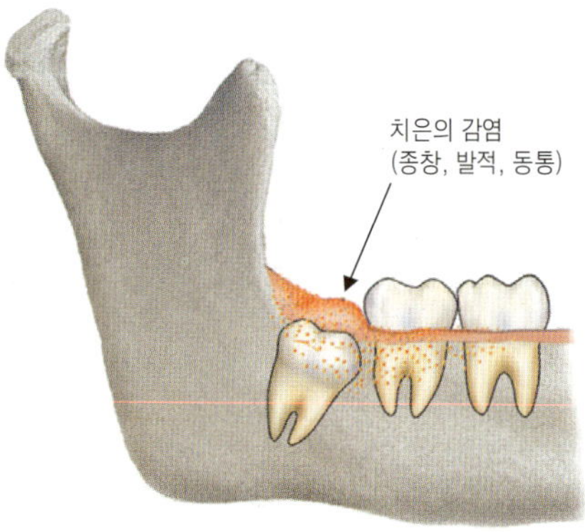

제3대구치 주위염

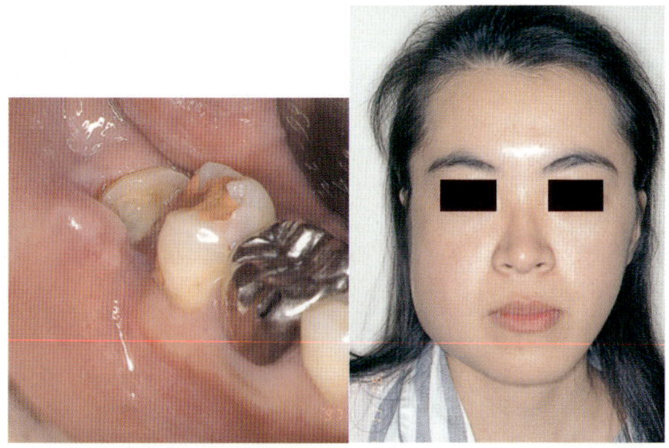

골막염을 속발한다.

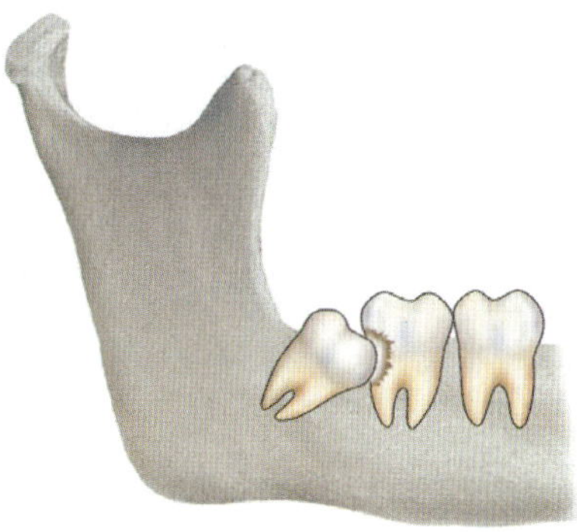

제2대구치 원심면이 우식된다.

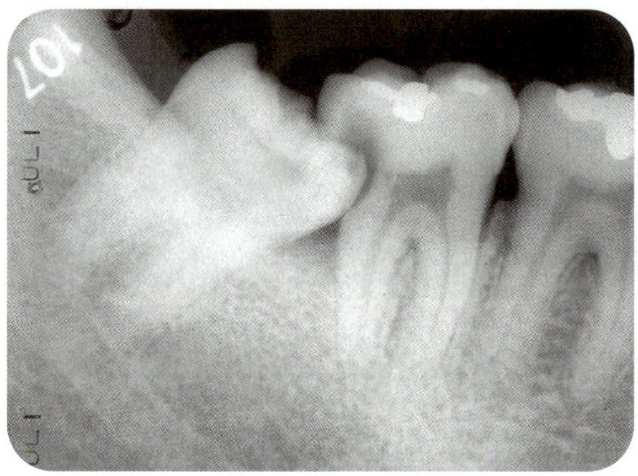

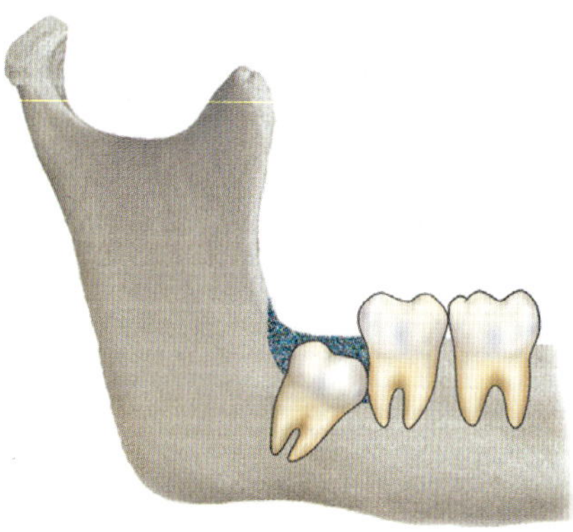

염증으로 제3대구치 주위의 골이 흡수된다.
제2대구치의 치근이 흡수된다.
제2대구치 원심에 비가역적인 치주낭이 형성된다.

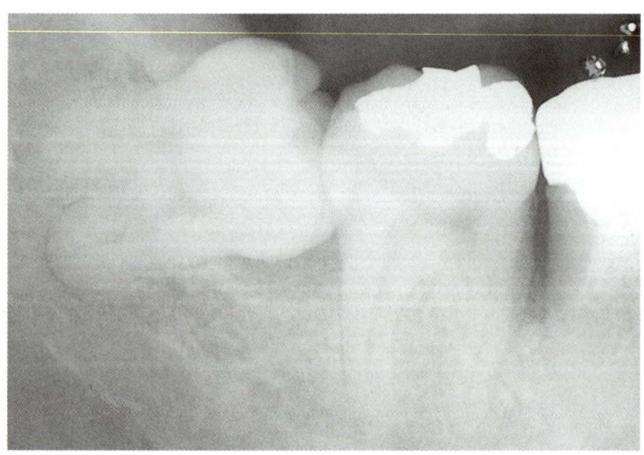

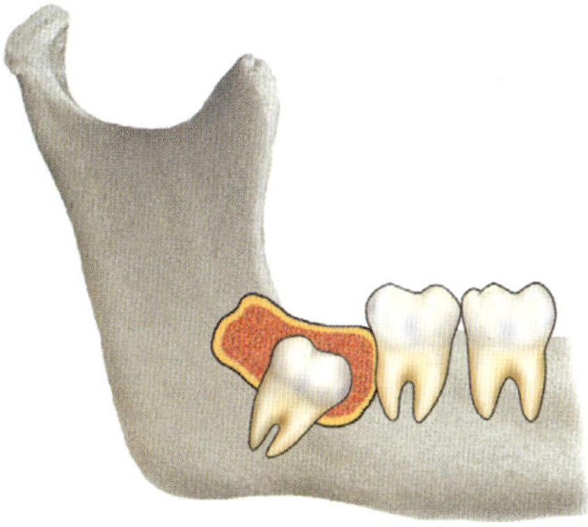

함치성 낭포를 형성한다.

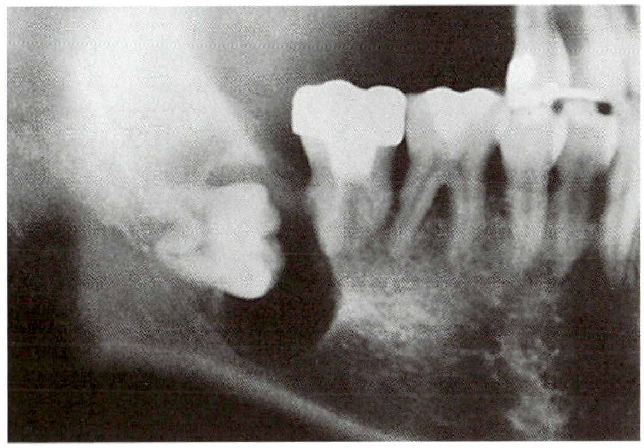

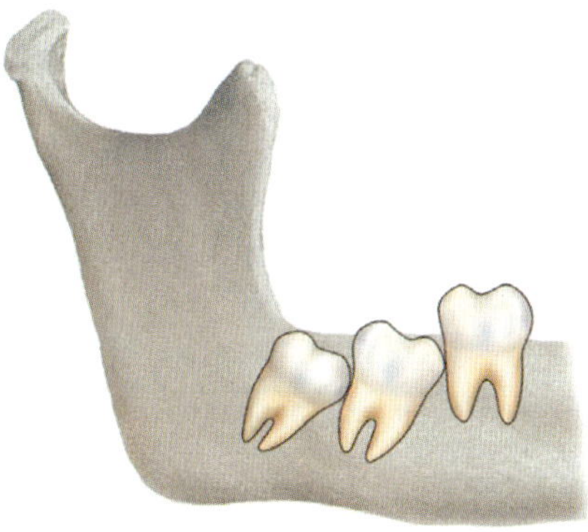

제2대구치에 맹출 이상을 일으킨다.

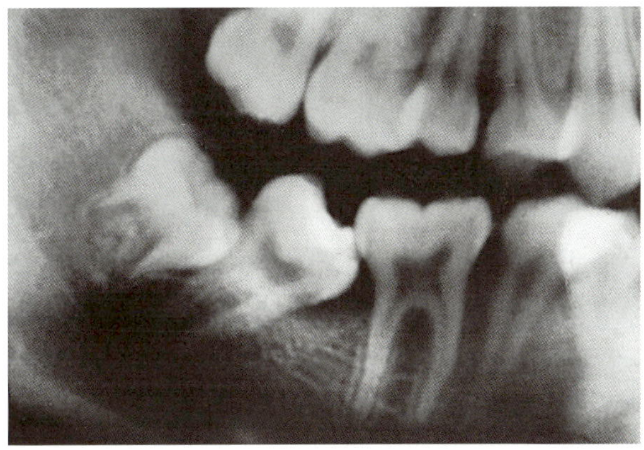

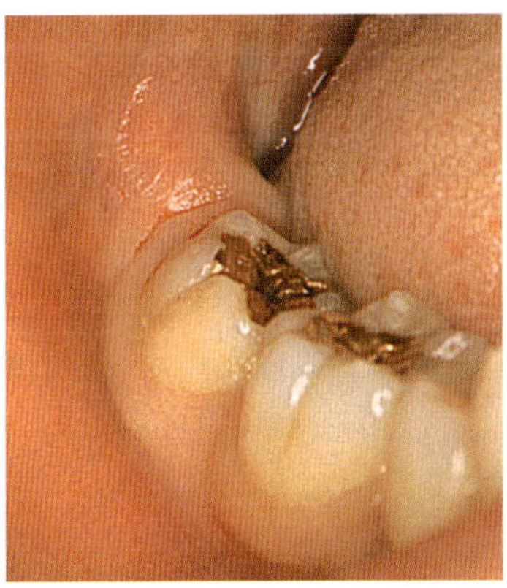

다른 치아를 밀어내어 치열부정이 발생한다.
(증례는 7| 설측 경사).

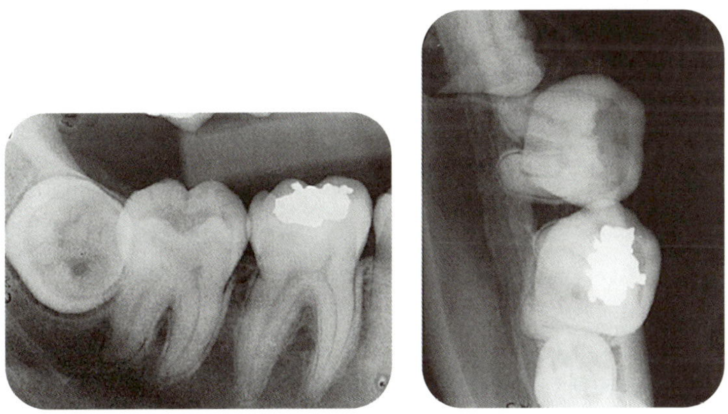

같은 환자의 방사선사진.

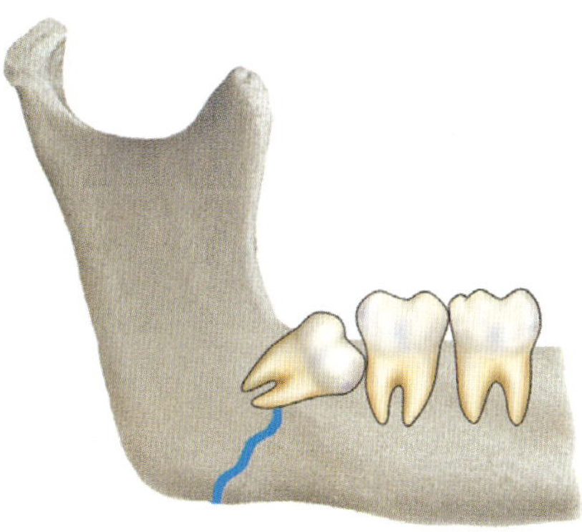

하악 우각부는 골절되기 쉽다.

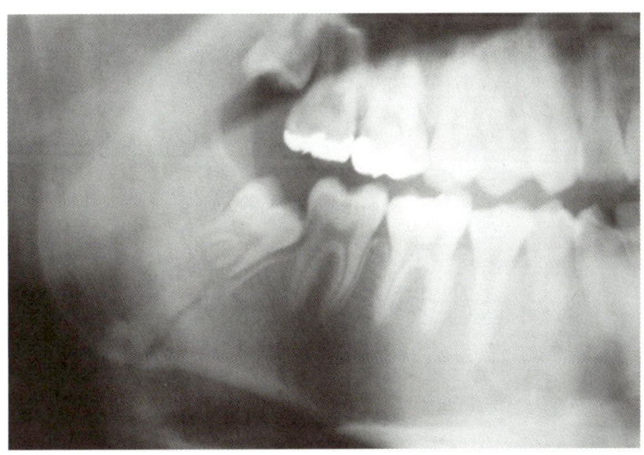

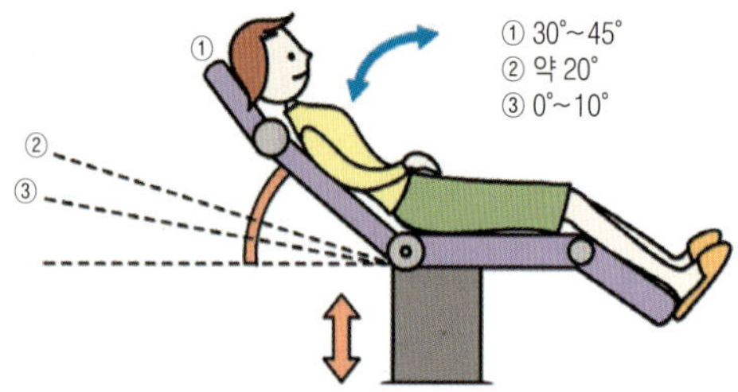

발치시 자세는 술자가 가장 시술하기 좋은 자세이다. 즉 피로가 적고 발치조작 중에 불필요한 힘이 들어가 기구를 놓치는 사고가 발생하지 않도록 안전한 자세가 좋다.

기본적인 주의사항은 다음과 같다.

1. 우측 팔꿈치를 겨드랑이에 붙이고 가능한 한 겨드랑이가 뜨지 않도록 팔꿈치를 90°로 유지한다. 치과 진료의자를 상

A

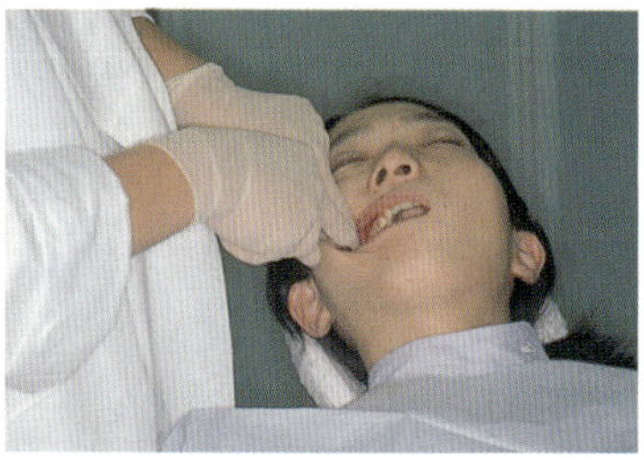

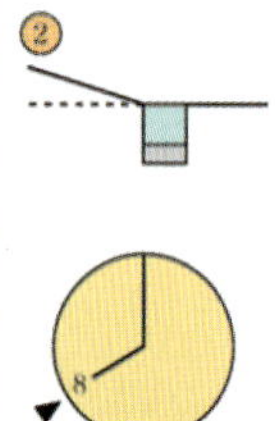

8시 방향에 서서 등판은 약 20°를 유지하고 환자의 얼굴을 가볍게 우측으로 돌린다.

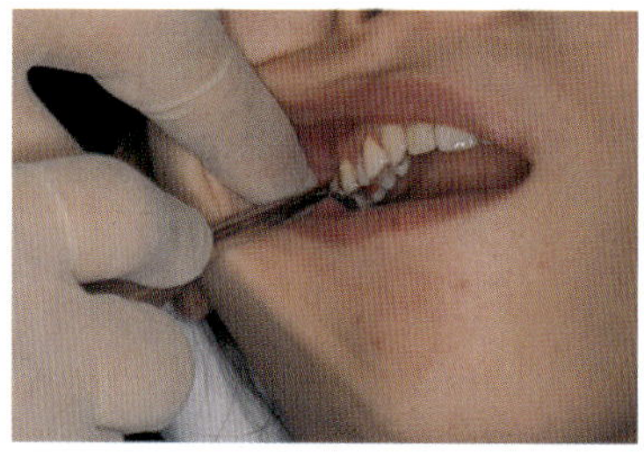

발치기자를 8|근심 협측 치근막 공간에 깊게 삽입한 후 우측 회전만으로 탈구시킨다. 발치기자 끝은 절대 free하게 하지 않는다.

B

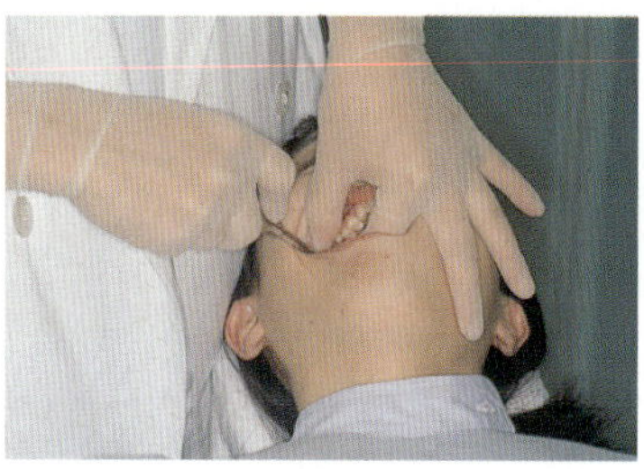

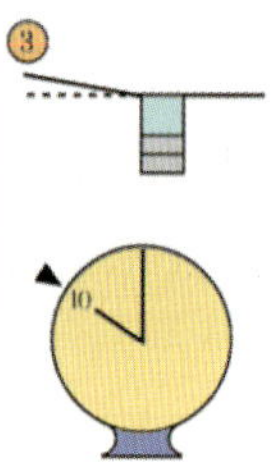

A의 방법으로 용이하게 발치할 수 없는 경우에 진행한다. 10시 방향에 서서 등판을 A보다 기울여 수평에 가까운 상태로 하고 진료의자를 살짝 올린다.

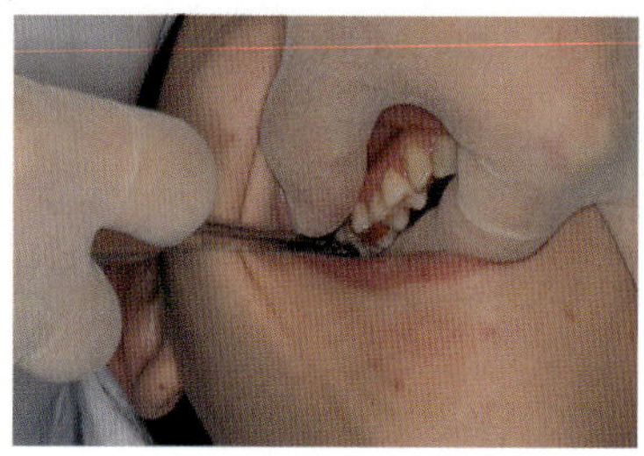

왼손 검지로 8 7|을 고정하고 엄지로 발치기자를 고정. 발치기자를 삽입했다면 시술 시야를 무리하게 보려 하지 말고 손가락 감각으로 탈구시킨다.

8|

8|

C

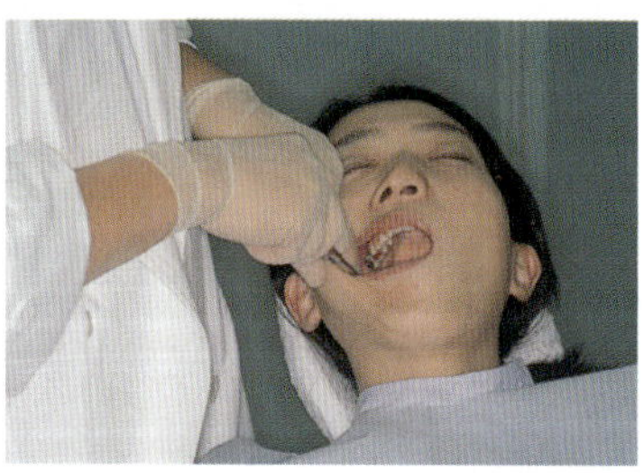

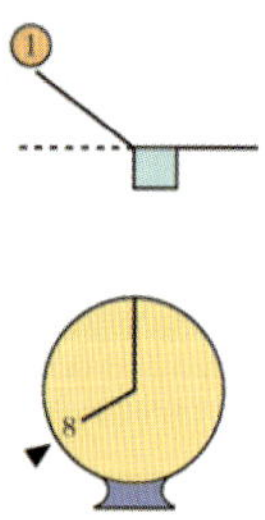

8시 방향에 서서 등판은 약 30° ~ 45°.

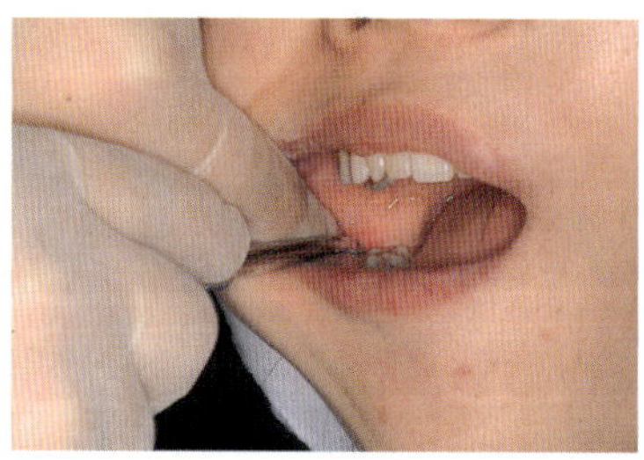

왼손 검지로 발치기자 끝을 고정, 8| 근심 협측 치근막 공간에 삽입한 후 좌회전 시켜 탈구시킨다.

D

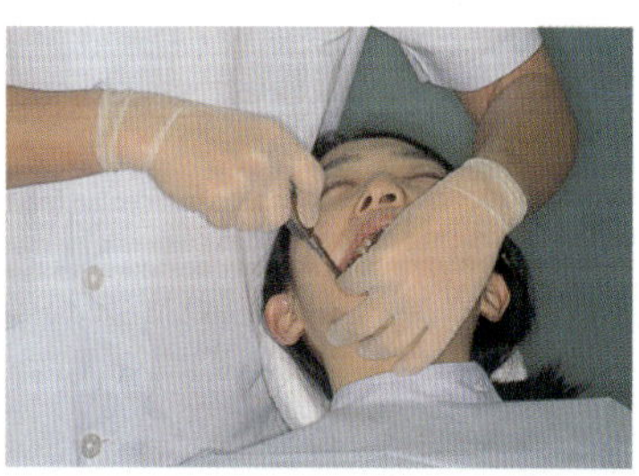

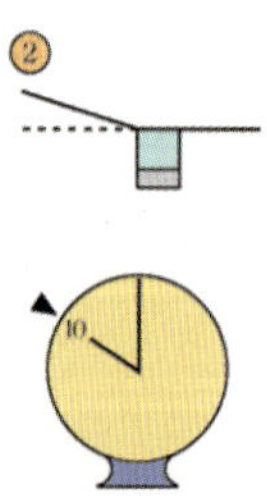

C의 방법으로 쉽게 발치할 수 없는 경우에 진행한다. 10시 방향에 서서 등판은 C보다 기울이고 진료의자를 살짝 올린다.

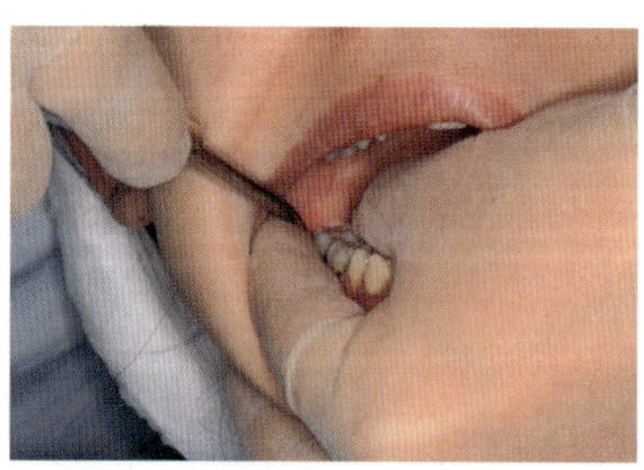

왼손 엄지로 8 7|을 고정하고, 좌측 검지로 발치기자를 고정한다. 좌측 다른 손가락으로 하악을 고정한다.

하로 움직이거나 등판을 조정한다.

이 자세는 발치기자(tooth elevator)를 쥔 팔이 가장 안정적으로 고정되는 상태이며 만약 발치기자를 놓치더라도 제어하기 위해서이다.

2. 발치기자를 이용해 발치할 경우 술자는 해당치와 동일한 측에 서는 것이 원칙이다.

이것으로 술자가 진행하고 있는 입 위에서의 발치 자세를 소개하는데 좌위에서도 기본적으로 동일하며 환자의 머리를 수평에 가깝게 하거나 좌우로 기울이는 노력을 하면 응용할 수 있다.

⌊8

E

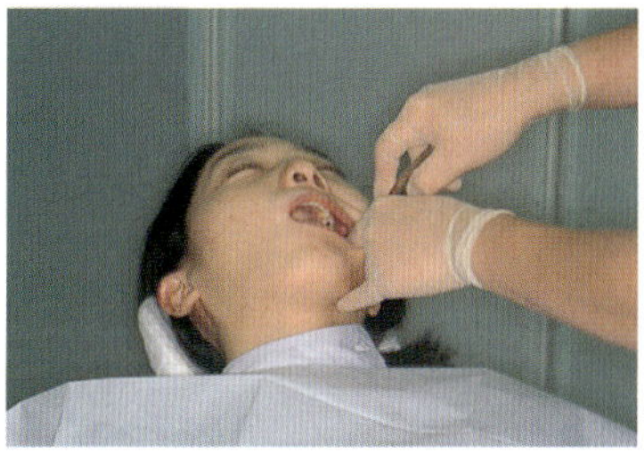

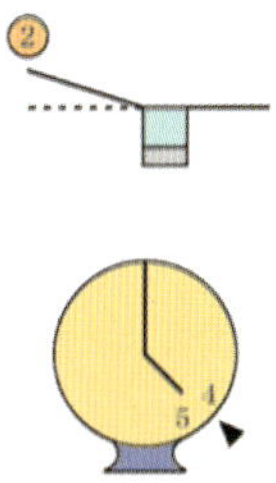

4시에서 5시 위치에 서고 등판은 약 20°에서 환자의 얼굴을 가볍게 좌측으로 돌린다.

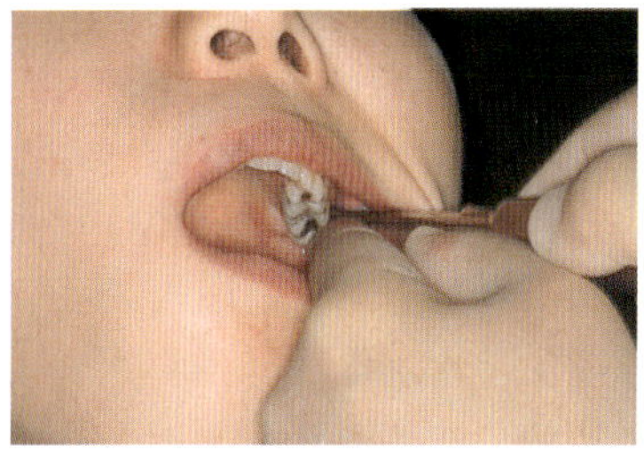

왼손 검지로 ⌊7과 발치기자를 고정한다. 발치기자를 ⌊8 근심 협측 치근막 공간에 깊게 삽입한 후 좌회전한다.

F

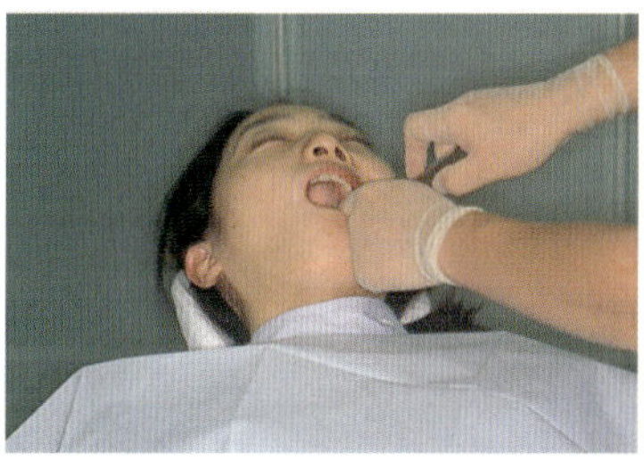

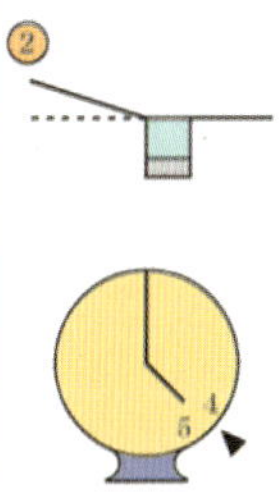

E의 방법으로 쉽게 발치할 수 없는 경우에 진행한다. 위치는 E와 동일하다.

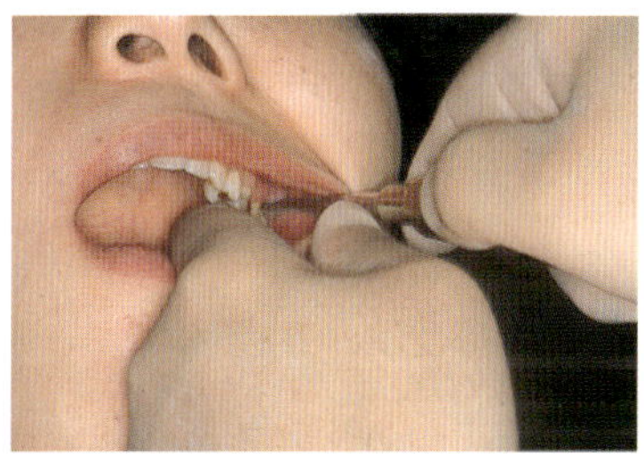

왼손 검지를 ⌊7 8 구개측에 두고 발치기자를 치근막 공간에 깊게 삽입해 좌회전한다.

⌈8

G

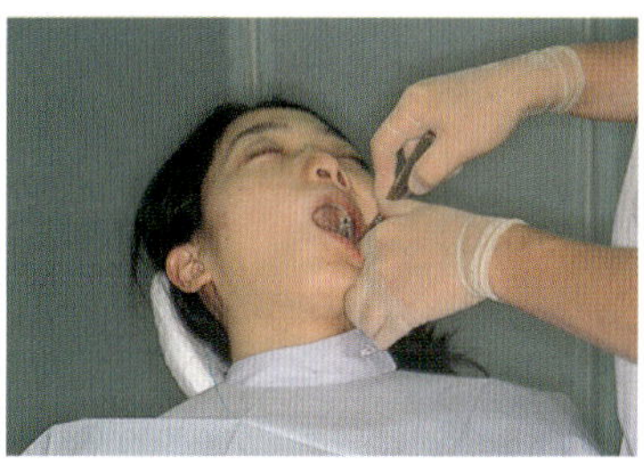

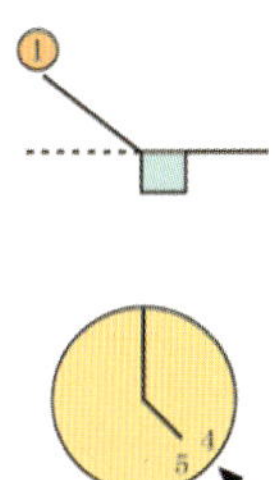

4시에서 5시 위치에 서서 환자의 얼굴을 가볍게 좌측으로 돌린다. 왼손 중지를 하악골 하연에 두고 검지로 하악골에 끼워 고정한다.

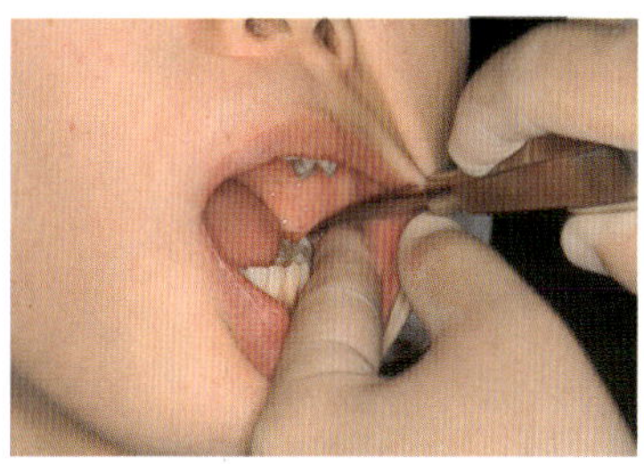

왼손 검지로 ⌈7과 발치기자를 고정한다. 발치기자를 ⌈8 근심 협측 치근막 공간에 삽입한 후 우회전한다.

H

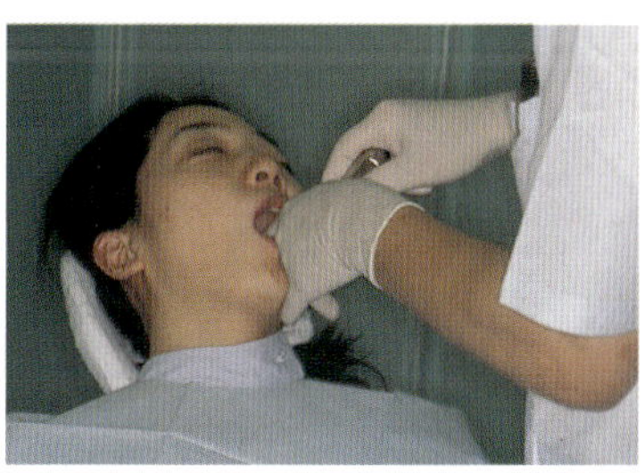

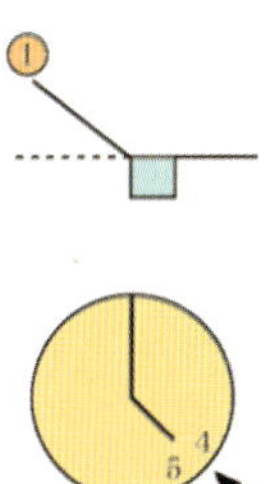

G의 방법으로 쉽게 발치할 수 없는 경우에 진행한다.

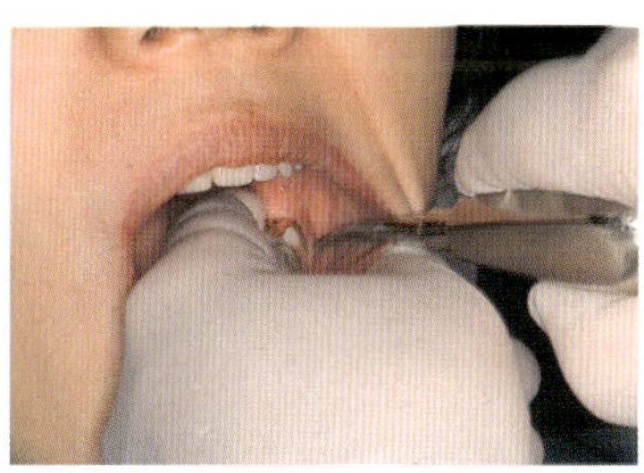

왼손 검지를 ⌈7 8 설측에 두고 ⌈7 의 탈구를 방지하면서 발치기자를 우회전시킨다.

목 차

목 차

목차

목 차

목차

목 차

목차

목 차

○ Column ○

제 1 장

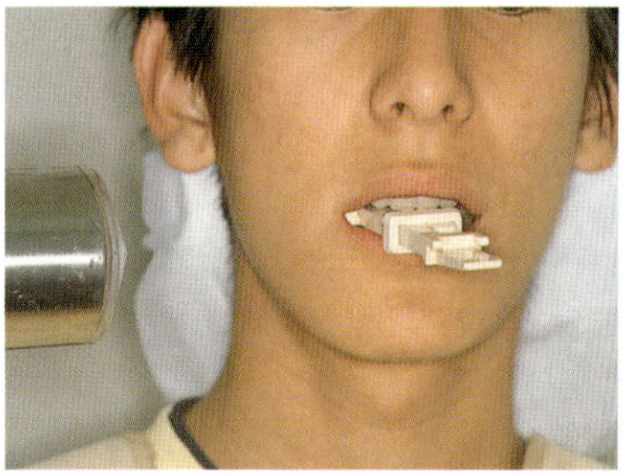

방사선사진의 촬영법

제3대구치의 방사선사진 촬영법

제3대구치의 발치에 앞서 술전에 반드시 방사선사진 촬영을 하고 정확한 영상정보를 구한 후 난이도, 치근의 이상, 예상되는 문제를 예측한 후 발치에 임하도록 한다.

촬영법은 치근단이 있는 방사선상을 구하기 위해 또는 하악관과의 관계를 관찰하기 위해 파노라마 방사선사진 촬영법을 이용하는 경우가 많다. 그러나 단층촬영이므로 해상도가 낮고 치근단부의 형태가 선명하지 못한 경우가 있다. 그래서 치근의 이상이 의심되는 경우에는 치과 방사선사진을 추가하고 술전에 선명한 영상정보를 구하는 것도 중요하다. 술중에 발치가 곤란한 경우 치근이 파절된 경우에 치과 방사선사진을 촬영하고 확인하면 의외로 조기에 원인이 해명되어 해결되는 경우도 많다. 또한 치아를 분할 발치했을 때 치관이 남아 있지 않은지 확인하는 경우에도 필요하다.

그 외에 하악 매복 제3대구치의 협설적 관계를 관찰하고 싶다면 필름을 물고 촬영하는 교합촬영법(17-4, 5)이 있다.

하악 제3대구치의 치과 방사선사진 촬영법

방사선진단을 할 때 중요한 것은 보고 싶은 부위가 확실하게 촬영되고 선명한 방사선상을 얻을 수 있어야 한다.

하악 제3대구치의 치과 방사선사진은 치근단이 촬영되지 않거나 촬영방법이 잘못되어 잘못 촬영되거나 필름을 손가락으로 잡아 움직인 경우가 많다.

깨끗한 치과 방사선사진을 얻기 위한 간편하고 확실한 촬영법으로는 필름 홀더: 스넛파레이(인社, 선치과)의 사용을 권장한다.

방사선필름을 필름 홀더에 고정하는 요령은 필름 원심부를 살짝 위로 틀어 비스듬하게 잡는다(1-1). 또한 필름을 홀더 접이부분에서 멀리 떨어져 필름을 인두방향으로 삽입하기 좋게 한다.

사용하는 요령은 필름을 제3대구치 설측에 천천히 삽입하고 일단 환자가 홀더를 물게 한다. 그리고 입을 벌려 홀더를 후방으로 천천히 눌러 인두 방향으로 삽입, 필름 근심단을 제1대구치 중앙까지 넣어 다시 홀더를 물도록 한다(1-2).

그러면 수평 매복 제3대구치도 치근단부가 빠지지 않고 판독하기 좋은 방사선상을 얻을 수 있는 경우가 많다. 필름을

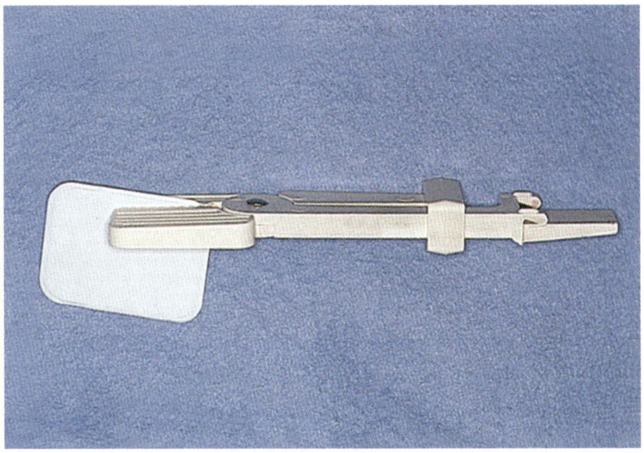

1-1. 필름 홀더: 스냇파레이®. 필름 원심부를 위에서 비스듬하게 잡는다.

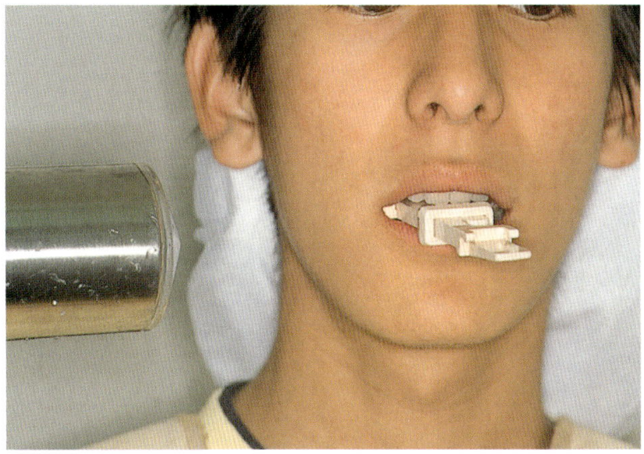

1-2. 필름을 가능한 한 후방에 삽입하고 필름 홀더를 물도록 한다.

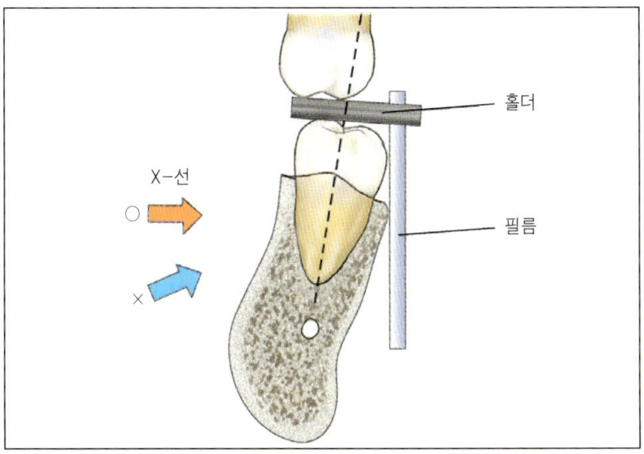

1-3. 하악 구치의 치축은 원래 설측경사를 동반하고 있으므로 아래 방향에서 촬영해서는 안 된다.

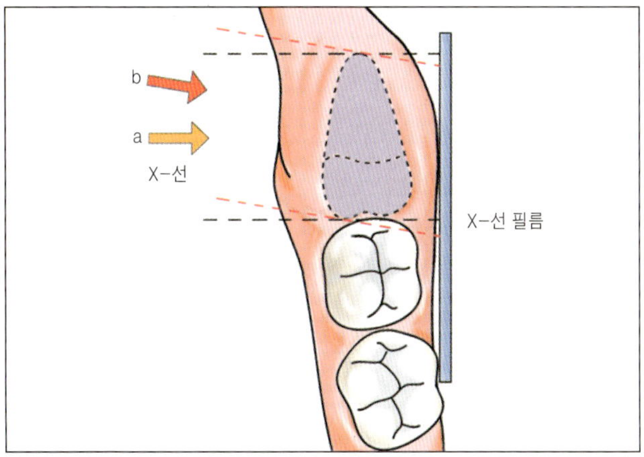

1-4. 촬영법.
a : 정방선투영법.
b : 원심방향에서 편심투영법.

방사선사진의 촬영법

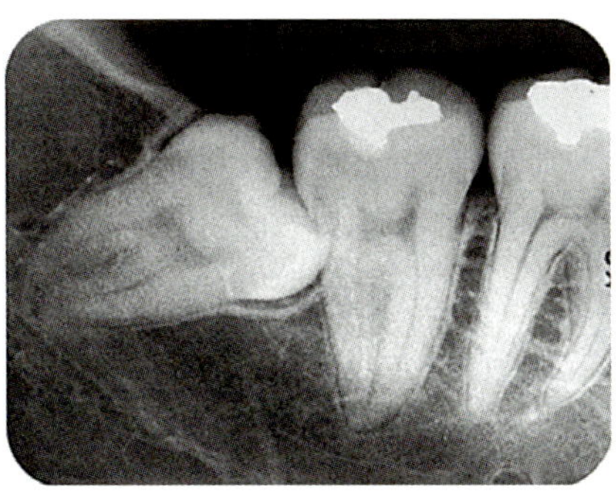

1-5a. 정방선투영법에 의한 방사선사진.

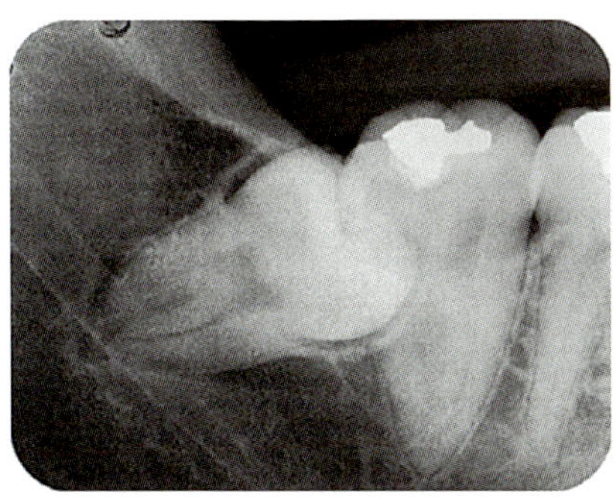

1-5b. 동일한 증례를 원심 방향에서 편심투영한 방사선사진.

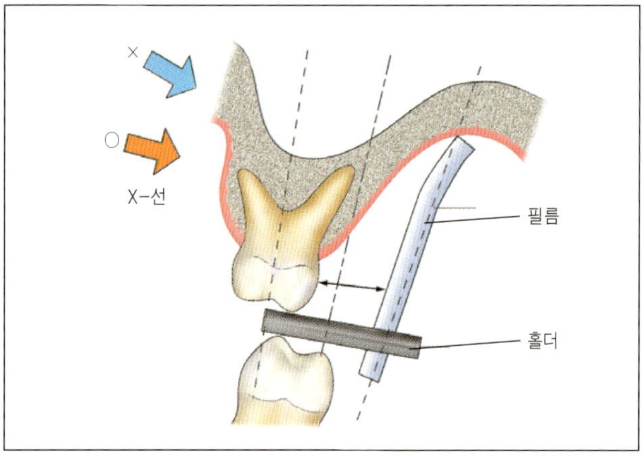

1-6. 필름을 치관부와 가능한 떨어뜨리는 것이 요령이다. 구개가 얕은 사람은 필름 전상방의 각을 구부려도 무방하다.

삽입할 때 필름의 자극으로 환자가 통증을 느끼거나 구토반사 때문에 깊게 넣을 수 없는 경우에는 발치시 하악공 전달마취 효과가 충분히 나타날 때까지 기다린 후 촬영하는 것도 좋은 방법이다.

방사선조사는 필름에 수직으로, 안모에 대해 수평방향으로 진행하고 아래에서 올려다보듯이 촬영해서는 절대 안 된다. 하악 구치의 치축은 해부학적으로 경도의 설측경사를 보이고 있어 아래에서 촬영하면 선명하지 못한 왜곡된 상이 되기 때문이다(1-3).

보통 정방선투영(1-4a, 5a)에 의한 촬영법으로 충분하지만 치근이 긴 수평매복치에서는 근단부가 촬영되지 않을 수도 있어 이 경우에는 관구를 원심방향으로 틀어주는 편심투영법(1-4b, 5b)으로 촬영하기도 한다.

상악 제3대구치의 치과 방사선사진 촬영법

상악 제3대구치의 방사선검사는 일반적으로 치과 방사선촬영이 좋지만 협골이 겹쳐 근단부가 선명하지 못한 경우, 저위의 매복 제3대구치, 상악동과의 관계를 관찰할 경우에는 파노라마 방사선 촬영이 유용하다. 치과 방사선 촬영법은 1-6처럼 필름 홀더를 사용하거나 코튼롤(cotton roll)를 상악대구치 치관 구개측에 올리고 치관과 필름을 떨어뜨려 이등분법으로 촬영한다. 이렇게 하면 평행법과 유사하고 관구를 현저히 상방으로 설치할 필요가 없어 협골이 촬영되지 않게 되고 선명한 방사선상을 얻을 수 있다.

방사선 필름과 현상

필자들은 치근단을 관찰할 때 화상의 contrast와 입자의 조밀도 측면에서 방사선필름은 울트라 스피드DF-58(Kodak)을 사용하고 있다. 자동현상기는 치과 방사선 필름 전용 덱스타입Ⅲ(한신기술연구소), 린린2(닉스)를 사용하고 있다. 이 기종의 현상방법은 롤러방식이 아니라 필름을 전용링에 장착하고 링별로 전송하는 방식을 채택하고 있어 필름막면이 free해져 화질이 오염되지 않는다는 특징을 갖고 있다.

현상 처리 후 정착액에 30분 이상, 수세는 1시간 이상 진행할 필요가 있다. 그렇지 않으면 선명한 상을 얻을 수 없거나 이후 변색될 수도 있다.

이렇게 상세한 주의 사항을 정리하는 것이 치근의 이상 발견, 합병증 방지로 이어진다고 확신하고 있다.

제 2 장

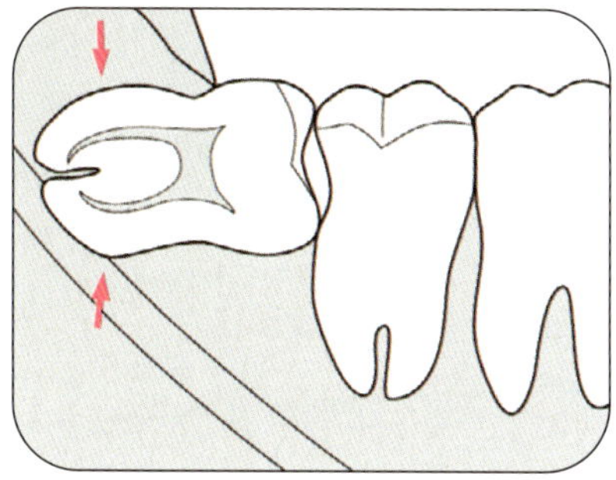

방사선사진의 판독

방사선사진의 판독 포인트

판독시 check point는 2-1에 소개하고 있으며, 이러한 내용을 사전에 충분히 관찰하는 것이 중요하다. 수술시간, 난이도, 합병증을 예측하고 안전하고 확실하게 발치하도록 한다.

매복 깊이

매복 깊이에 따라 치관의 일부가 보이는 불완전매복과 보이지 않는 완전매복으로 분류할 수 있다. 후자를 세분화하면 치관이 치은 아래에 있어 일부가 골에 피복되어 있는 증례, 2/3 이상의 대부분이 골에 피복되어 있는 증례, 치관 전체가 골내에 존재하는 증례로 분류할 수 있다. 발치시 이 순서대로 골 삭제량은 증가하고 난이도는 올라간다. 매복 깊이를 방사선상에서 관찰할 경우에는 하악 제2대구치 치경선의 연장선을 기준으로 하악 제3대구치 중앙 소와가 상방에 있는지 하방에 있는지 판단한다. 후자로 갈수록 난이도는 올라간다.

경사방향과 경사도

경사방향에 따라 수직위, 근심경사, 수평위, 원심경사, 역위, 협측경사, 설측경사, 협측횡위, 설측횡위로 분류한다. 이

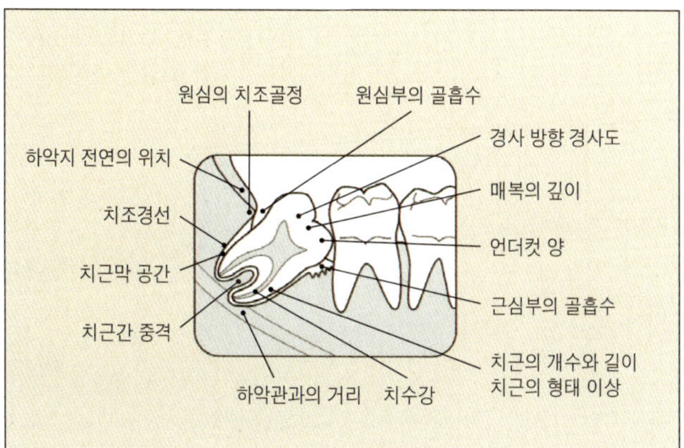

2-1. 방사선사진의 판독 요점.

방사선사진으로 발치 난이도를 예측한다.

① 매복 깊이
② 경사 방향, 경사도
③ 언더컷 양(제2대구치와의 관계)
④ 치근의 개수와 길이, 치근의 형태 이상
⑤ 하악지 전연의 위치(발치 공간)
⑥ 제3대구치 원심의 치조골정(원심부 골흡수)
⑦ 치관주위의 골흡수(근심부의 골흡수)
⑧ 치조경선, 치근막 공간, 치수강, 치근간 중격
⑨ 하악관과의 거리

2-2.

판독

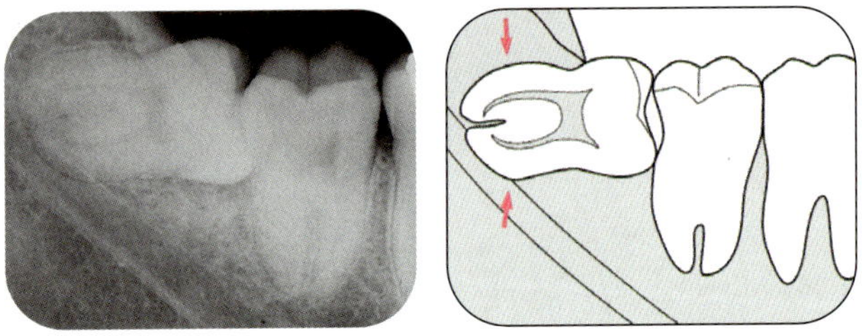

2-3.

- 치경부 폭경에 비해 치근 전체가 비대해 있다.
- 치수강이 직선이 아니라 고리 형태를 보인다.
- 치관 하부 치조골이 다소 흡수되어 있다.

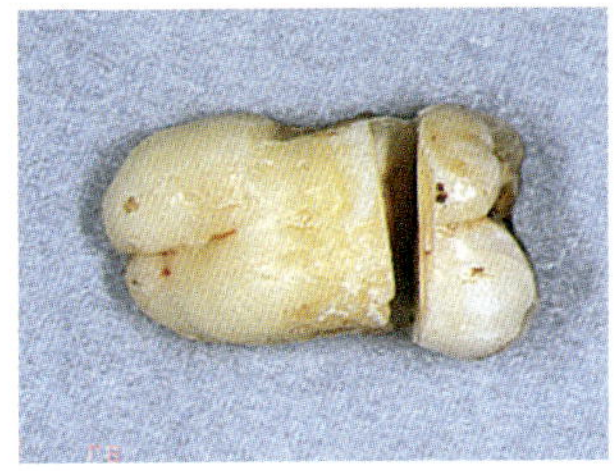

비대근

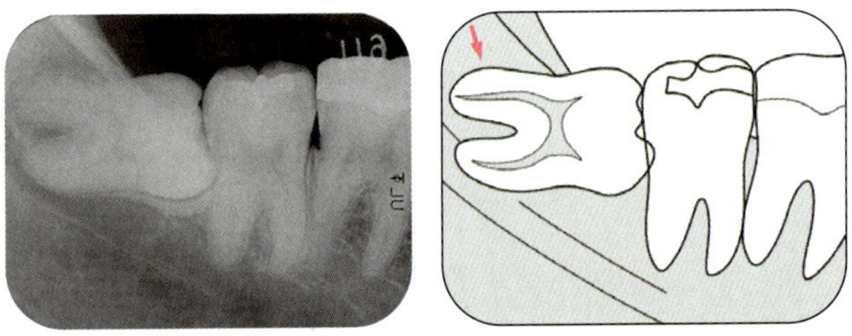

2-4.

- 치경부의 폭경에 비해 원심근이 이개되고 비대해 있다.

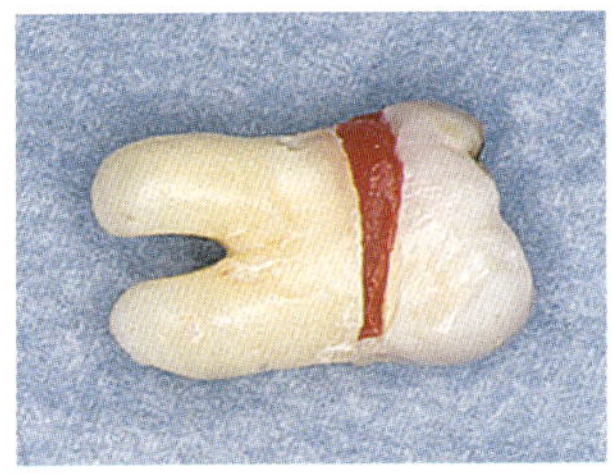

원심근의 비대

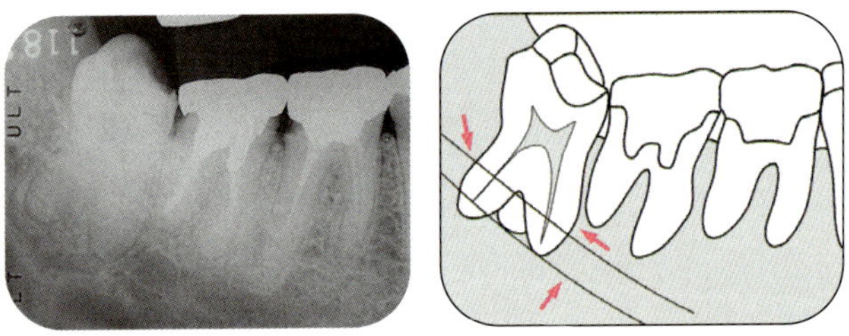

2-5.

- 치경부 폭경에 비해 근 · 원심근 모두 비대 · 이개되어 있고 치수강도 그것을 시사한다.
- 중격부에도 비대가 관찰된다.
- 하악관과 치근은 크게 교차하고 있다.

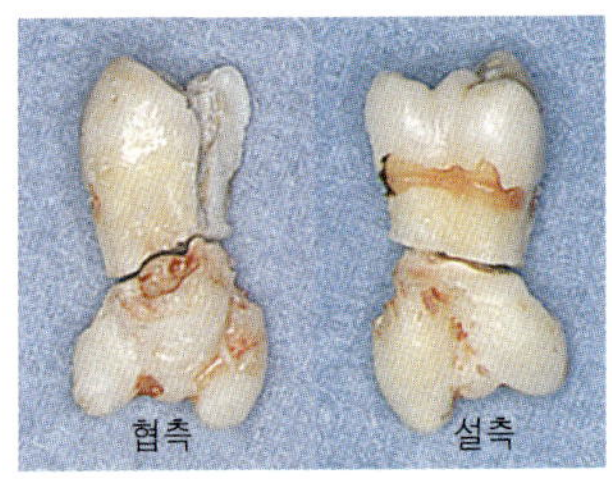

현저한 비대 · 이개근
발치 직후에 동맥성 출혈이 있다.

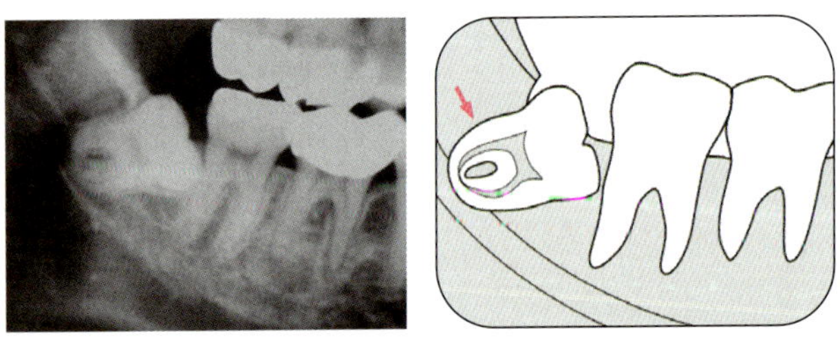

2-6. 파노라마 방사선사진.

- 치수강이 커다란 특징이 있고 고리 형태로 되어 있다.
- 근 · 원심근의 치근단은 접합되어 있어 치근간 중격에 골을 감싸고 있다.
- 하악지 전연과 기원심면과의 공간이 적다.

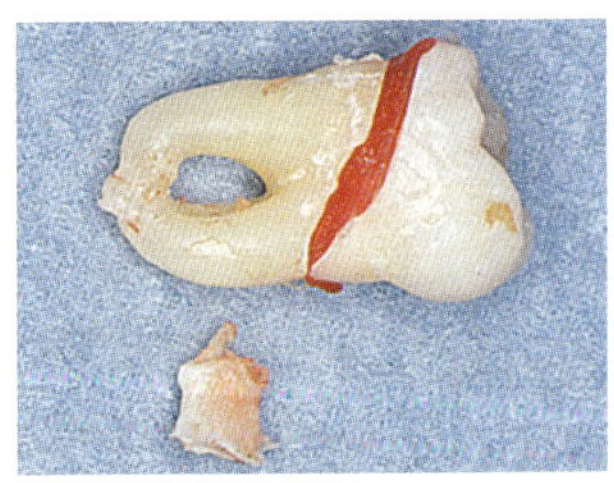

치근간 중격에 골을 감싸고 있는 치근

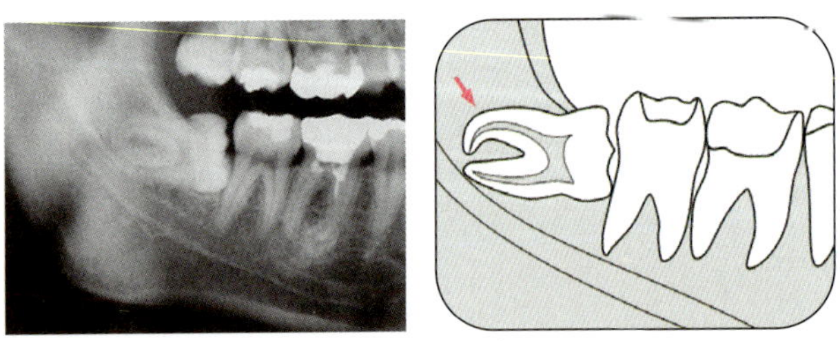

2-7. 파노라마 방사선사진.

- 구심근에 이상이 관찰되지 않지만 원심 근단은 크게 근심으로 굴곡되어 있다.
- 치경부 폭경에 비해 치근의 폭경이 더 크다.

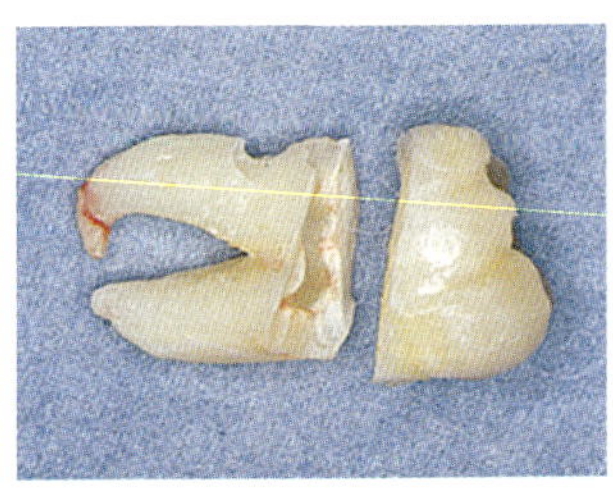

원심근의 근심만곡
원심 근단이 파절되었다.

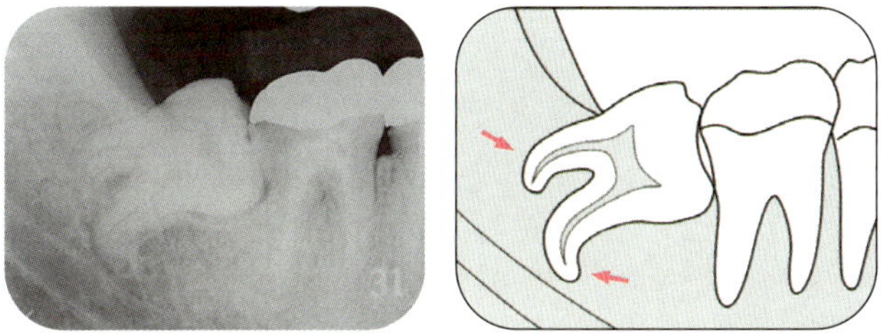

2-8.

- 근심근, 원심근 모두 근심만곡되어 있다. 특히 근심 근단의 굴곡도가 강하다. 발치기자로 탈구하는 방향과 반대로 만곡되어 있어 현저한 난발치가 되리라 예측된다.

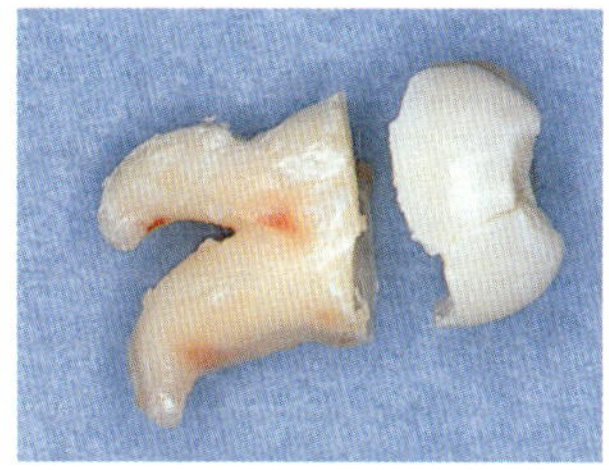

근 · 원심근의 근심만곡

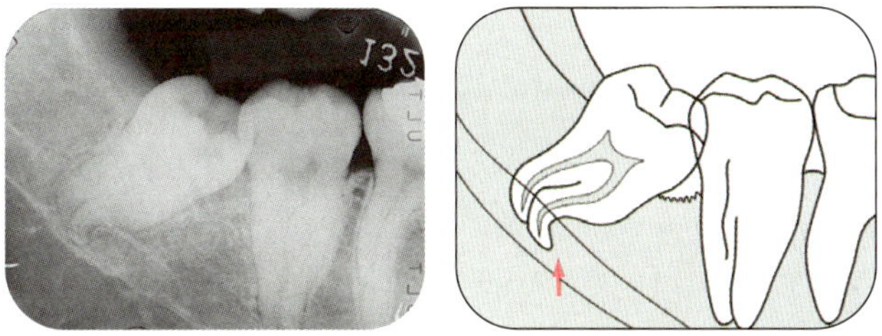

2-9.

- 근심근은 좁고 근심으로 만곡되어 있다. 탈구시 파절될 가능성이 있다.
- 2근으로 보인다.
- 하악관과 근단은 크게 교차되어 있다.
- 치관 근심의 치조골은 흡수되어 있다.

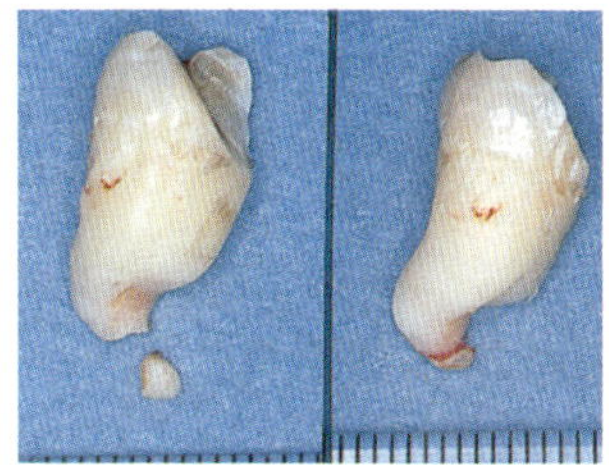

근심으로 만곡근
단근이며 탈구시 근단이 파절되었다. 하악관과 교통하지 않았다.

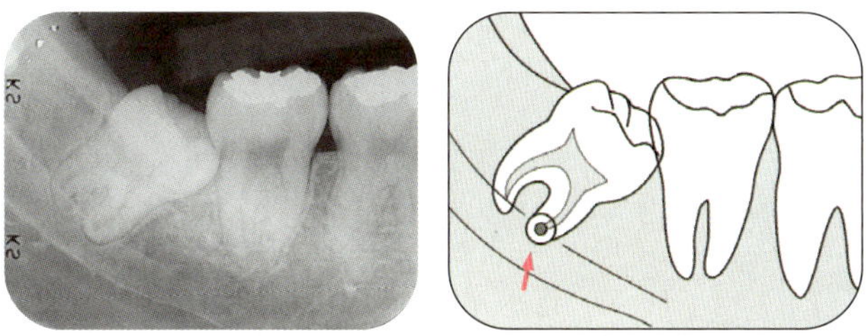

2-10.

- 원심근이 살짝 근심으로 만곡되어 있다.
- 근심 근단은 둥글고 두껍다. 치수강이 근단까지 도달해 있지 않다. 또한 치근단에 치근막 공간이라 생각되는 좁고 둥근 투과상이 관찰된다.

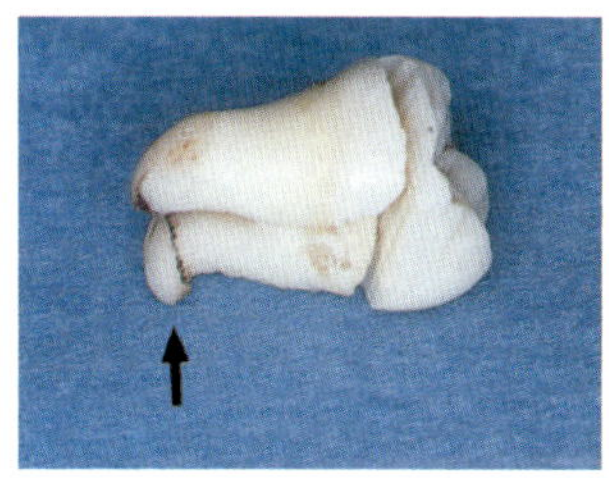

근심 치근단의 협측만곡
탈구시 근단 파절.

것들은 경사각도가 심할수록 난이도는 올라간다(3-1).

언더컷 양

하악 매복 제3대구치의 치관은 제2대구치의 원심 치경부에 들어가 있는 경우가 많다. 언더컷 양에 따라 치관 분할법이나 분할량은 달라지며 언더컷 양이 증가할수록 난이도는 올라간다. 하악 제2대구치의 경사도도 영향을 미치며 근심경사라면 언더컷 양이 적고 원심경사라면 언더컷 양이 많아져 난이도가 좌우된다.

치근 개수와 길이, 치근의 형태 이상

하악 제3대구치의 치근은 대부분 단근이거나 2근인데, 드물기는 하지만 3근을 갖는 경우도 있다. 치근은 일반적으로 짧은 경우가 많지만 그 중에는 길고 가는 경우도 있으므로 파절에 주의하지 않으면 안 된다(2-7, 9, 10).

치근의 형태 이상에는 만곡근, 비대근, 골을 감싸고 있는 치근, 이개근, 원통상근, 압편근, 치근간 중격측이 함몰된 치근이 있다. 이러한 제3대구치의 발치는 매우 곤란하리라 예측된다(발치할 수 없어 중단하고 의뢰된 어려운 증례 31~36 참조).

하악지 전연의 위치

하악 제2대구치 원심과 하악지 전연과의 공간이 부족한 경우 주의가 필요하다. 특히 저위의 하악 매복 제3대구치는 하악지 전연이 전방에 위치해 공간이 없는 경우 시야가 좁고 터빈이 잘 들어가지 않아 치관을 정확하게 분할할 수 없고 어려운 증례가 되기도 한다.

근심부의 골흡수

근심경사, 수평매복 제3대구치는 치관의 근심부 치조골에 방사선투과상이 있으면 없는 경우와 비교해 발치가 용이하다. 이것은 점막골막피판을 박리하고 젖혔을 때 분명해지는

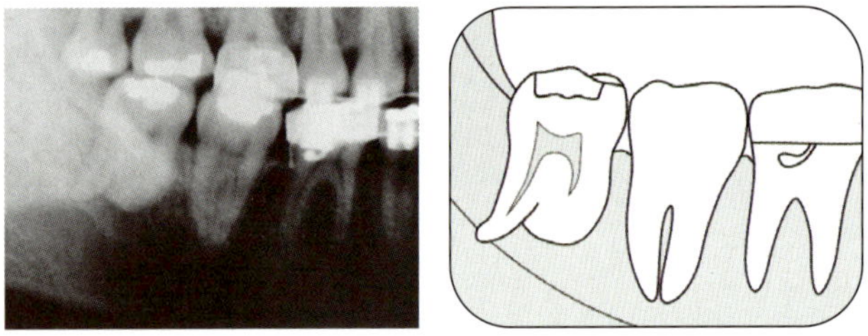

2-11. 파노라마 방사선사진.

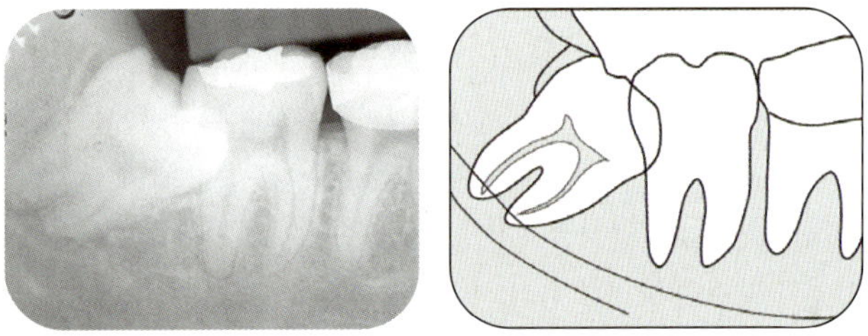

2-12.

판독

- 2근이며 근심근은 근원심적으로 폭넓게 보인다.
- 원심근은 가늘고 원심만곡 되어 있다.

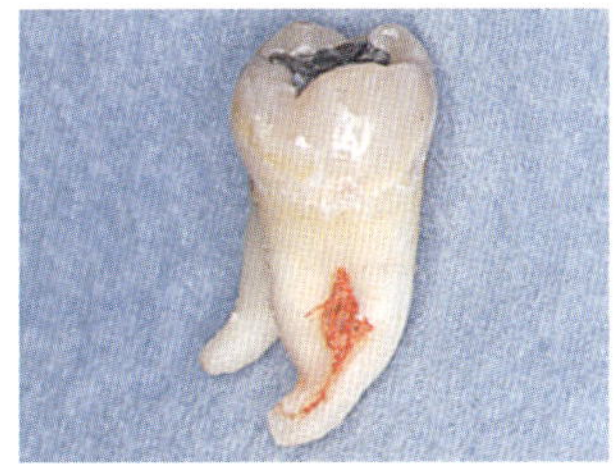

실제는 3근이며 근 · 원심근은 가늘고 길며 중격에 골을 감싸고 있었다.

- 제3대구치 치근단과 하악관은 교차하고 있다. 원심 근단의 치조경선은 소실되어 있다.
- 치관의 원심부에 골흡수상이 관찰된다.

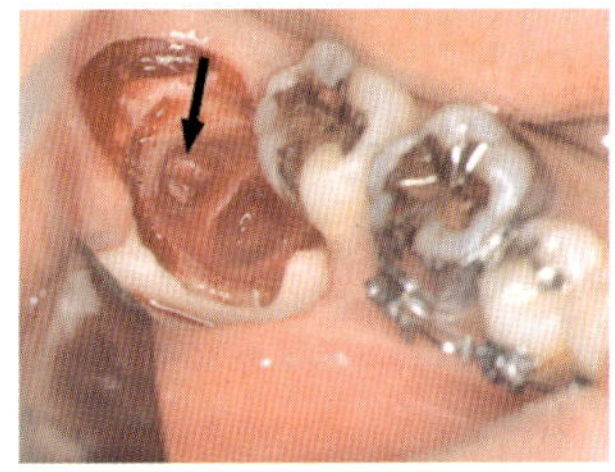

발치와에 하치조신경 · 혈관이 관찰되었다. 술후 지각마비는 없다.

데 치관을 피복하고 있어야 할 협측 골이 거의 없는 경우가 많다. 따라서 골을 삭제할 필요가 없거나 극히 소량의 골삭제로 종료된다. 그리고 절개선도 종절개할 필요 없이 원심절개만으로 충분히 발치가 가능한 경우가 많다.

원심의 치조골정(원심부의 골흡수)

하악 매복 제3대구치에 있어서 발거하는 방향을 고려하면 그 공간은 제2대구치 원심면과 원심 치조골정 사이에 존재한다. 즉, 원심의 치조골정이 골흡수로 인해 원심, 저위에 위치한다면 발치공간을 많이 확보할 수 있으므로 난이도는 내려간다. 따라서 경도의 근심경사라면 치관을 분할하지 않고 발치할 수 있으며 수평매복에서도 치관 분할량이 감소하거나 원래라면 치아의 3분할이 필요한 경우도 2분할로 종료된다.

치조경선, 치근막 공간, 치수강, 치근간 중격

방사선사진에서 이러한 내용에 주목해 충분히 관찰하는 것이 중요하며 치근의 형태 이상이 어느 정도 보이게 된다. 만곡극이나 중격에 골을 감싸고 있는 치근은 치수강의 형태를 관찰해 진단할 수 있는 경우도 있다.

하악관과의 거리

하악 제3대구치의 치근이나 치관이 하악관에 근접해 있는 경우에는 술중 출혈이나 술후 하순지각마비가 발현할 위험이 있으므로 손상되지 않도록 주의한다. 근접해 있는 경우에는 골끌의 사용, 탈구시 치근단방향에 무리한 힘이 가해지지 않도록 주의한다. 또한 저위의 수평매복이나 역위매복이면서 치관 바로 아래에 하악관이 관찰되는 경우에는 치관 분할시 터빈버의 사용에 충분한 주의가 필요하다(23-19).

경험상, 방사선사진에서 하악관과 제3대구치 치근단이 근접해 있어도 발치와에 하치조신경 · 혈관이 관찰되는 경우는 별로 없다.

발치와에 관찰되는 경우 술전 방사선상에서는 근단부에 투과상이 관찰된다. 하악관 벽을 나타내는 흰 선이 근단부에서 소실되어 있고, 흰 선이 아래 방향으로 굴곡되어 있다. 그 부분의 치조경선이 소실되거나 선명하지 않다는 등의 소견이 관찰된다.

치근 이상으로 발치가 매우 곤란한 방사선사진의 판독

치근 이상으로 발치가 매우 곤란한 증례를 방사선사진과 함께 소개하고 판독 포인트를 제시한다(2-3~12). 또한 판독하기 쉽도록 모두 우측 제3대구치 사진을 준비하였다.

제 3 장

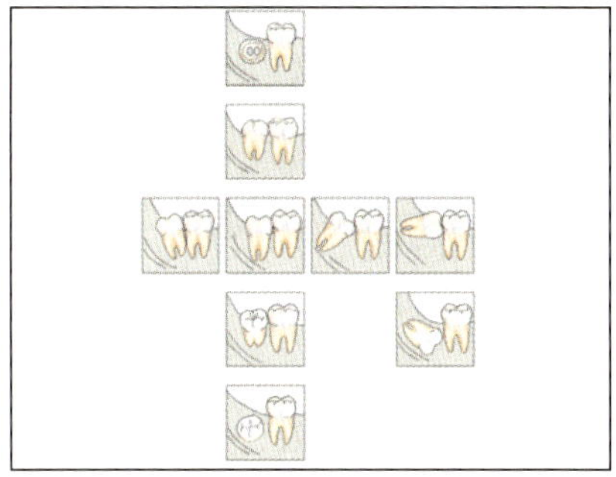

하악 제3대구치의 분류

하악 제3대구치는 그 위치적 관계로 인해 맹출공간이 부족하므로 정상 맹출이 불가능해 종종 맹출방향의 이상, 위치의 이상, 불완전매복을 보인다. 하악 제3대구치는 경사방향에 따라 수직위, 협측경사, 설측경사, 근심경사, 원심경사, 협측횡위, 설측횡위, 수평위, 역위로 분류된다(3-1). 발치의 난이도는 그 경사 각도에도 좌우되지만 열거순서에 따라 올라간다. 발현빈도는 근심경사가 가장 많고 다음으로 정상맹출(수직위)과 수평위이고, 원심경사, 횡위, 역위는 극히 드물다.

하악 매복 제3대구치를 발치할 때 술후 종창 · 동통, 해부학적 특징으로 인해 쉽게 감염되므로 적절한 골삭제와 치관 분할 술식이 요구된다. 따라서 발거할 치아가 하악 제3대구치 분류 어디에 해당되는지 결정하고 그 중에서 발치의 난이도를 예측한 후 능숙하게 발치를 진행한다.

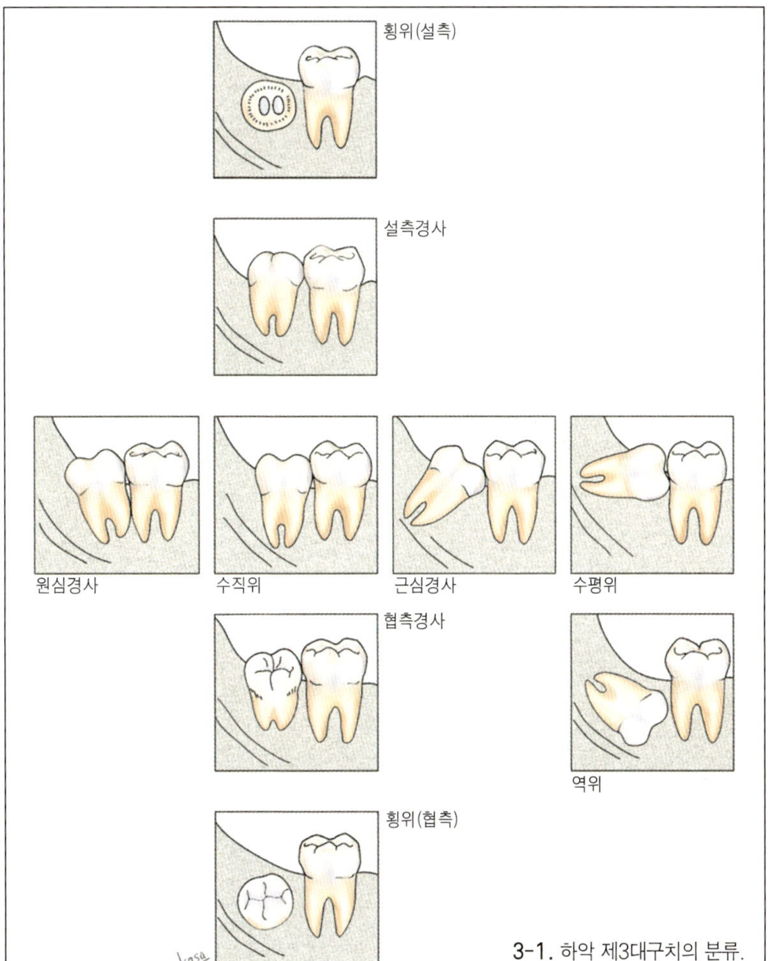

3-1. 하악 제3대구치의 분류.

제 4 장

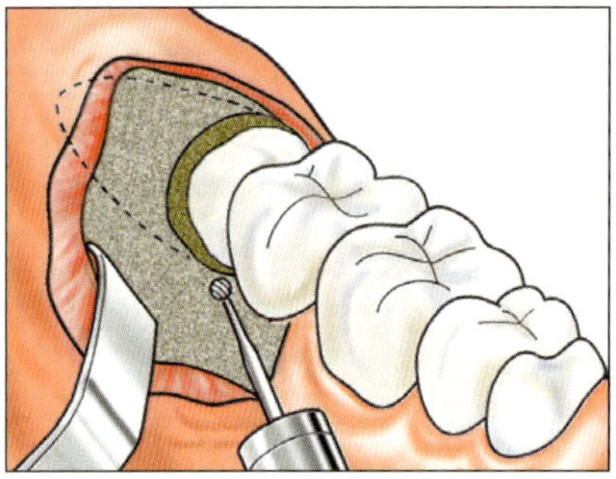

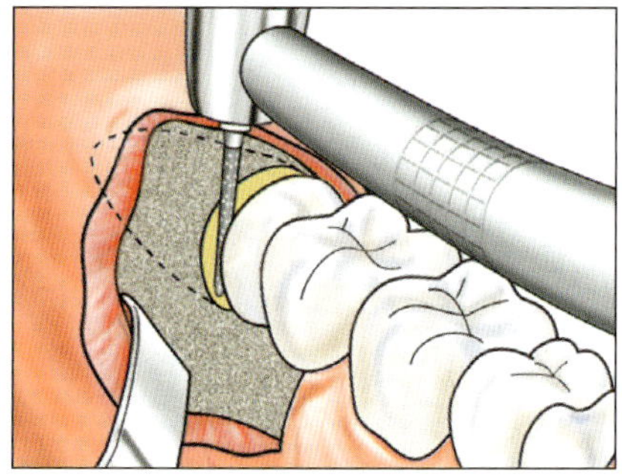

하악 매복 제3대구치
발치 순서와 요령

마취

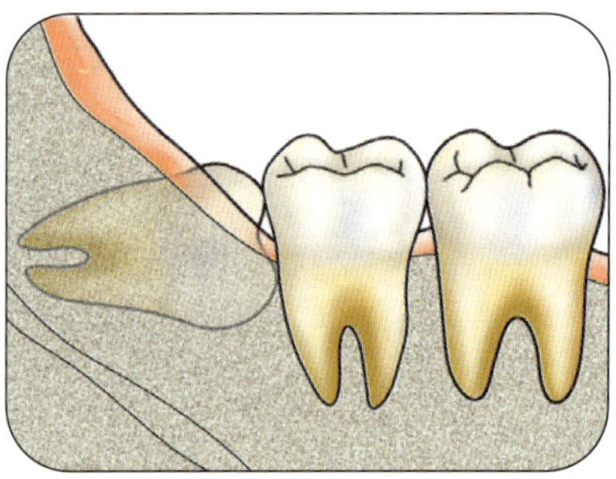

4-1. 하악공 전달마취.

절개

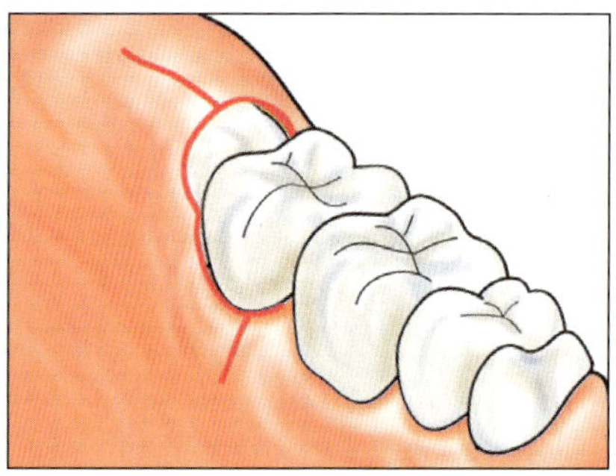

4-2. 원심절개와 기근심 협측에 수직절개.

점막골막피판의 박리

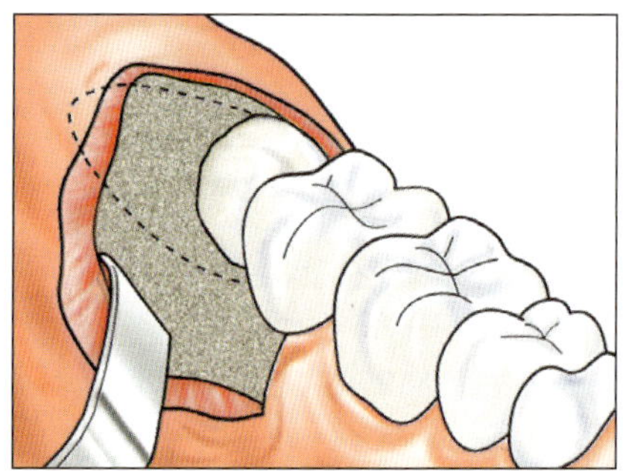

4-3.

골삭제

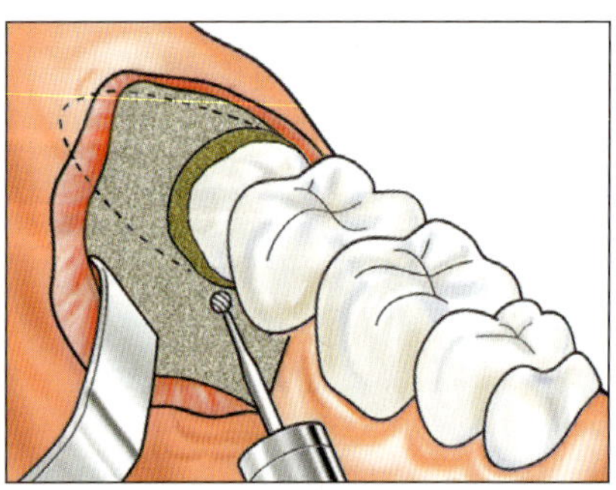

4-4. 카바이드버로 골삭제.

치관 분할

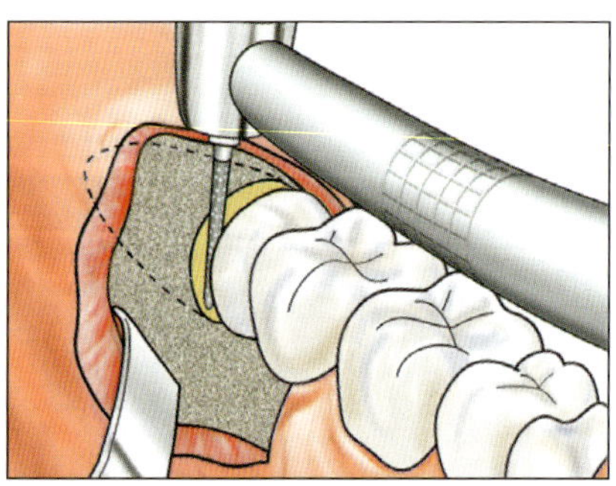

4-5. 다이아몬드버로 치관을 분할한 후 제거.

발치

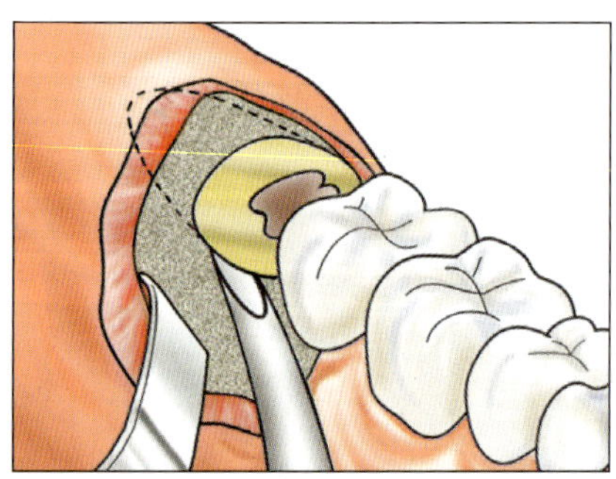

4-6. 발치기자로 치근을 발거.

소파와 골성형 → 봉합

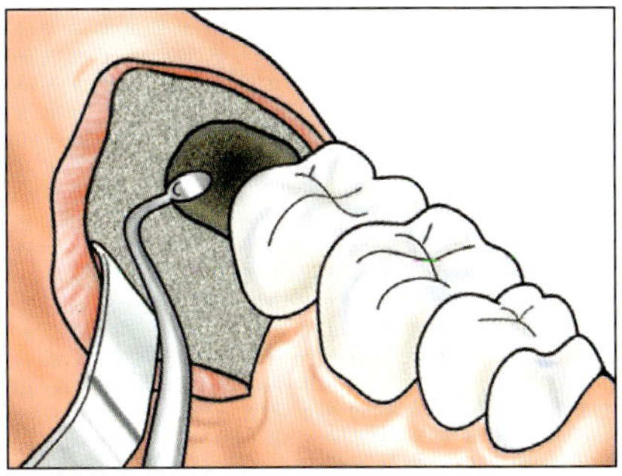

4-7.

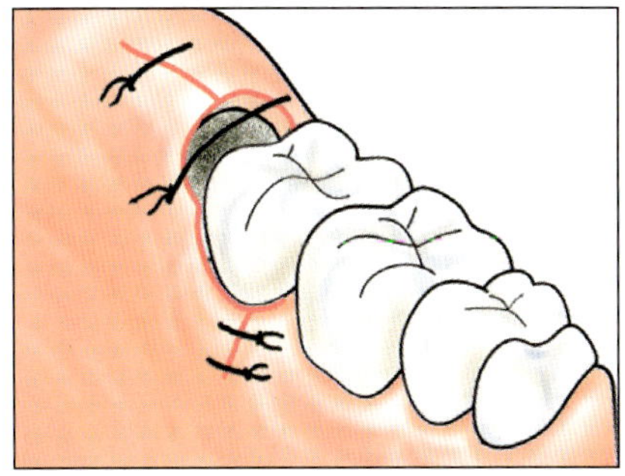

4-8.

절개 · 점막 박리의 요령

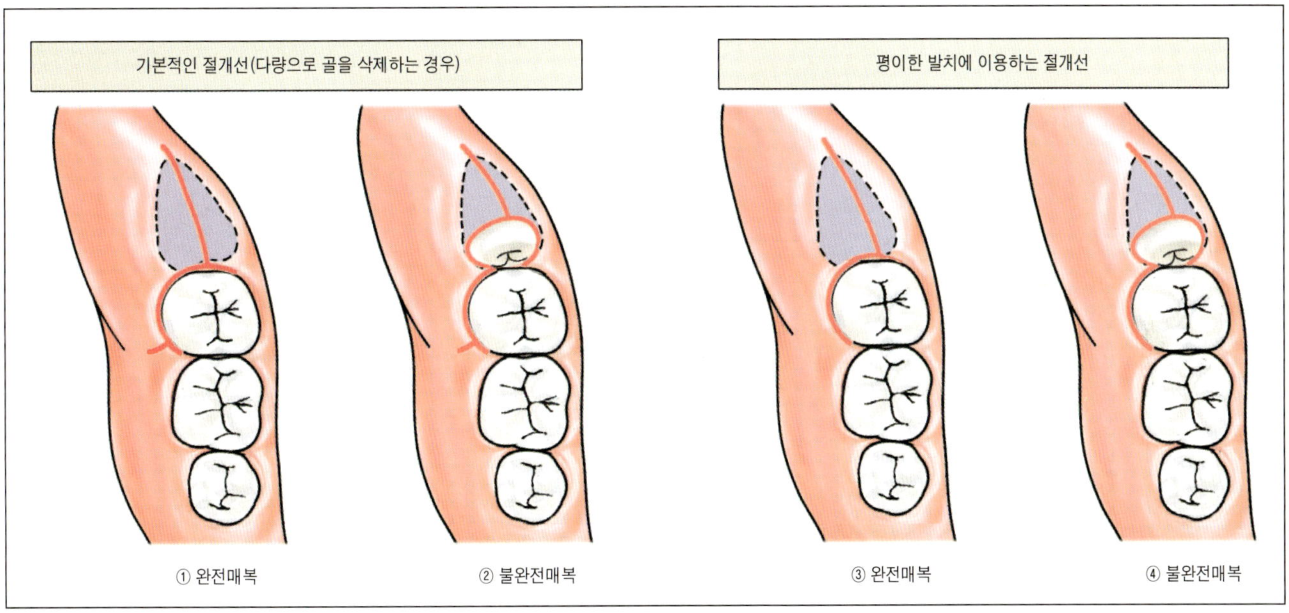

4-9. 하악 매복 제3대구치의 절개선.

수술도의 선택방법

4-9-①의 완전 매복치를 절개하는 경우는 날이 구부러진 메스(#12)로 원심절개와 제2대구치 치주인대를 자르고 날이 둥근 메스(#15)로 종절개한다. #12 메스를 사용하는 이유는 제2대구치 원심 치경부를 확실하게 절개하기 위해서이며, 완전 매복의 경우는 중요하다. #15 메스는 제2대구치 원심 치경부를 정확하게 절개할 수 없다.

4-9-②, ④의 불완전 매복치의 경우는 모두 #15 메스로 절개한다.

4-9-③의 완전 매복치의 경우는 모두 #12 메스로 절개한다.

실제로 2종류의 메스를 사용하면 복잡하고 비용도 생각해야하기 때문에 필자는 ①~④ 모두 #12 메스로 절개하기도 한다.

절개 요령

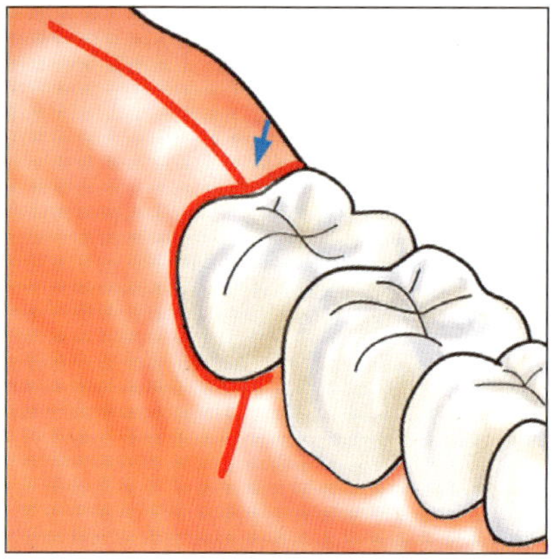

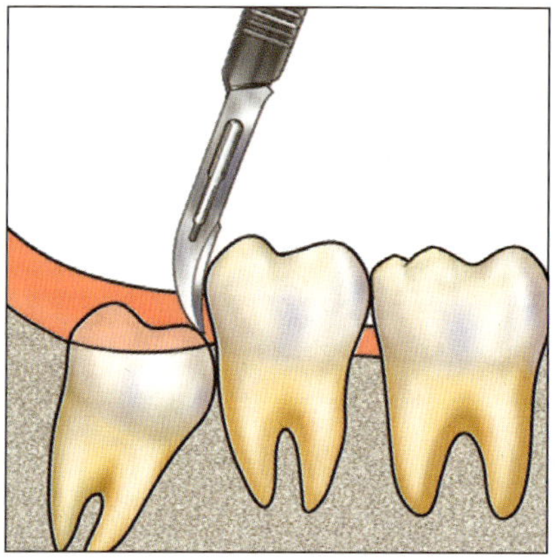

4-10, 11. 완전매복치의 원심절개에 있어서 #12 메스를 세워 제2대구치 원심 치경부까지 도달하도록 깊게 절개하는 것이 중요하다(↑). 이렇게 하면 점막박리시 피판이 찢어지지 않고 깨끗한 점막골막피판을 형성할 수 있다. 또한 원심절개는 손가락으로 골을 확인하고 골면상을 호상으로 절개한다. 비교적 용이한 발치의 종절개는 2mm 1군데 봉합한다. 난발치이고 시야를 넓게 확보하고 싶은 경우에는 3~4mm로 2군데 봉합한다.

점막 박리 요령

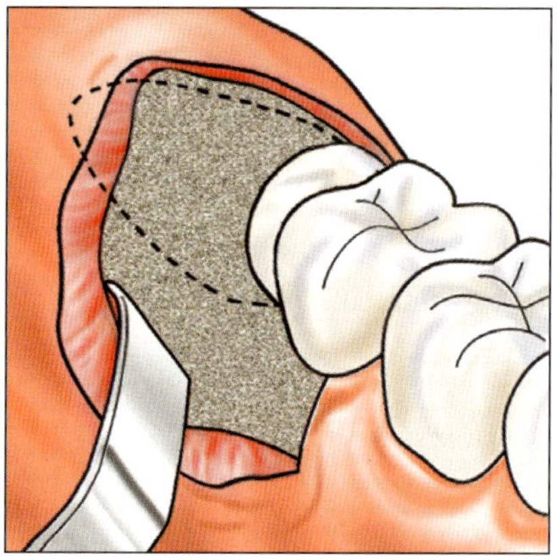

4-12. 점막골막피판은 수직절개부에서 시작해 원심절개부를 향해 박리한다. 그때 골막이 잘 절개되지 않는 경우에는 무리하게 진행하지 말고 재절개한다. 치관부의 설측 점막을 살짝 박리해 두면 치관을 분할할 때 손상 없이 터빈버를 사용할 수 있다.

골삭제 요령

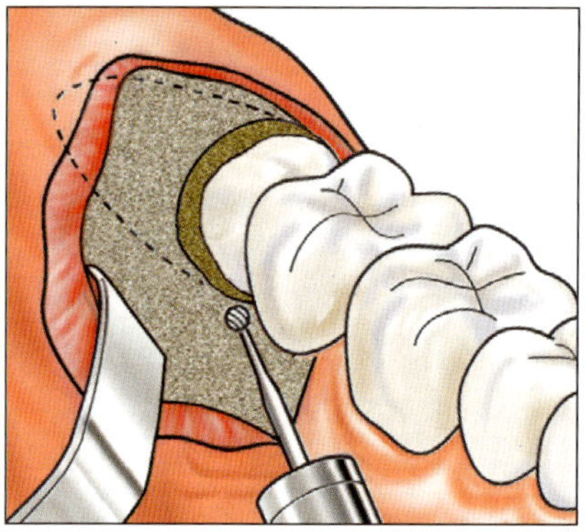

4-13. 라운드버로 제3대구치 치관을 피복하는 협측과 원심 골을 삭제한다. 스틸버보다 카바라이드버를 사용하는 것이 요령이며 절삭력이 좋고 침습도 적다. 필자들은 JET카바이드버HP4번(Shofu)을 사용하고 있다.

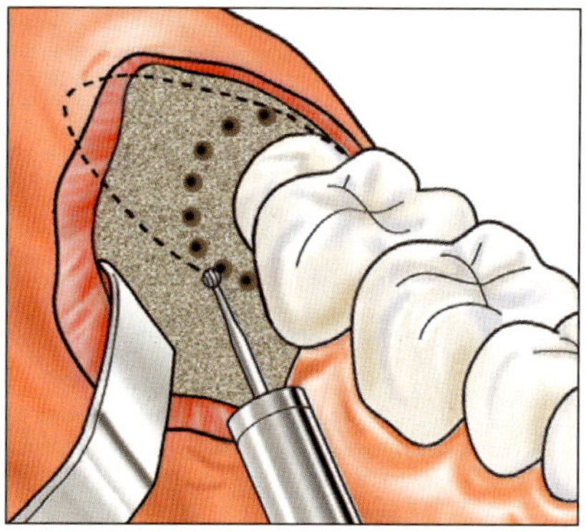

4-14. 다량의 골을 삭제할 경우 라운드버로 구멍을 형성하고 그것을 연결시켜 한 덩어리로 만들어 골을 삭제한다.

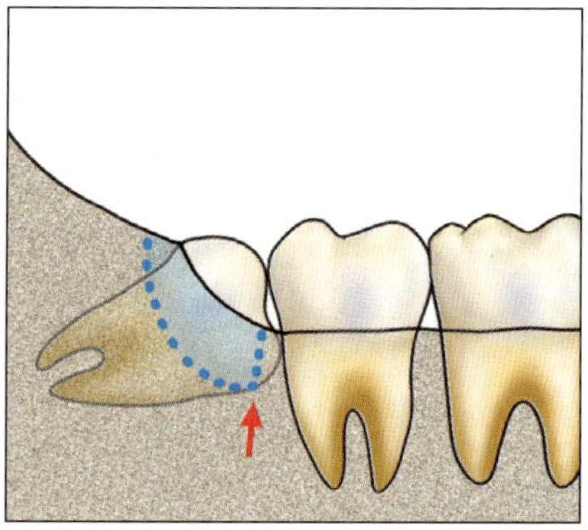

4-15. 타원형이 아니라 X자형으로 삭제하면 제2대구치 원심 치경부 골의 손상을 피할 수 있다. 또한 제3대구치 치관의 최대 풍융부까지 필요최소한의 골삭제가 가능해진다.

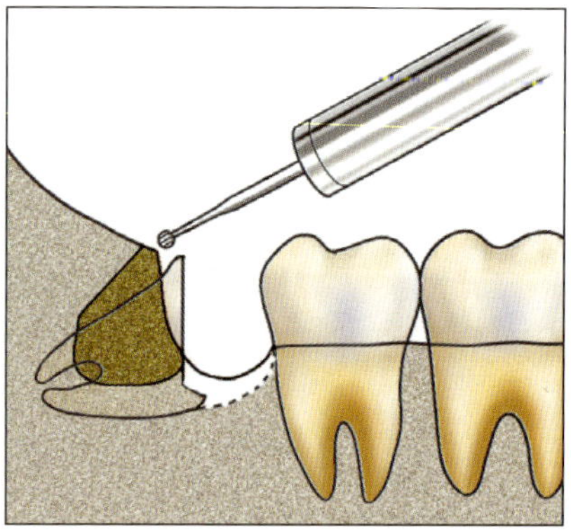

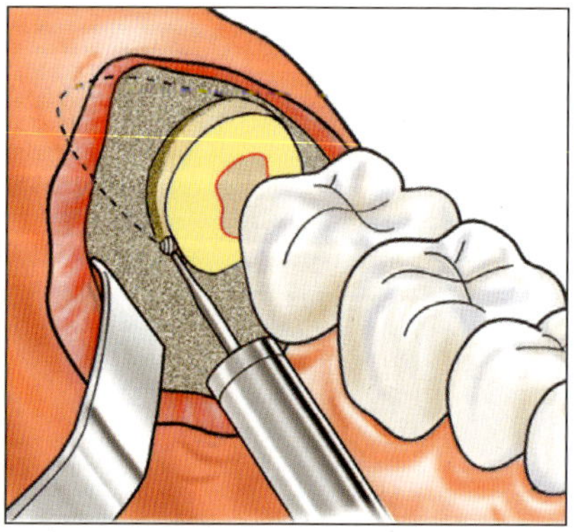

4-16 | 4-17

4-16. 치근에 이상이 있는 경우 골삭제량은 많이 필요하다. 그때 라운드버로 피질골은 남기고 치근막 공간을 확대하듯이 협측과 원심측 골을 삭제하면 된다.

4-17. 치관을 분할제거한 후 발치기자를 삽입할 공간이 없는 경우에는 라운드버로 협측이나 원심측 골을 삭제해 공간을 만든다.

치관 분할 요령

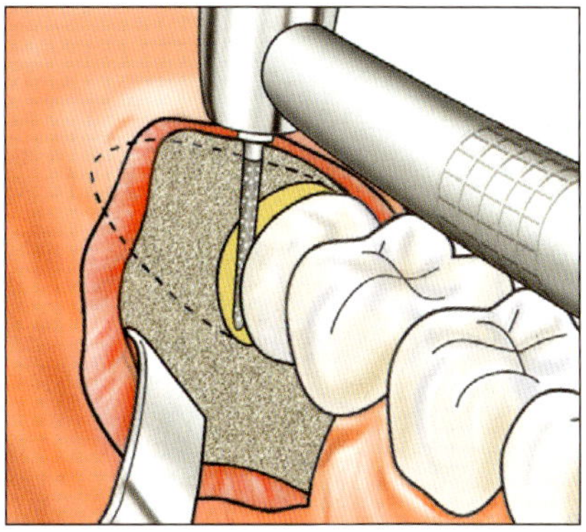

4-18. 절단 초기는 터빈 헤드를 설측으로 눕혀 작업한다. 이렇게 하면 헤드를 넣기 쉽다.

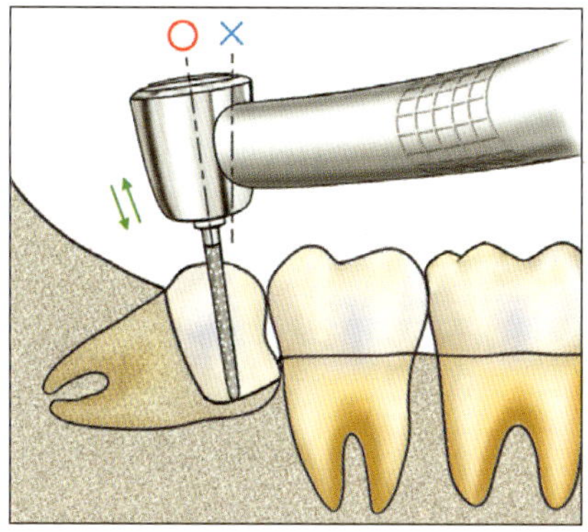

4-19. 터빈 헤드를 원심측으로 기울여 절단한다. 이렇게 하면 제2대구치 원심 언더컷부에 분할한 치관이 걸려 제거할 수 없게 되는 것을 방지한다. 터빈버를 feather touch로 가볍게 상하로 진동시키면서 절단하면 능률적이다.

터빈버를 이용한 절개의 진행방법

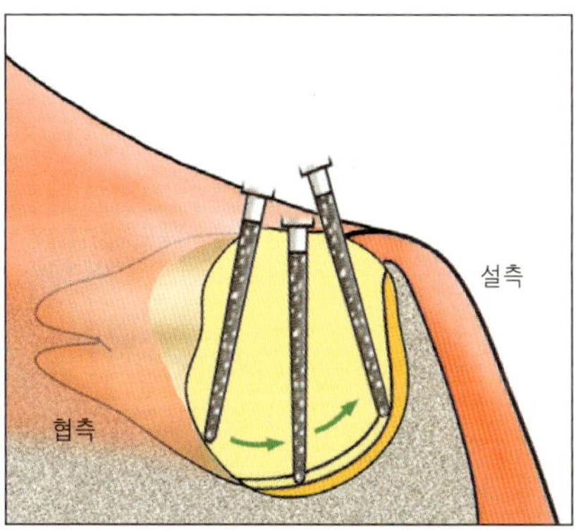

4-20. 부채꼴 형태를 그리듯이 조작한다. 이렇게 하면 설측 치은의 손상을 방지한다. 골이나 하치조 신경 · 혈관의 손상을 방지하기 위해 저부와 설측에 치질 한 층을 남긴다.

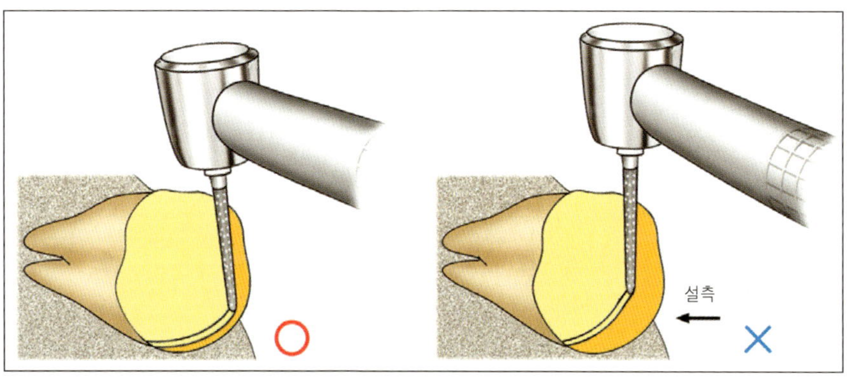

4-21. 설측 하방부를 확실하게 절단한다. ←부는 절단할 수 없어 남기기 쉽다.

분할한 치관을 제거할 수 없을 때

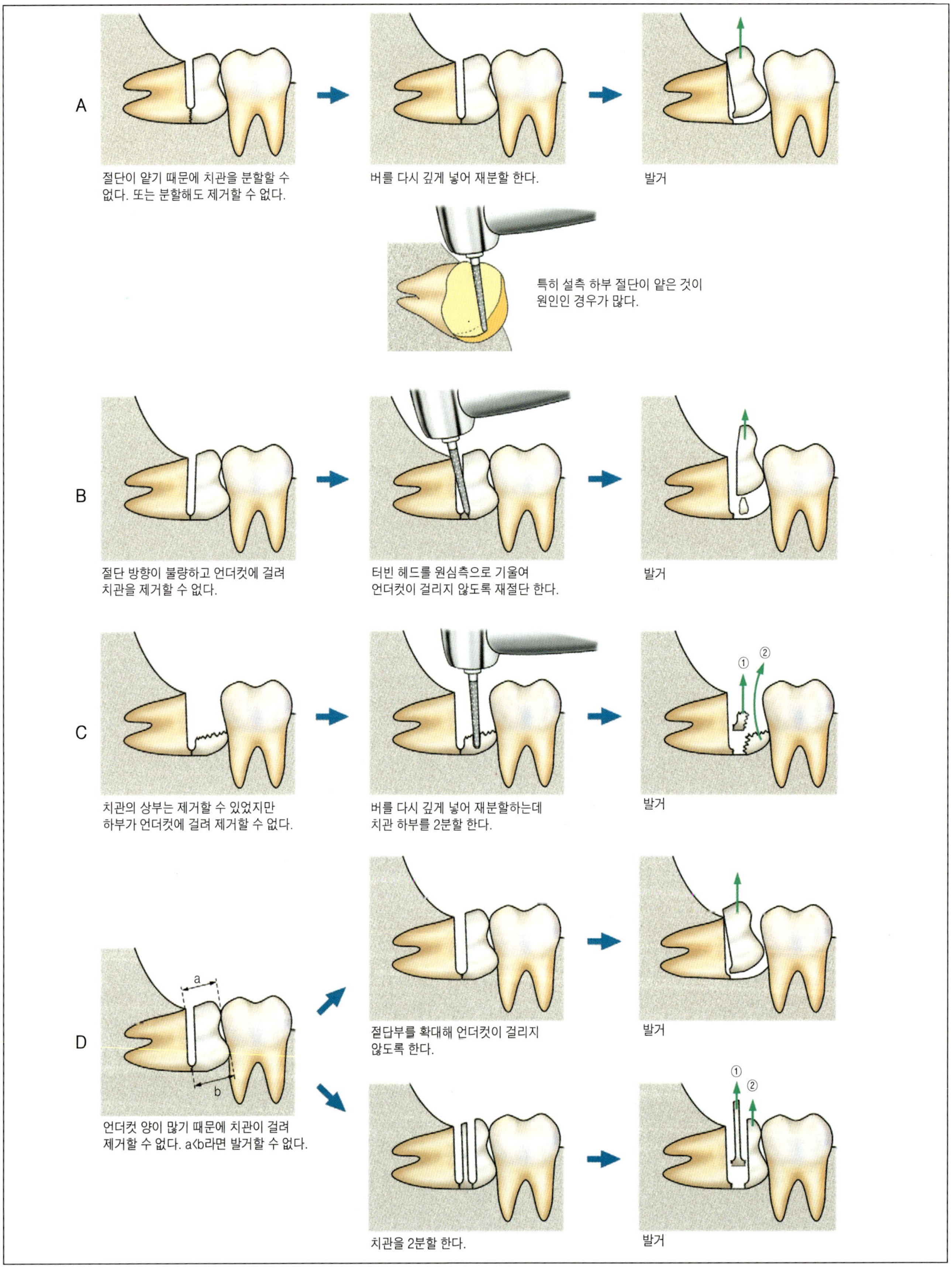

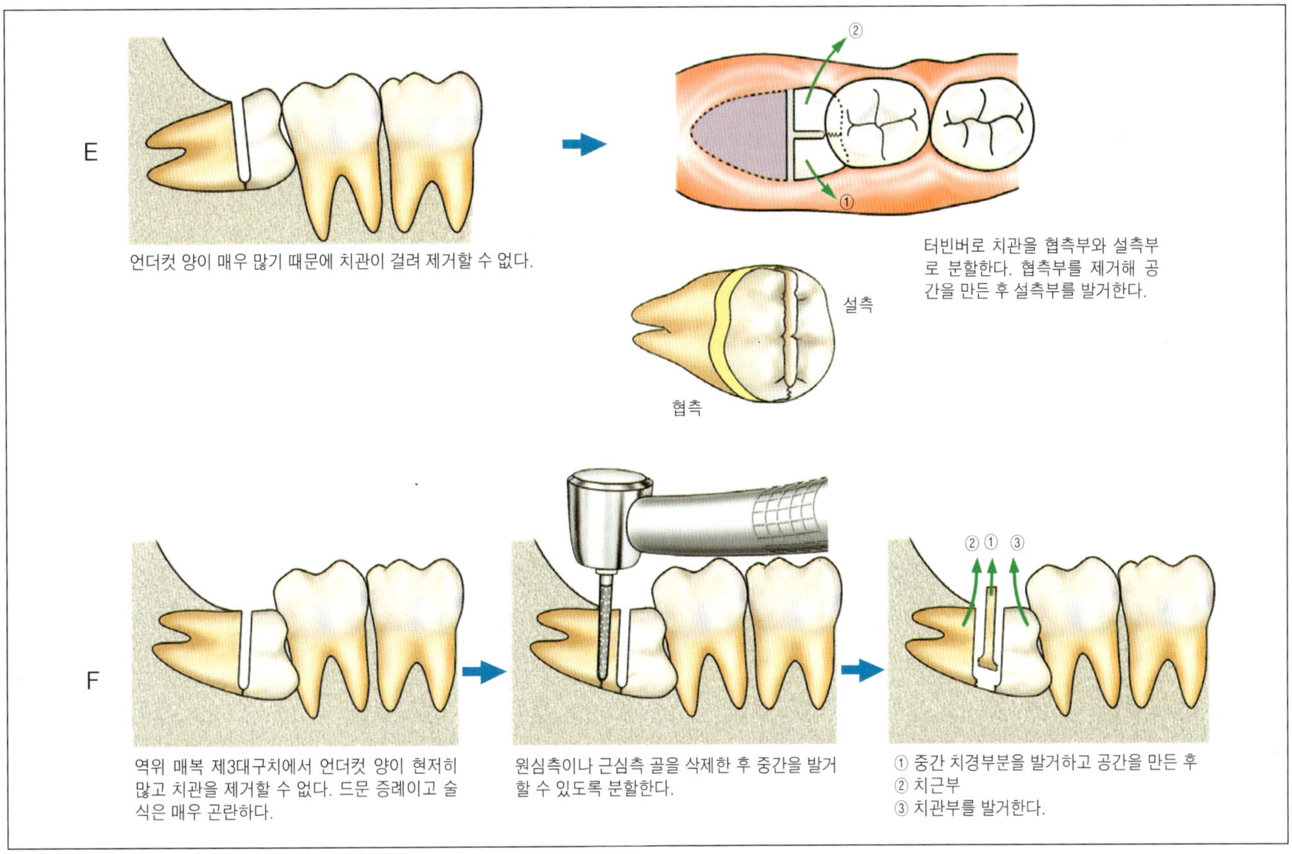

4-22.

치근이 탈구되었지만 제거할 수 없을 때

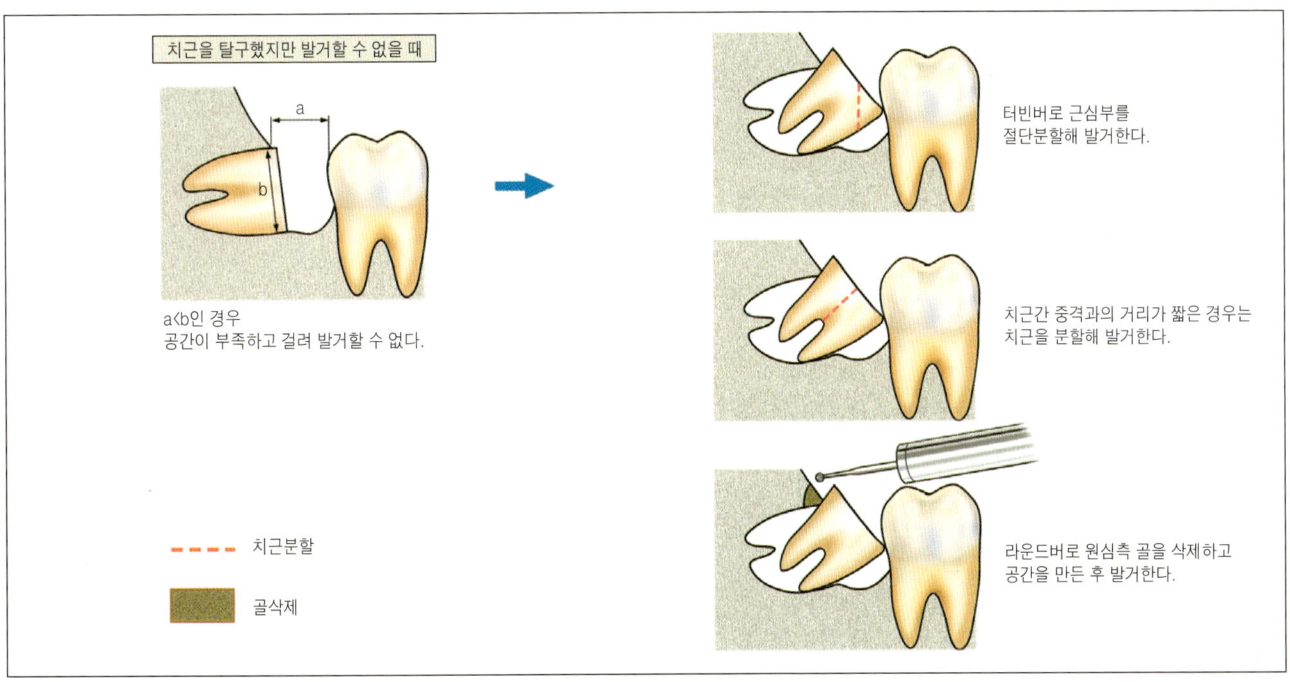

4-23.

제 5 장

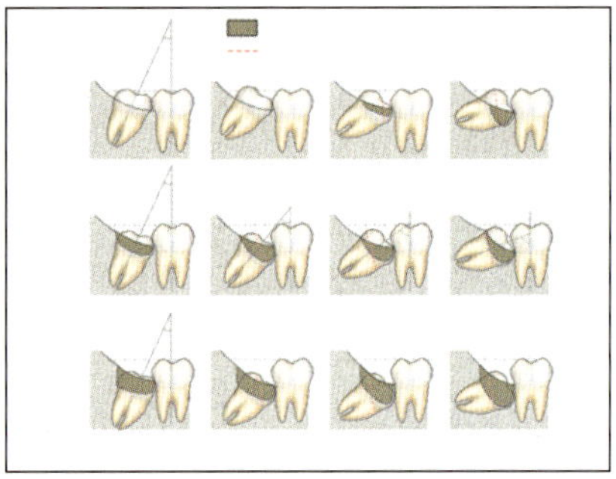

근심경사 매복 제3대구치
분류와 발치 난이도

매복 깊이와 근심경사도에 따른 분류

하악 매복 제3대구치의 분류에는 Pell, Gregory, Winter에 의한 뛰어난 분류가 있지만, 우리들은 근심경사된 하악 매복 제3대구치를 매복 깊이와 근심경사의 각도로 분류해 보았다(5-1). 좌측에서 우측으로 갈수록 근심경사의 각도는 증가하고 수직위에서 수평위까지 종류를 나타내고 있다.

발치의 난이도는 매복위치의 깊이에 따라 A<B<C 순으로, 근심경사의 각도에 따라 ①<②<③<④ 순으로 각각 높아진다. 발치방법은 매복위치가 저위에 있을수록 골의 삭제범위는 넓고, 근심경사 각도가 증가 할수록 치관 분할량도 많이 필요하다. 즉 이 분류에서 좌측 상단에 가까울수록 발치가 용이하고, 우측 하단에 가까울수록 발치가 어렵다.

매복 깊이가 고위 A이고 근심경사가 경도인 ①, ②의 경우는 발치기자만으로 탈구 · 발치가 가능하리라 예측할 수 있다. 저위 B에서 근심경사 25° ①인 경우는 점막골막피판을 형성한 후 골을 삭제해 치관을 분할하지 않고 발치할 수 있음을 예측할 수 있다.

고위 A에서 근심경사 ③, ④, 저위 B에서 근심경사 ②, ③의 경우는 골삭제나 치관 분할은 소량에서 중간 정도의 양이며, 증례에 따라서는 종절개하지 않고 원심절개만으로 비교적 평이한 또는 중등도의 술식으로 발치할 수 있으리라 예측할 수 있다. 현저한 저위 C의 매복 제3대구치를 발치할 때는 많은 양의 골삭제가 필요하며, 근심경사 ③, ④는 치관 분할법도 곤란하며 매우 까다로운 발치가 되리라 예측할 수 있다.

제2대구치의 치축경사에 따라서도 발치의 난이도는 좌우되며, 5-2-②의 제2대구치가 수직위로 정상 맹출되어 있는 경우와 비교하면 제2대구치가 근심경사진 증례는 손쉽게, 반대로 원심경사진 증례는 원심 언더컷 양이 증가해 매우 까다로운 발치가 되리라 예측된다(5-2).

이 외에 발치의 난이도를 예측할 때 하악지 전연의 위치(10-1 참조), 협측이나 설측방향으로 경사를 동반하는 경우(10-10 참조), 치근의 개수와 형태(18-1 참조) 등이 추가된다.

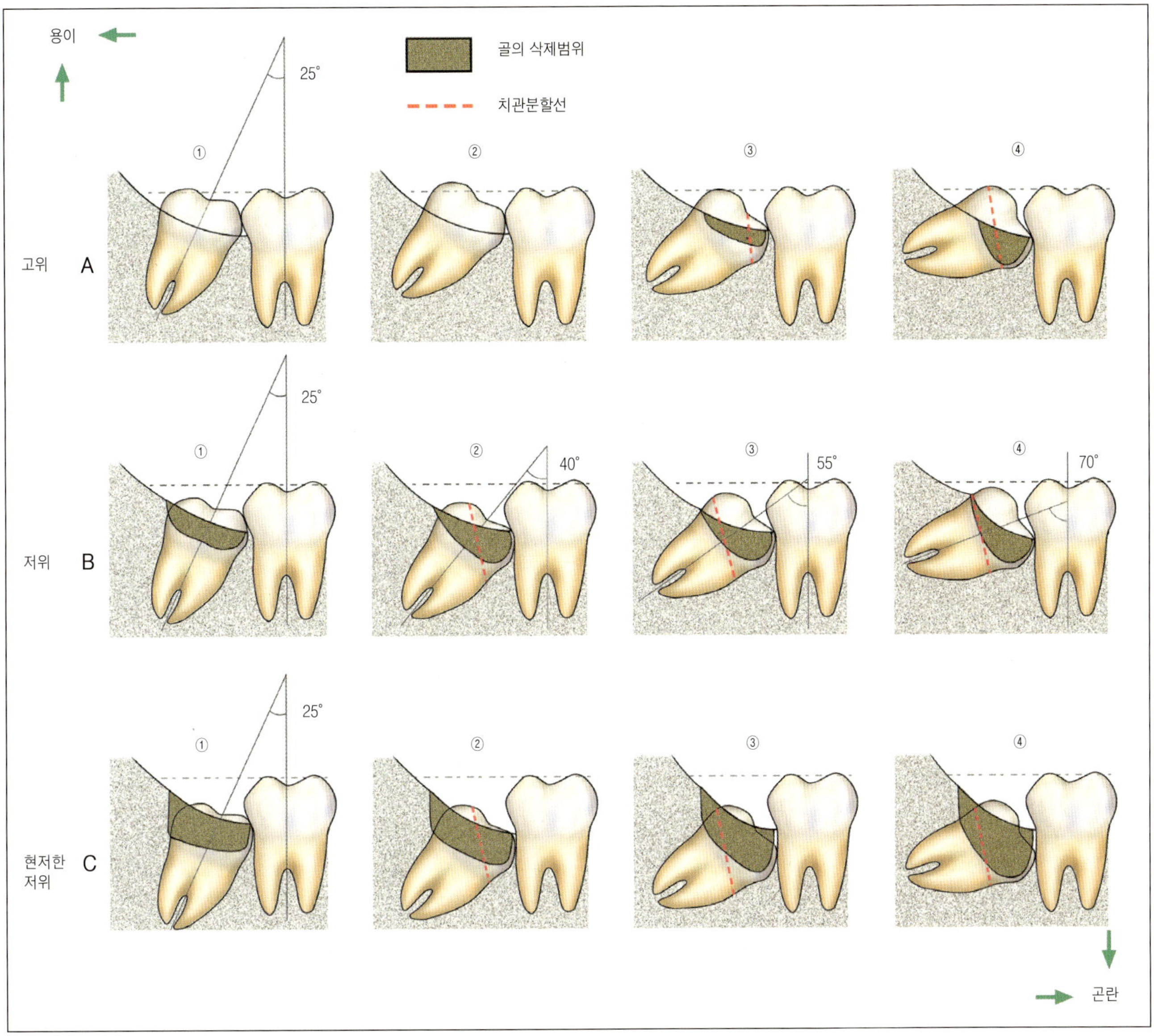

5-1. 근심경사진 하악 매복 제3대구치의 분류(매복 깊이와 경사도에 따른다).

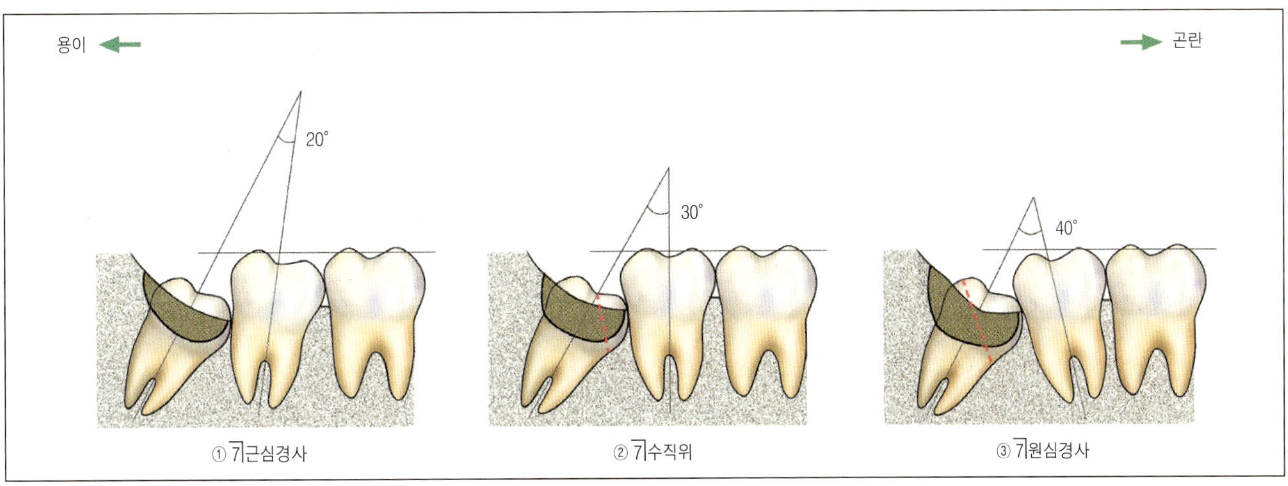

5-2. 제2대구치의 치축경사에 따른 영향.

제 6 장

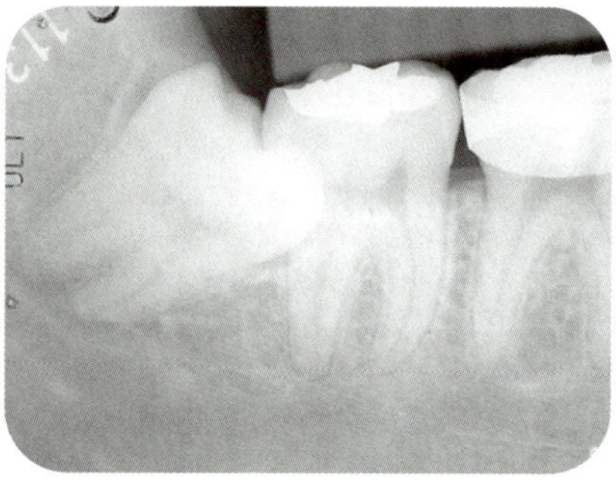

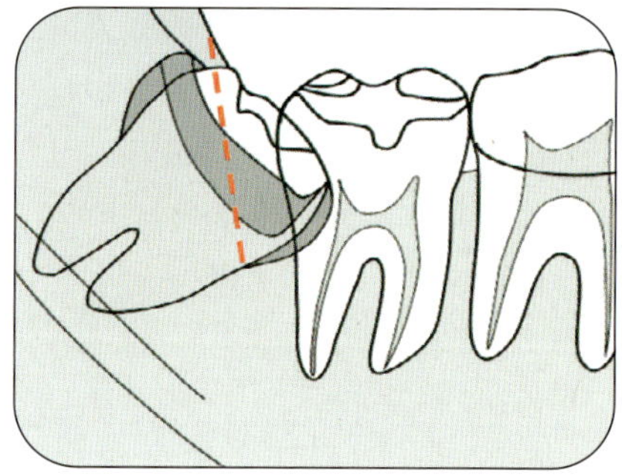

근심경사 매복 제3대구치

기본술식

피복하는 협측의 골삭제와 치관을 분할해 발치한 증례

환자: 27세, 여성

하악 우측 제3대구치의 불편감을 주소로 내원.

구강 내에서는 탐침으로 7| 원심 치은낭에서 8| 치관을 촉지한다(6-1). 치과 방사선사진에서 약 50° 근심경사진 완전 매복 제3대구치가 확인되며 치관의 근심과 원심에 경도의 골흡수상이 관찰되었다(6-2, 3).

발치 예측

난이도: 다소 곤란

- a. 매복 깊이 – 고위에 위치한 완전매복치
- b. 피복하는 골의 양 – 중등도
- c. 매복치의 치축방향 – 약 50°의 근심경사
- d. 치근 개수와 형태 – 2근이며 형태에 이상이 없음

Flap 형성: 필요

골삭제: 필요

치아 분할: 치관 분할

소요시간: 약 40분

술후 침습도: 중간

근심경사진 하악 매복 제3대구치의 분류(5-1 참조)에 따르면 A-③에 해당되며, 골삭제와 치관 분할이 필요하다고 계획하였다.

절개

6-4. 절개선을 표시한다. 기본적인 절개선은 수직절개를 제2대구치 근심 협측에 두는데(6-4-①), 매복 제3대구치의 근심경사도가 경도인 경우, 골삭제가 거의 필요 없는 경우에는 수직절개를 하지 않는다(6-4-②).

골삭제가 필요한 경우에는 충분한 수술시야를 확보하는 것이 중요하며 본 증례는 6-4-②의 절개를 선택하였다. 우선 #12 메스로 제2대구치 원심을 향해 후방에서 진빙으로 약 10mm 호상절개를 한다. 이 위치는 내사선과 외사선의 중간이나 협측 근처이며 촉진으로 골면을 확인한 후 진행한다. 제2대구치 원심 치경부는 #12 메스를 수직으로 세워 사용하고 깊게 골막을 절개하는 것이 중요하다(4-11). 그리고 #12 메스로 제2대구치의 치경부를 따라 치주인대를 자른다. #15 메스로 제2대구치 근심 협측 치은은 전하방을 향해 약 5mm 수직절개 한다. 절개는 골막까지 확실하게 진행하는 것이 중요하다.

6-5. 골막박리는 수직절개부에서 개시하고 골막박리기자

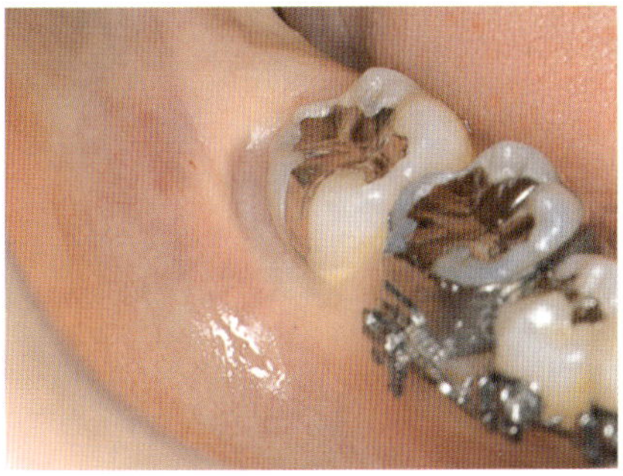

6-1. 초진시 구강내사진.

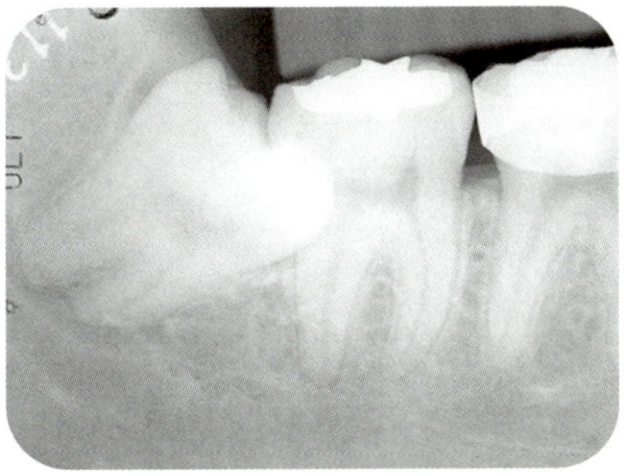

6-2. 초진시 방사선사진.

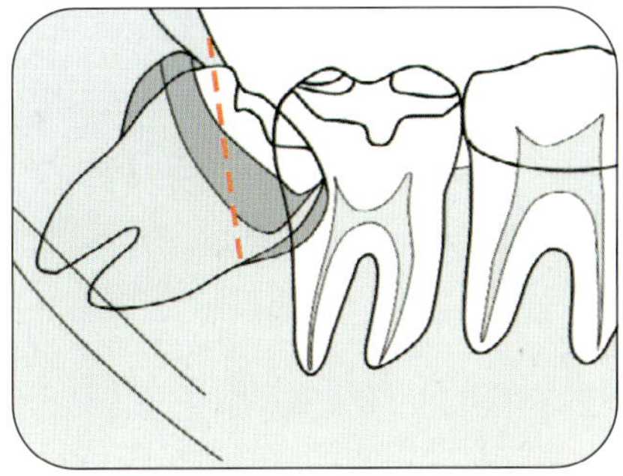

6-3.

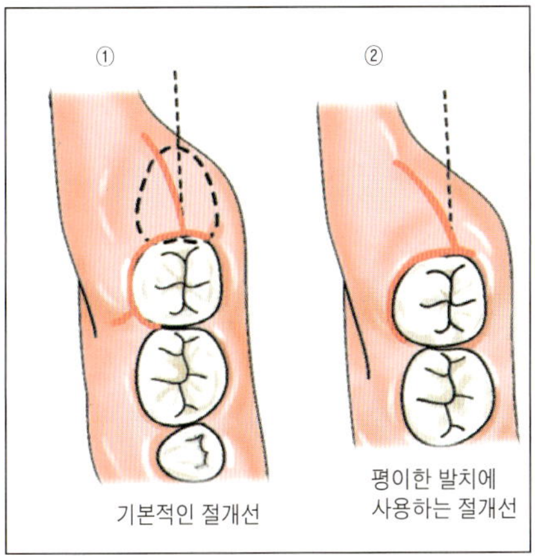

6-4.

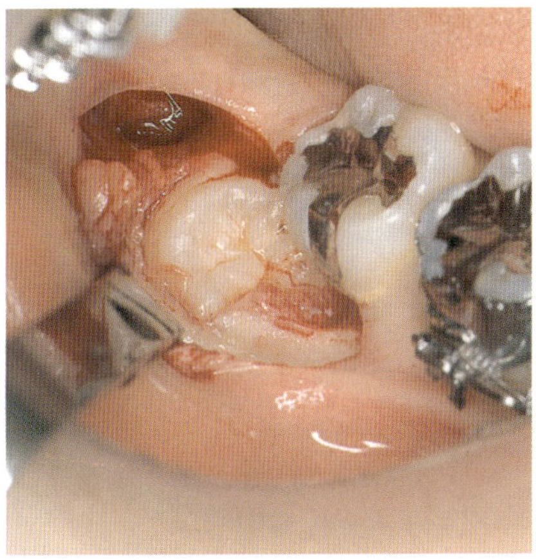

6-5. 점막골막피판을 박리.

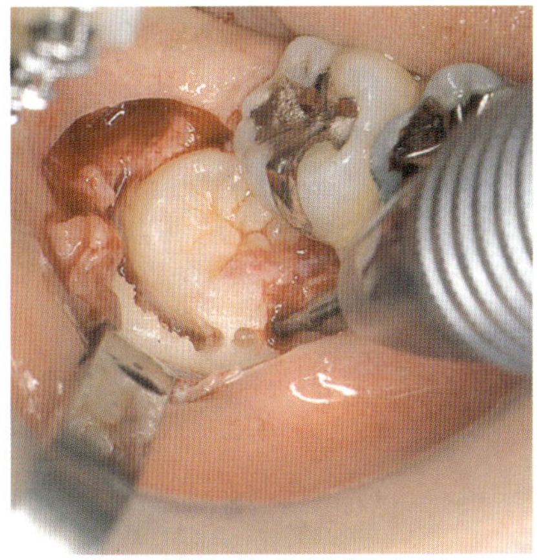

6-6. 카바이드버로 골삭제 한다.

를 골면에 강하게 대고 문지르듯이 조작해 간다. 또한 치관을 분할할 때 설측 점막이 말리지 않도록 서서히 박리한다.

골삭제

6-6. 라운드버 또는 둥근 끌로 치관을 피복하는 골을 삭제하는데 치관부의 언더컷을 피하기 위해 최대 풍융부 이하까지 진행한다.

본 증례는 주수하(irrigation)에서 straight handpiece를 사용해 라운드버(JET 카바이드버 HP 4번: Shofu)로 8| 치관을 피복하고 있는 협측과 원심 골을 삭제하였다. 삭제 디자인을 결정하면 라운드버로 치조골에 구멍을 뚫는 방법으로 골을 삭제한다(4-14, 15). Carbide round bur를 사용하는 방법은 정확하고 최소한의 삭제가 가능하며 속도도 빨라 침습도 적다는 장점이 있다.

6-7. 라운드버로 협측과 원심 골을 삭제하였다. 치근막 공간을 확대하듯이 깊이 2~3mm 삭제하고 있다.

치관 분할

6-8. 터빈버(메리다이아RA-10: 日向和田)를 사용해 치관을 협설방향으로 절단한다. Feather touch로 가볍게 상하 진동시키면서 절단하면 효율적이다. 주의할 점은 버의 각도가 원심으로 기울어야 한다. 그렇지 않으면 분할한 치관이 제2대구치 원심 언더컷에 들어가 제거할 수 없는 경우가 종종 있을 수 있다. 특히 근심경사 정도가 크고 수평매복치에 가까운 경우, 제2대구치가 원심으로 경사져 있는 경우(5-2-③ 참조)에 주의가 필요하다.

6-9. 이렇게 터빈 헤드를 설측으로 기울여 절단하기 시작하면 개구가 곤란한 환자에서도 절단이 용이하다.

6-10, 11. 치관의 설측 하방부는 절단이 부족해지기 쉬운 부분이므로 절단 마지막에 터빈 헤드를 협측으로 기울이고 버의 끝을 설측으로 기울이면서 진행한다.

또한 절단시 치조골이 손상되지 않도록 치관 하방에 한 층의 치질을 남긴다.

6-12. 남아 있는 부분을 각이진 치즐로 두드려 파절한다.

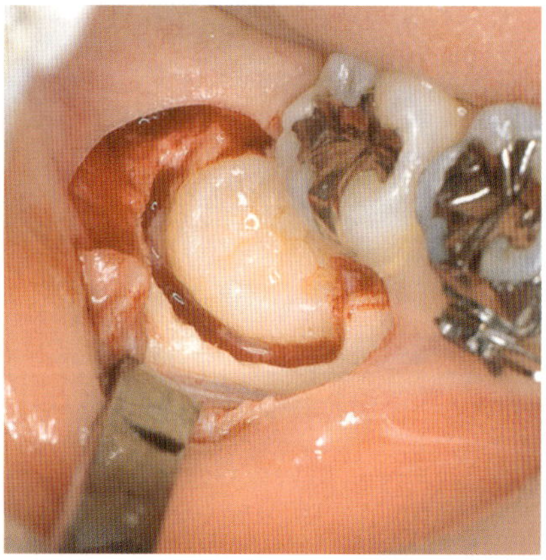
6-7. 골을 삭제한 상태.

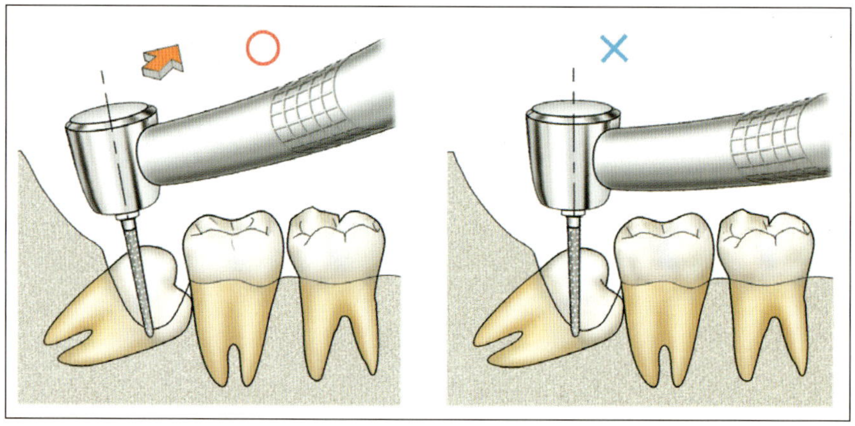
6-8. 터빈 헤드를 원심으로 기울여 상하로 진동시킨다.

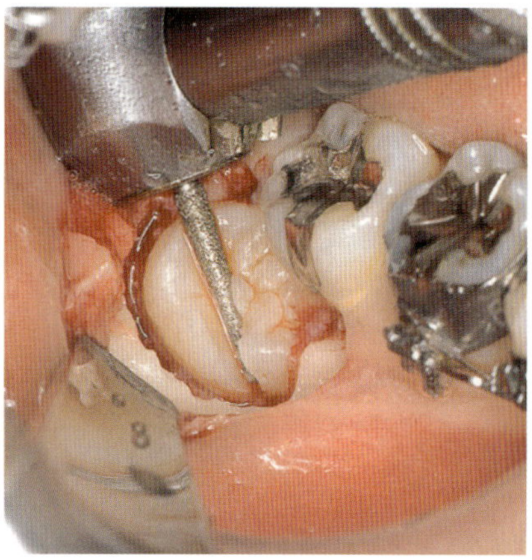
6-9. 처음에는 터빈 헤드를 설측에 기울여 절단한다.

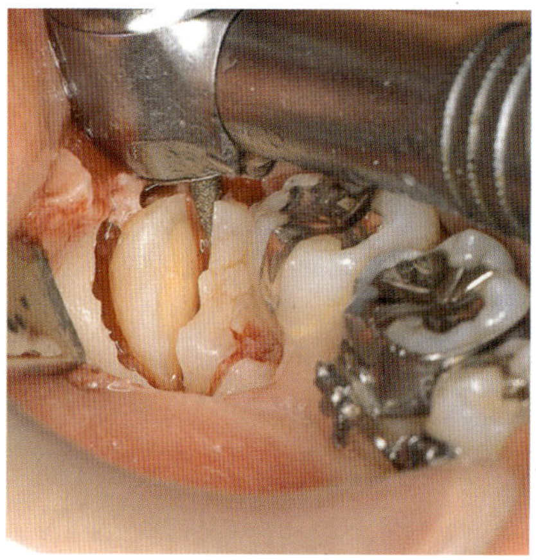
6-10. 치관의 설측 하부 절단.

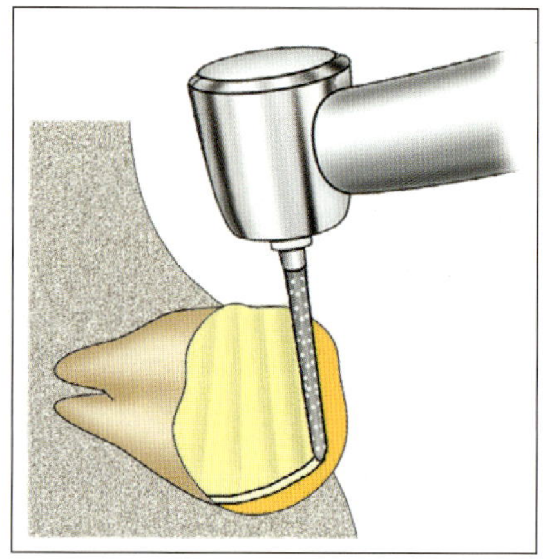
6-11. 6-10의 모식도.

절단이 순조롭게 진행되면 발치기자 끝으로 가볍게 문지르듯이 파절시키는 방법도 있는데 발치기자가 파손될 수 있으므로 가능하면 피하는 것이 좋다.

6-13. 각이진 치즐은 날 끝이 근심을 향하도록 접촉시킨다.

최근 5배속 contra angle handpiece가 개발되어 터빈과 달리 주수량에 비해 에어가 적고 기종(氣腫)을 예방하고 물이 튀는 것을 방지하는 데 유용하다고 생각한다.

발치

6-14. 분할된 치관은 하방에 발치기자를 삽입하면 쉽게 제거할 수 있다.

6-15. 남은 치근을 탈구시킨다. 발치기자를 협측 치근막 공간에 삽입하고 진행하는데 삽입이 곤란한 경우는 라운드버로 치근막 공간을 확대하듯이 소량의 골을 삭제하면 용이하다. 쉽게 탈구되지 않으면 복근, 만곡근, 비대근, 중격에 골을 감싸고 있는 치근을 상정해 다시 방사선사진으로 확인한 후 치근 분할, 치근 주위의 골삭제를 검토한다. 힘의 작용방향에 절대 주의하고 설측골을 파절시키지 않도록 또한 근단이 하악관과 근접해 있는 경우에는 근단부 방향으로 힘이 가해지지 않도록 주의한다.

6-16. 발치기자로 탈구한 후에 제거한다. 발치 공간이 부족한 경우는 무리하게 진행하면 7⏋이 탈구될 수 있으므로 다시 터빈버로 치근을 분할하거나 소량이라면 원심의 골을 삭제한 후 진행한다(4-23 참조).

6-17. 예리한 치근단 소파기(periapical currett)로 7⏋ 원심부의 불량육아조직을 소파 제거한다.

6-18. 치조골의 가장자리는 치즐로 가볍게 정형한다. 이어 발치와를 식염수로 잘 세척하고 절삭편을 씻어 제거한다. 발치와를 잘 관찰하면 원심근단의 설측벽에 하치조신경 · 혈관이 관찰되었다. 술후 지각마비 등의 증상은 발현하지 않았다.

6-19. 봉합 전에 종절개부의 근심 점막골막을 약 1mm 폭으로 가볍게 박리해 두면 바늘이 통과하기 쉽다.

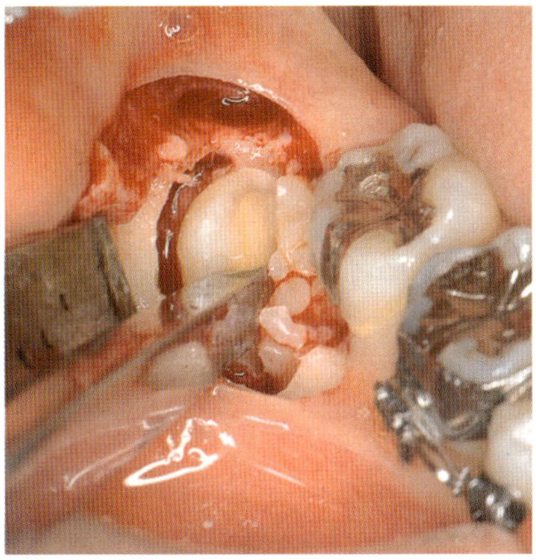

6-12. 각형 치즐로 치관을 분할.

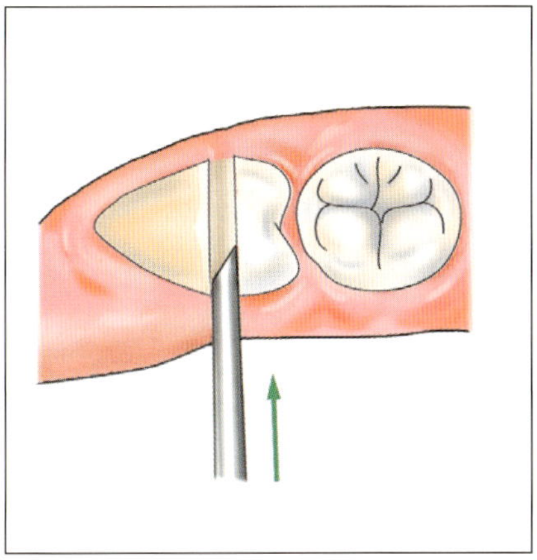

6-13. 각형 치즐의 날끝이 근심을 향한다.

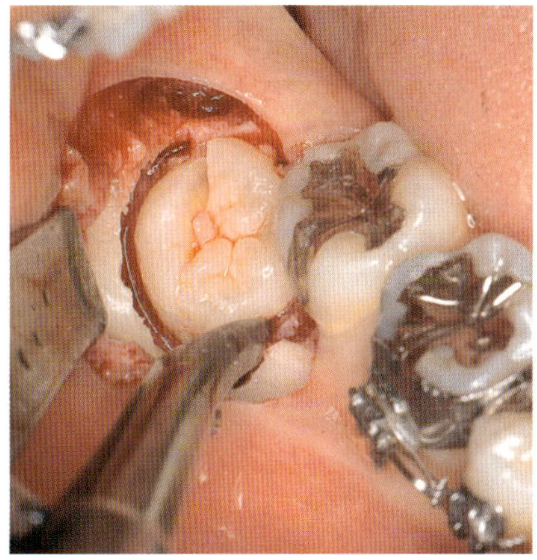

6-14. 발치기자로 분할한 치관을 제거.

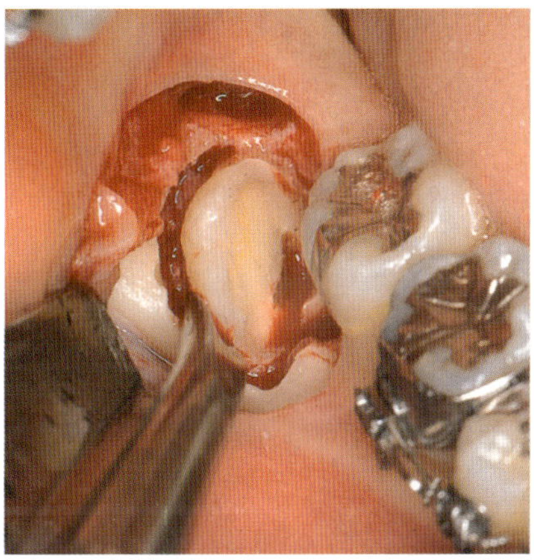

6-15. 협측 치근막 공간에 삽입하고 우회전.

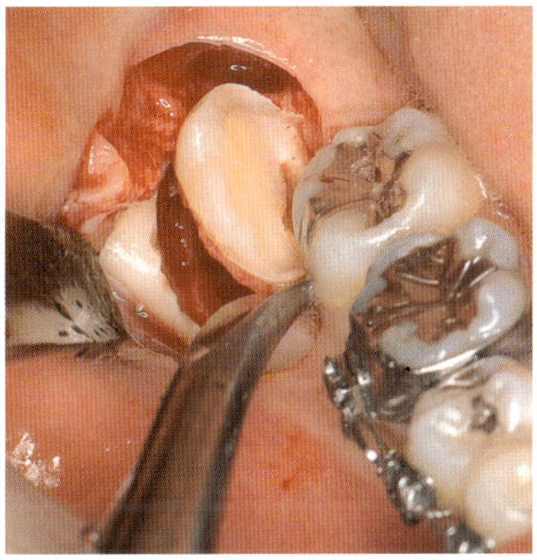

6-16. 치근을 탈구한 후 제거.

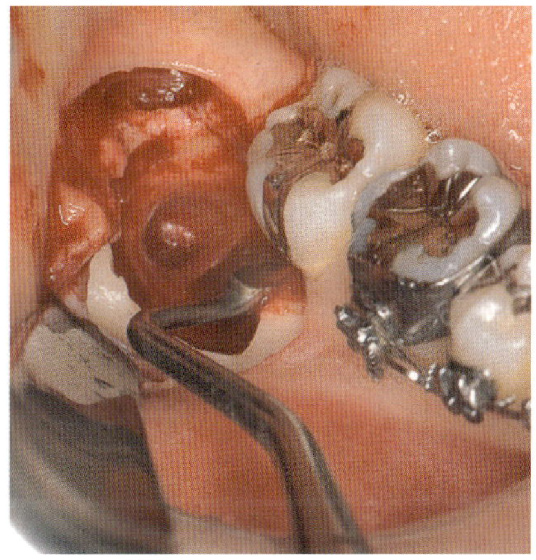

6-17. 예리한 치근단 소파기로 육아를 제거.

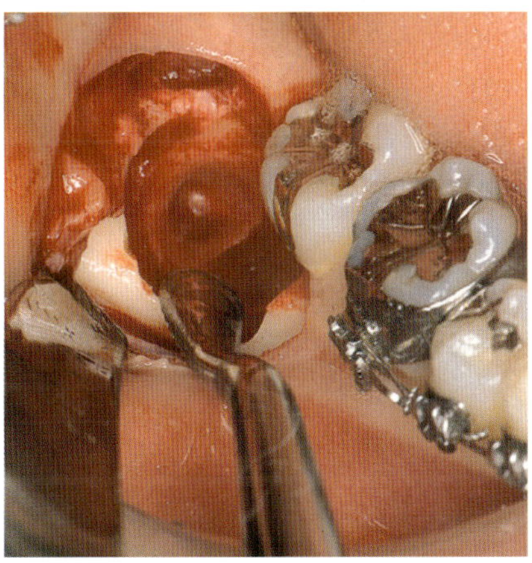

6-18. 치즐로 제거.

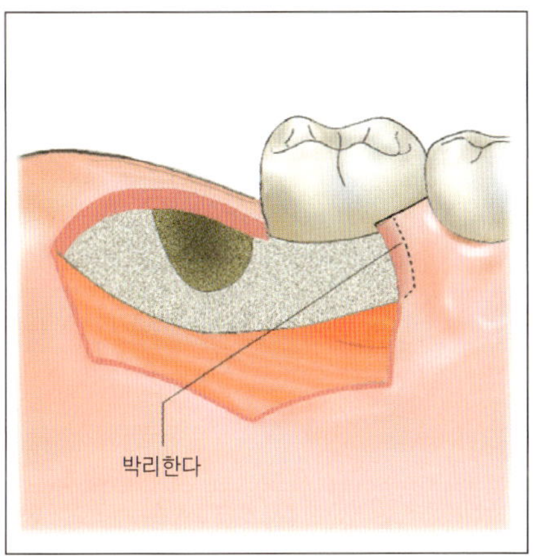

6-19.

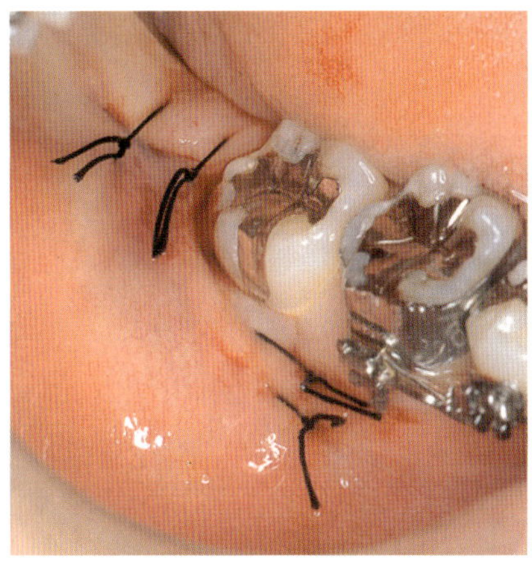

6-20.

봉합

6-20. 봉합은 수직절개부에 이어 원심절개부를 봉합한다. 원칙적으로 피판에서 바늘을 통과시켜 비박리측에 고정한다. 점막골막피판을 원위치시키고, 4호 또는 3호 검정 견사(black silk)로 보통 3~4군데 봉합한다. 그 후 손가락으로 점막골막피판을 압박해 골과 골막을 밀착시키고 골막하에 고여 있는 혈액이나 공기를 제거한다. 술후 종창, 내출혈 등을 방지하는 의미에서 위의 처치는 중요하다.

제 7 장

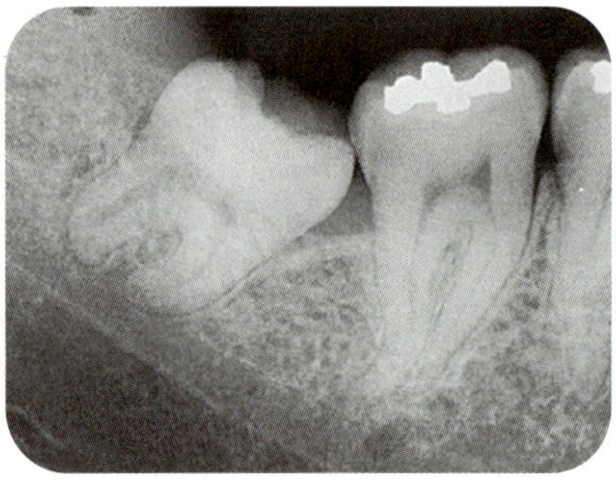

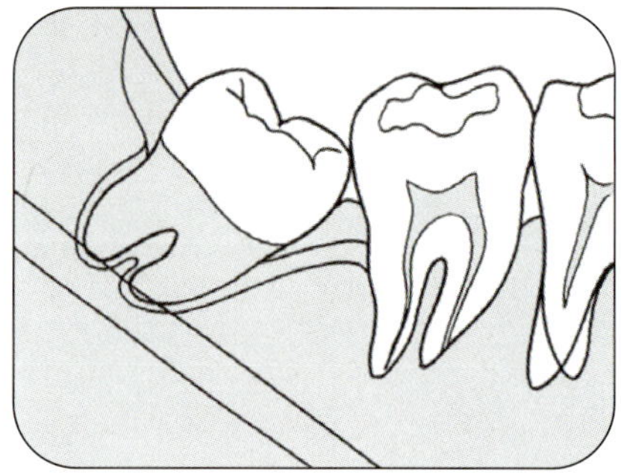

근심경사 매복 제3대구치
손쉬운 발치

근심경사진 하악 매복 제3대구치 중에서도 비교적 손쉽게 발치할 수 있는 증례에 대해 방사선사진을 중심으로 발치를 예측하였다. 손쉬운 발치란 발치술을 단시간에 종료하고 침습을 가능한 한 최소화할 수 있는 증례이다. 즉, 점막절개는 가능한 한 적고 골막박리도 좁고 골의 삭제, 치관 분할을 생략하거나 진행하더라도 극히 소량인 경우이다.

7-1 증례는 불완전 매복 제3대구치인데 방사선사진을 판독하면 경험상 발치가 용이하리라 판단할 수 있다. 그 이유는 다음과 같다.

① 매복 깊이가 비교적 얕다.
② 근심으로 경사도가 적다.
③ 제2대구치 원심 언더컷에 들어 있지 않거나 들어 있더라도 경도이다.
④ 치근은 비교적 짧고 크기, 형태에 이상이 없다.
⑤ 치관주위에 골흡수상이 관찰된다.
⑥ 하악지 전연과 제2대구치 원심 사이에 거리가 있고 그로 인해 발치 방향에 비교적 넓은 공간이 있다.
⑦ 골성유착이 의심되는 상은 관찰되지 않는다.
⑧ 치근단은 하악관에 천공, 근접해 있지 않다.

실제 손쉬운 발치증례에 대해 해설하겠다.

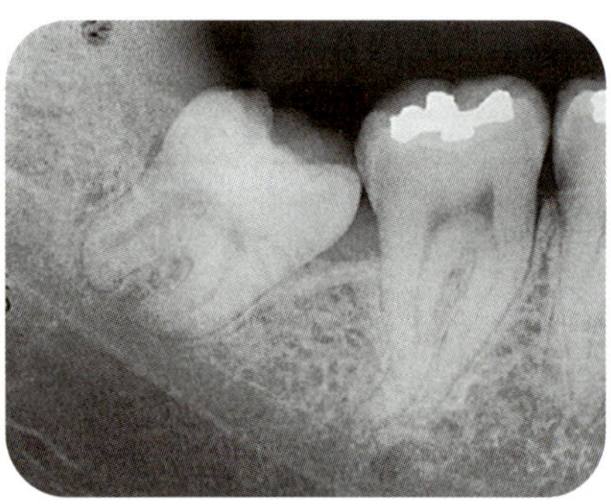

7-1.

원심부를 절개해 쉽게 발치한 증례

환자: 21세, 남성

구강 내에 치관의 일부가 노출해 있는 불완전 매복 제3대구치가 관찰된다(7-2). 8|을 발치하기 전에 방사선사진을 판독해 본다(7-3).

매복위치는 얕고 근심에서의 경사도는 약 60°이며, 8| 근심부는 7| 원심 언더컷에 소량 들어가 있다. 치근은 짧고 2근이며, 형태 이상은 관찰되지 않는다. 8| 치관의 근심부에 반월형 골결손상이 관찰되고 피복하는 협측골이 그다지 없는 것으로 예측되었다. 원심부의 치조경선은 치경부에서 상방에는 관찰되지 않고 그 부분이 치조골정이라 생각되었다. 근심

7-2 | 7-3

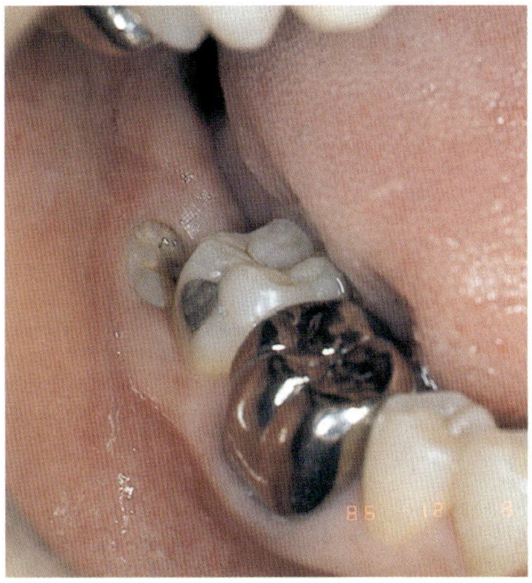

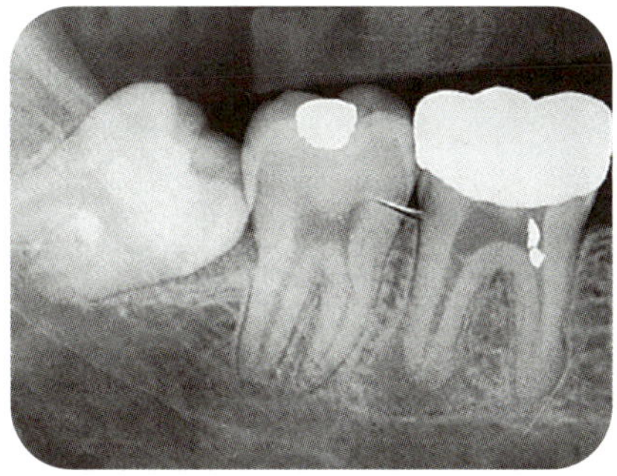

7-2. 초진시 구강내사진.
7-3. 초진시 방사선사진.

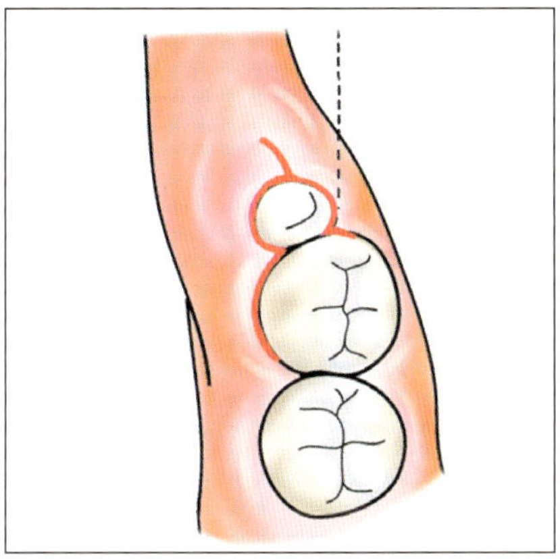

7-4. 절개선.

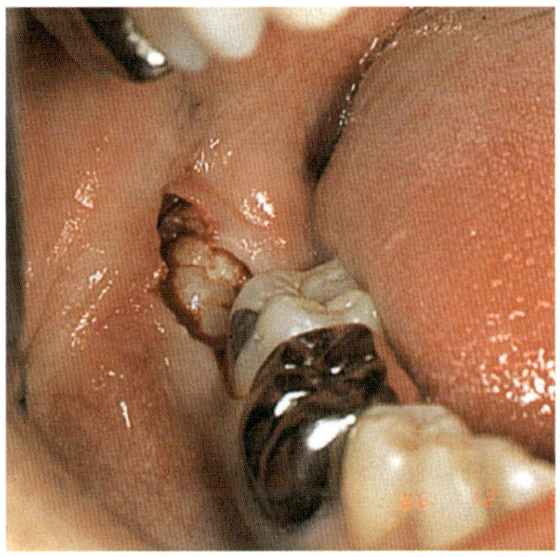

7-5.

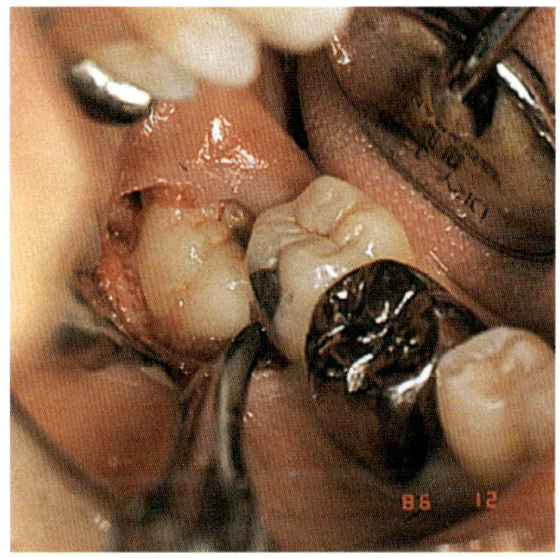

7-6.

경사진 하악 매복 제3대구치의 분류(5-1 참조)에 따르면 A-③에 해당되는데 골흡수, 원심 치조골정을 검토하고 골의 삭제나 치관 분할이 필요 없는 양호한 발치라 예측된다.

발치 예측

- 난이도: 용이
- Flap 형성: 필요
- 골삭제: 불필요
- 치아 분할: 불필요
- 소요시간: 약 15분
- 술후 침습도: 적다

위의 예측에 기초해 발치를 실시하였다.

본 증례의 발치 술식을 소개한다.

술식

7-4. 방사선소견에서 골삭제는 필요 없다고 생각되어 점막골막피판의 범위를 좁혔다. 즉 #15 메스로 8| 원심부에 5mm 절개하고 이어 8|과 7| 협측 치경부를 따라 치주인대를 자른다.

7-5. 협측 점막골막을 박리하고 젖혀 8| 치관을 확인, 이어 설측치은도 소량 박리한다.

7-6. 근심 협측 치근막 공간에 발치기자를 삽입해 탈구를 시도한다.

7-7. 이때 8| 근심부를 매개로 힘이 가해지고 7|이 탈구될 위험이 있으므로 주의가 필요하다. 술자는 환자의 우측 후방

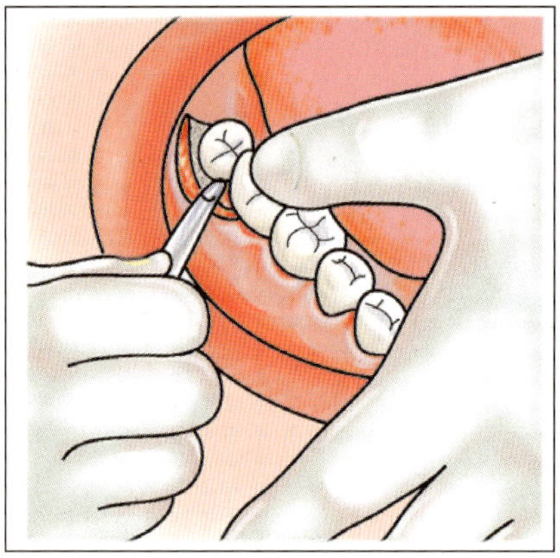

7-7.

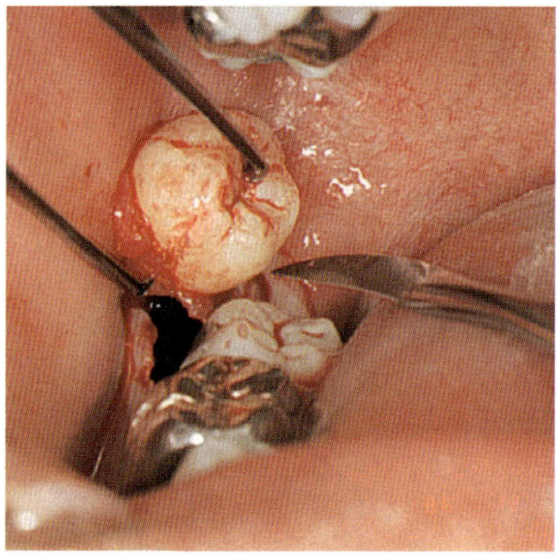

7-8.

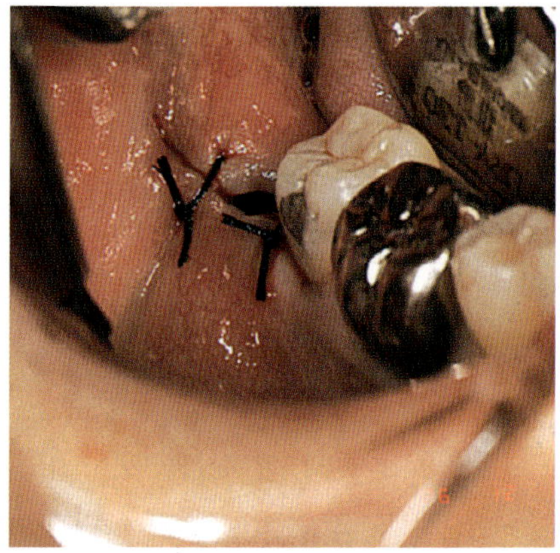

7-9.

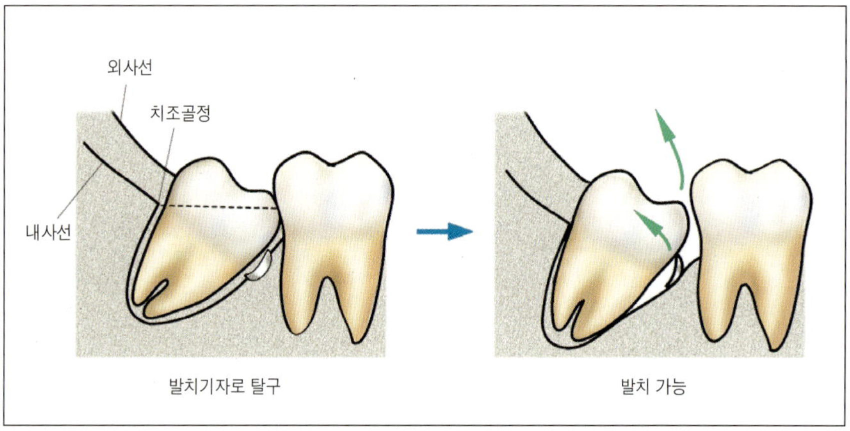

7-10.

10시 위치에 서서 왼손 엄지를 7┐ 교합면에 대고 고정시켰다.

7-8. 발치는 용이하게 진행되었다. 그러나 설측 치경부에 육아, 치낭이 단단히 부착되어 적출할 수 없어 메스로 자른다. 무리하게 잡아당기면 설측치은이 찢어질 수 있으므로 주의가 필요하다.

7-9. 육아나 치낭을 제거하고, 점막골막피판을 원위치시켜 원심절개부를 2군데 봉합하였다.

본 증례는 단근이며, 제2대구치 원심 언더컷에 거의 들어가 있지 않고 제3대구치 원심 치조골정이 치경부 부근에 있어 비교적 발치 공간이 있었기 때문에 발치기자로 탈구시켜 치근막 공간을 확대하고 손쉽게 발치할 수 있었다(7-10).

제3대구치의 원심 치조골정에 주목한다

발치가 용이한지를 판단하는 요인으로 제3대구치의 원심 치조골정의 위치를 생각할 수 있다.

제3대구치는 최후구치이므로 공간이 있는 원심측으로 기울여 발치하는 경우가 많고 원심 치조골정의 위치를 찾는 것이 중요하다. 7-11처럼 근심경사 식립치에 있어서 원심 치조골정의 위치가 ①인 경우는 a(발치에 필요한 공간)〈b(제3대구치의 치관폭경)이고, 이 상태에서는 발치가 불가능하며 치관 분할 또는 원심 치조골의 삭제가 필요하나, 반대로 ②의 경우는 a≧b이고 치근막 공간을 확대해 발치는 매우 용이해진다. 이것은 원심측 골흡수상이 관찰되는 경우에도 동일하며 방사선사진에서 제3대구치의 원심 치조골정에 눈을 돌리는 것이 용이한 발치인지를 판단하는 요령이라 할 수 있다. 그렇다면 제3대구치의 원심 치조골정은 어떻게 찾을까?

제3대구치의 원심 치조골정을 찾는 방법

제3대구치의 치조경선을 원심 근단에서 상방으로 찾아가고 이어 하악지 전연중 내사선을 상방에서 하방으로 찾아간

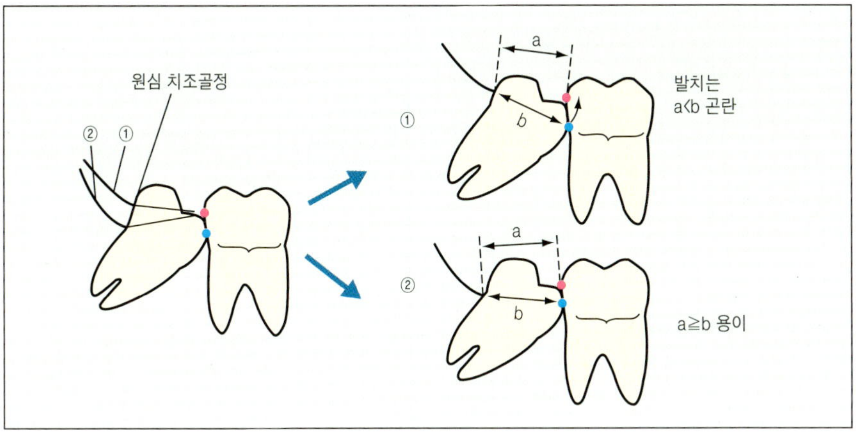

7-11. 원심 치조골정의 위치에 따라 용이하게 발치할 수 있는지가 결정된다.
① ②의 하악지 전연(내사선)의 위치
● 제2대구치 원심면의 최대 풍융부 a: 발치 공간
● 제3대구치 근심의 최대 undercut부 b: 제3대구치의 치관 폭경

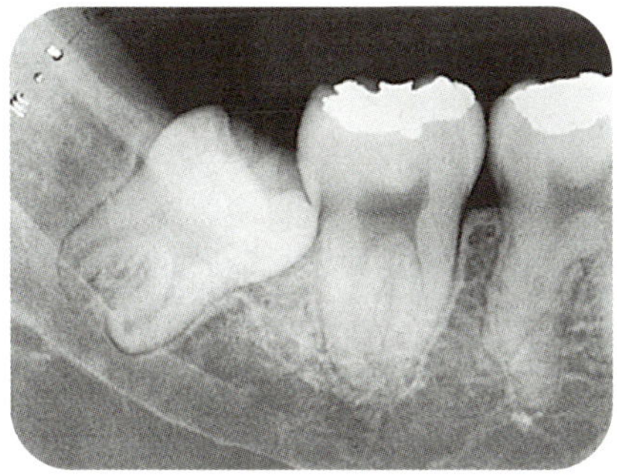

7-12.

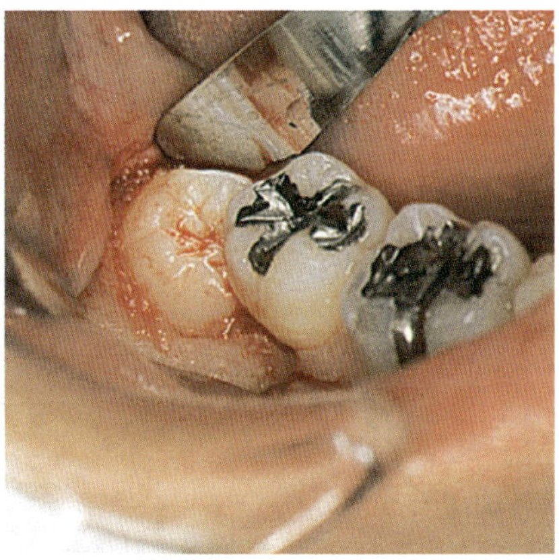

7-13.

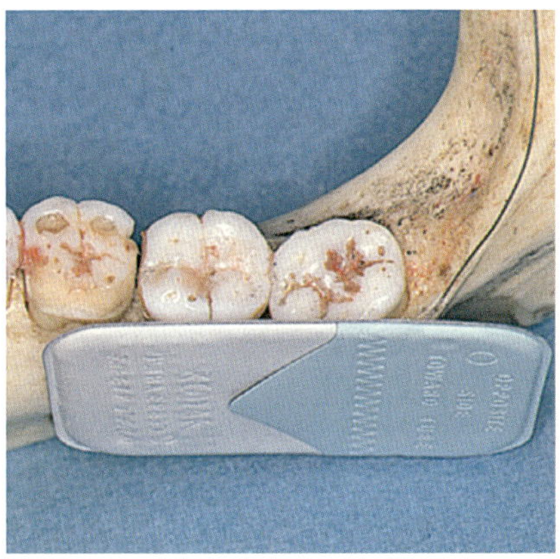

7-14.

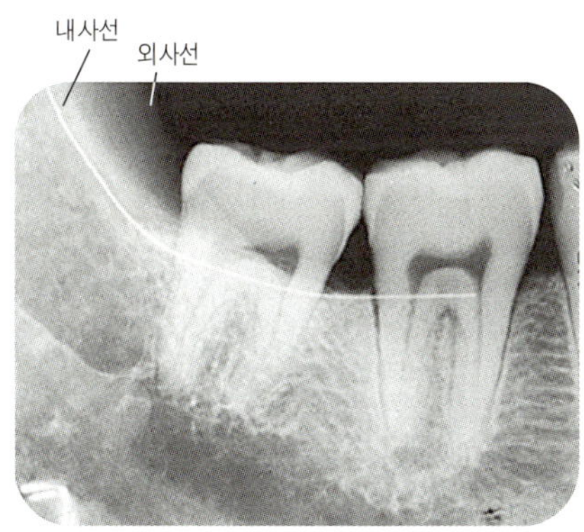

7-15.

▼ 근심경사 매복 제3대구치 ▲

다. 교차하는 부분이 제3대구치의 원심 치조골정이다.

7-12. 방사선사진의 치조골정에 주목하자. 실제 점막골막 피판을 박리한 상태와 방사선사진을 비교해 보자(7-13). 방사선사진에서 하악지 전연 중 외사선과 내사선이 이중으로 촬영되었을 때 상방이 외사선(external oblique ridge)이고 하방이 내사선이다. 내사선(internal oblique ridge)에 와이어를 설치하고 방사선사진을 촬영했더니(7-14), 내사선이 하방에 위치한다는 것을 알 수 있다(7-15). 내사선은 원심치조골정을 찾는 지표가 되므로 중요하다.

제 8 장

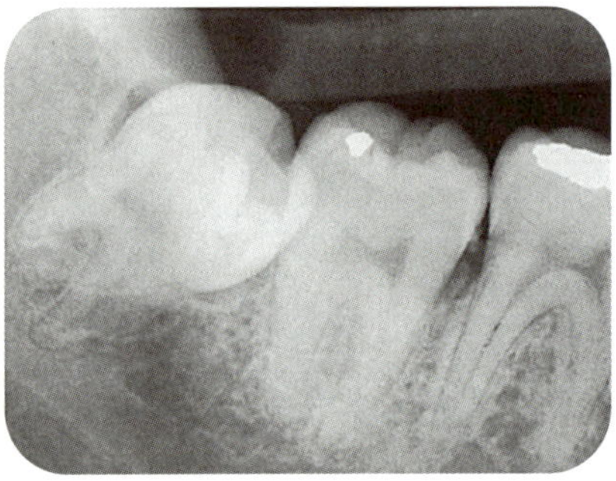

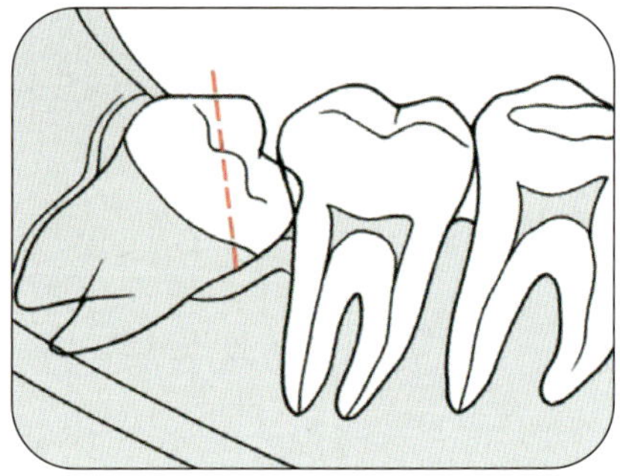

근심경사 매복 제3대구치

치관 분할을 요하는 발치

원심부 절개와 치관 분할로 용이하게 발치한 증례

환자: 24세, 남성

8|은 완전매복이고 7| 원심에 치은이 관찰된다(8-1). 방사선사진(8-2)을 판독해 보면 8|의 매복위치는 얕고 근심으로의 경사는 약 60° 이다. 근심 치관부는 7| 원심 언더컷에 소량 들어가 있어, 7장의 증례와 매우 유사하였다. 다른 점은 제3대구치 원심의 치조골정이 치경부보다 상방에 있다. 근심경사진 하악 매복 제3대구치의 분류(5-1 참조)에 따르면 A-③에 해당되며 제3대구치의 근심 치관부를 소량 분할하고 제거하면 쉽게 발치할 수 있다고 예측하였다.

발치 예측

난이도: 용이
Flap 형성: 필요
골삭제: 소량 필요 또는 불필요
치아 분할: 불필요
소요시간: 약 20분
술후 침습도: 적다

위의 예측에 기초해 발치하였다.

술식

8-3, 4. 치석을 제거한 후 7| 원심부에 약 12mm 절개하고 이어 치경선을 따라 원심측과 협측 치주인대를 자른다.

8-5. 점막골막을 박리해 젖히고 발치기자로 탈구를 시도한다. 그러나 7| 원심 언더컷에 8| 근심부가 걸려 있어 발치가 불가능하며 이 이상 8|의 탈구조작은 7|을 탈구시킬 위험이 있다고 판단해 중지한다.

8-6. 골막박리자로 점막이 말리지 않도록 견인하면서 8| 근심부 소량의 치관을 터빈버로 분할하고 제거한다.

8-7. 다시 근심 협측부에 발치기자를 삽입하고 탈구를 시도하자 쉽게 발치할 수 있었다.

8-8. 발치와를 세척, 점막골막피판을 원위치시켜 2군데 봉합한다.

8-9. 발거치를 보여주고 있다.

본 증례는 8| 치관 근심부가 7| 원심 언더컷에 있고 8| 치관 폭경에 대해 7| 원심부와 8| 원심의 치조골정 사이에 공간이 부족하므로 근심부 치관 분할을 소량 실시하고 발치하였다. 본 증례는 7장의 증례와 매우 유사한 근심경사 매복 제3대구치인데 술전 방사선사진에서 원심 치조골정의 위치를 찾는 것이 술식과 시술시간에 변화를 주었다고 할 수 있다(7-11-①).

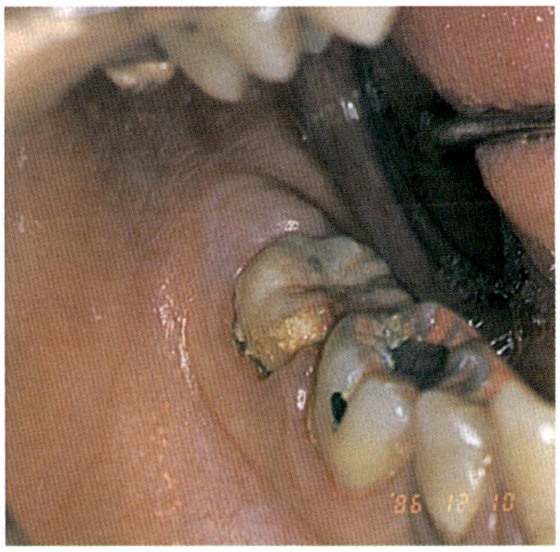

8-1.

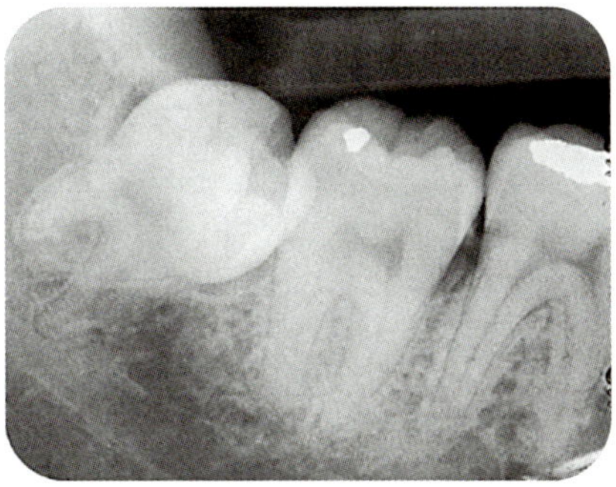

8-2.

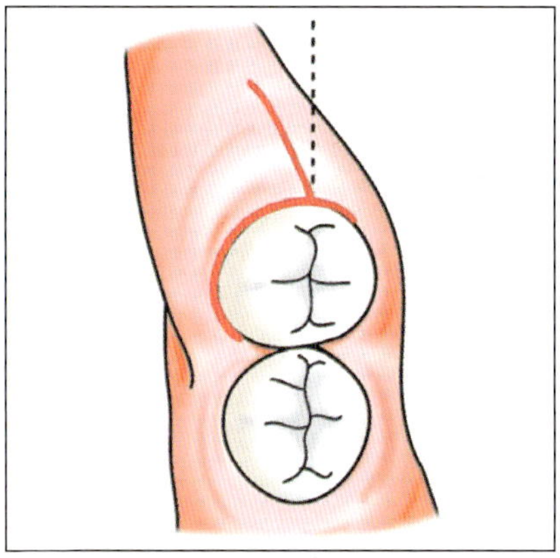

8-3. 절개선.

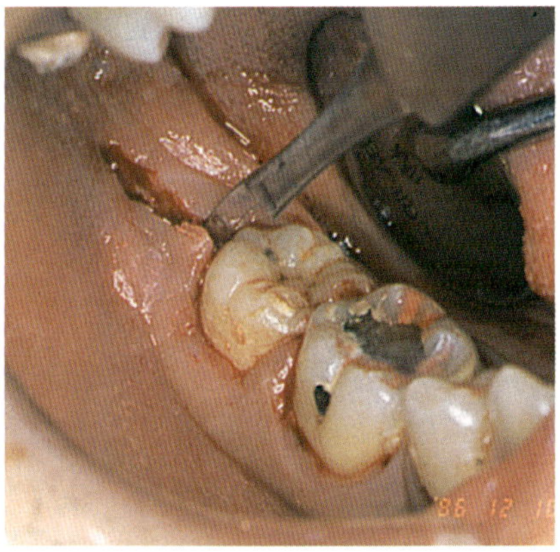

8-4. #12 메스로 원심 절개.

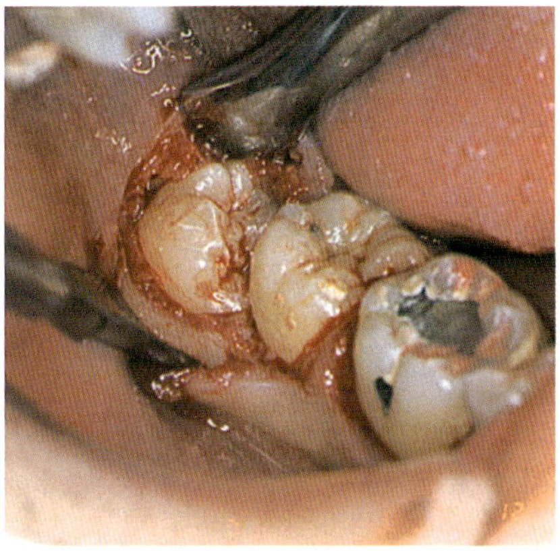

8-5.

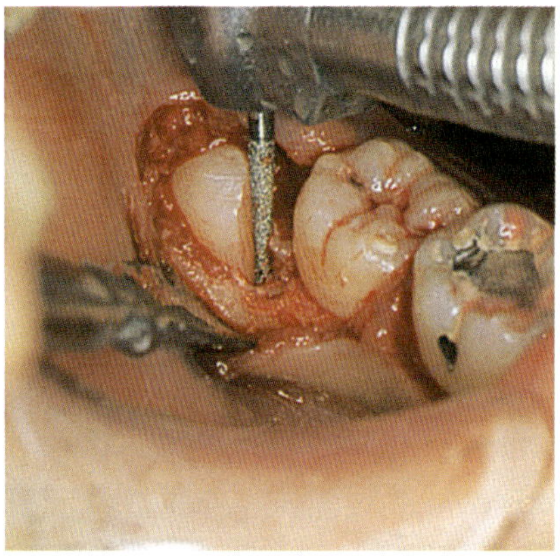

8-6. 터빈버로 치관의 근심부를 소량 분할하였다.

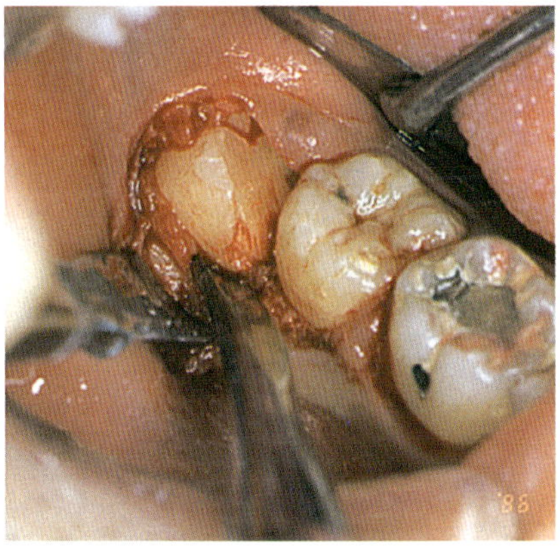

8-7. 발치기자로 탈구 · 제거.

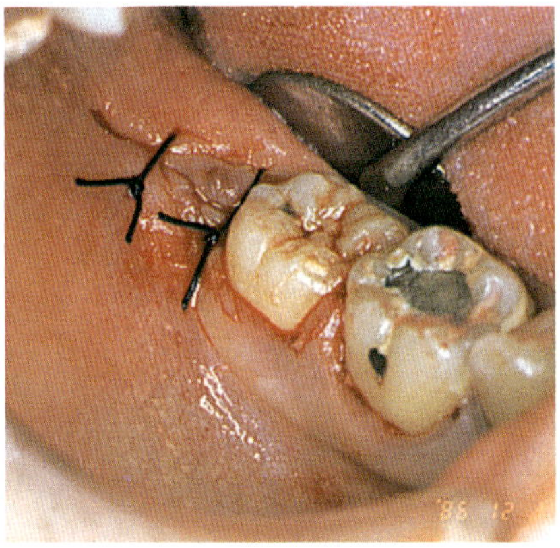

8-8.

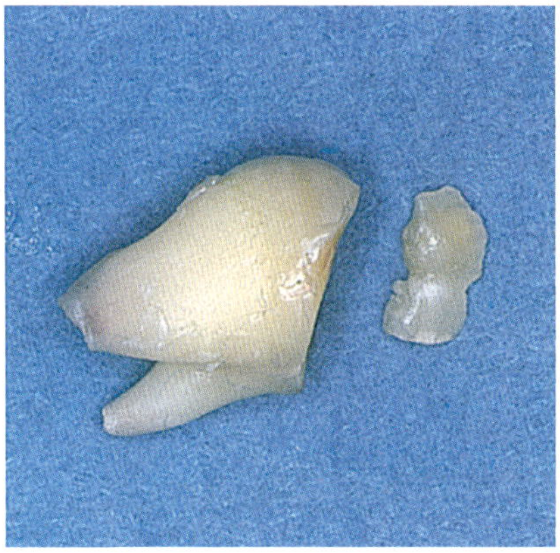

8-9.

제 9 장

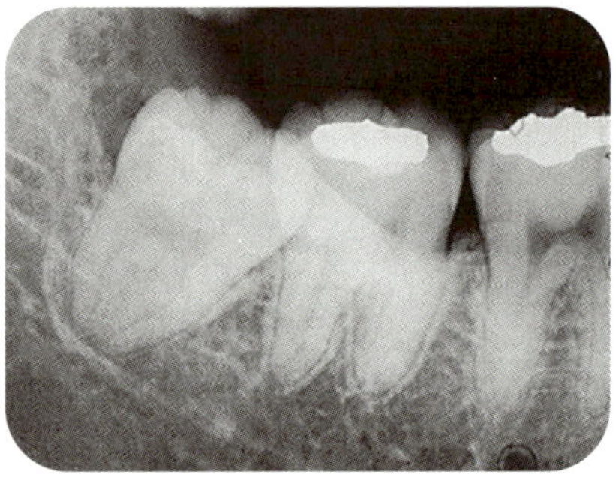

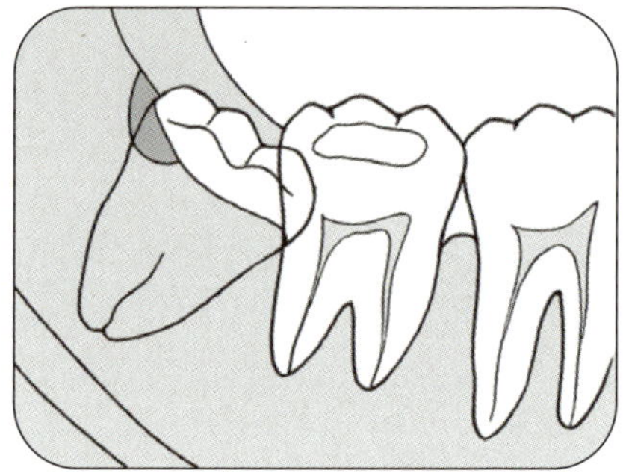

근심경사 매복 제3대구치
원심측 골삭제를 요하는 발치

근심경사 매복 제3대구치에 있어서 용이하다고 생각되는 발치 증례의 조건을 7장에서 소개하였다. 다양한 선택이 가능하지만 그 중에서 치관 분할을 피하고 단시간에 발치한 증례를 해설하겠다.

원심측 골을 삭제하고 용이하게 발치한 증례

환자: 23세, 여성

8| 부위 동통을 주소로 내원. 구강 내에서는 8| 부위에 급성 염증이 발생해 있고, 제3대구치 주위염이라 진단하였다. 국소 세척과 항생제를 3일간 투여해 염증이 소실된 후에 발치한다.

치과 방사선사진(9-1)에서는 저위에 위치한 근심경사도 40° 매복 제3대구치가 관찰되며 치근은 단근, 8| 근심면은 7| 원심 언더컷에 소량 들어가 있다.

근심경사진 하악 매복 제3대구치의 분류(5-1)에 따르면 B-②에 해당되며, 소량의 골삭제와 근심부 치관 분할이 필요하다고 예측된다.

그러나 방사선사진을 잘 보면 제3대구치 원심에는 골흡수상이 관찰되며 치관을 분할하지 않고도 발치가 가능하리라 생각되었다. 그렇다면 발치계획을 세워보자.

발치 예측

난이도: 용이
Flap 형성: 필요
골삭제: 필요
치아 분할: 불필요
소요시간: 약 20분
술후 침습도: 적다

이상의 예측에 기초해 2% 리도카인 하악공 전달마취하에서 발치를 실시하였다. 본 증례의 발치 술식을 소개한다.

술식

9-2. 골의 삭제는 소량이라 생각되었기 때문에 점막골막피판의 범위를 축소하였다. 7| 원심절개와 7| 원심 협측부 수직절개 후 치경부를 따라 치주인대를 자른다.

점막골막피판을 박리하고 젖혀 피복하는 육아조직을 제거하고 8| 치관부를 확인하였다.

9-3. 우선 8|의 근심 협측에 발치기자를 삽입하고 탈구를 시도했는데 발거는 불가능하였다. 그래서 장애가 되고 있는 원심 치조골을 라운드버 또는 둥근 치즐로 소량 삭제한다.

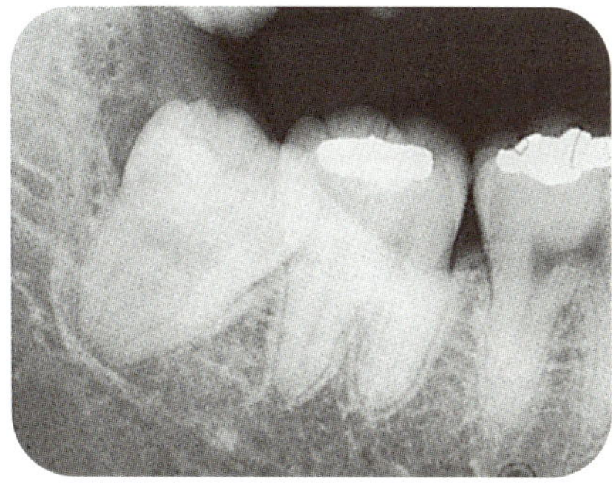

9-1.

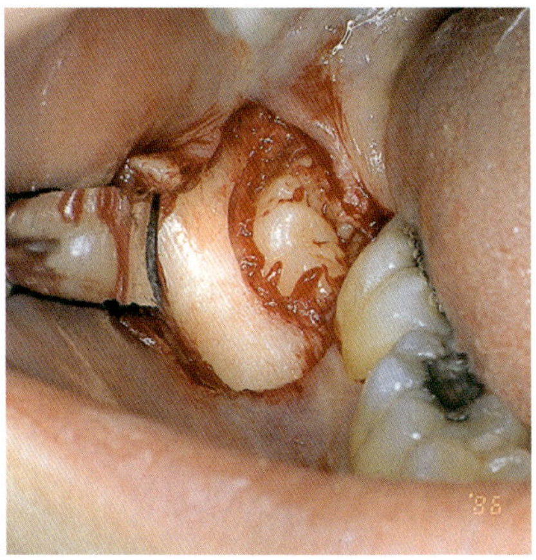

9-2.

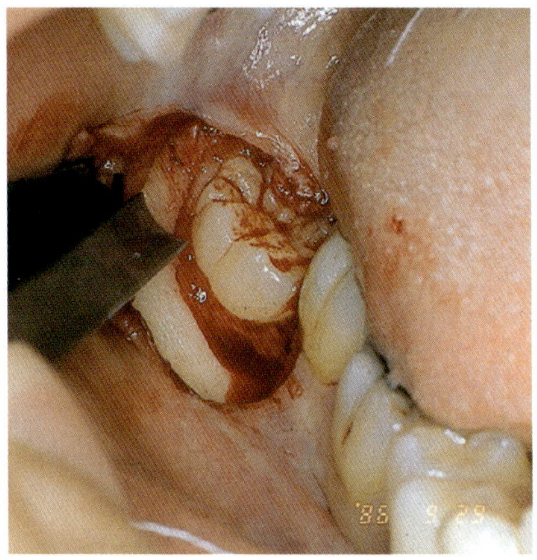

9-3.

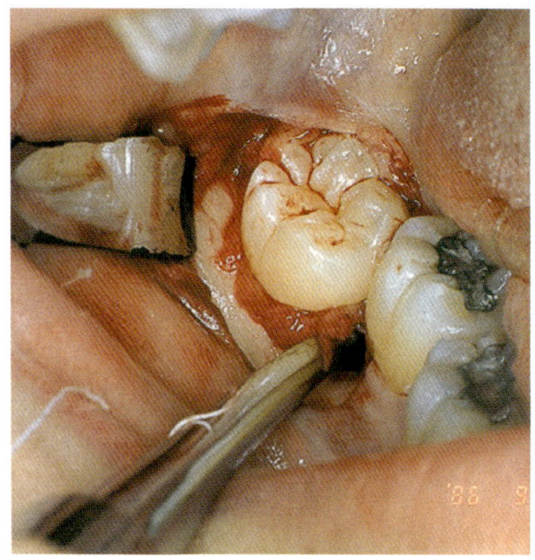

9-4.

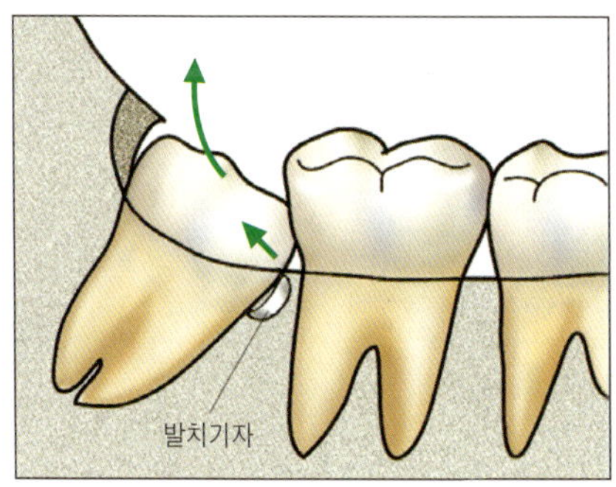

9-5.

9-4. 발치기자를 좌회전시킨 후 지레작용으로 쉽게 발치할 수 있었다.

9-5. 원심측 치조골의 삭제 범위와 발치 방향.

제 10 장

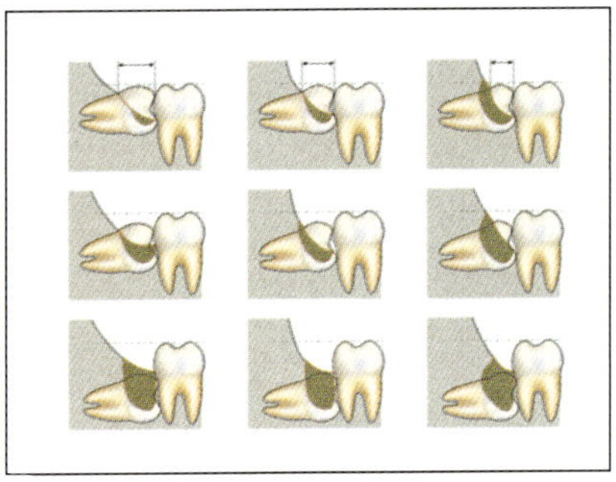

수평매복 제3대구치 *분류와 발치 난이도*

매복 깊이와 하악지 전연의 위치에 기초한 분류

발치의 난이도를 예측하는데 하악 수평매복 제3대구치를 매복 깊이와 하악지 전연의 위치에 기초해 분류해 보았다(10-1).

매복 깊이(교합평면과의 관계)
- A: 고위 – 교합평면과 동일
- B: 서위 – 제2대구치의 치관부
- C: 현저한 저위 – 제2대구치의 치경부 이하

하악지 전연의 위치(제2대구치와의 거리)
- ①: 제3대구치 치경부의 폭경보다 넓다
- ②: 제3대구치 치경부의 폭경과 동일하다
- ③: 제3대구치 치경부의 폭경보다 좁다

발치의 난이도는 매복 위치의 깊이에 따라 그림의 위에서 아래로 A〈B〈C 순으로, 하악지 전연과 제2대구치 원심면과의 거리에 따라 그림의 좌측에서 우측으로 ①〈②〈③ 순으로 각각 높아진다. 파노라마 방사선사진에서 실례를 보면 10-2는 A-①, 10-3은 A-②, 10-4는 A-③, 10-5는 B-①, 10-6은 B-③, 10-7은 C-③에 해당되며 발치의 난이도를 예측할 수 있다.

매복위치가 저위일수록 피복하는 골이 많아지고 삭제 범위를 많이 필요로 한다. 또한 하악지 전연의 위치가 제2대구치 원심면에 근접할수록 시술시야가 좁고 발치공간을 확보하기 위해 원심의 골삭제가 다량 필요하다(10-1). 그래서 발치공간이 부족한 경우에는 치아 분할을 2회 이상 실시하기도 한다. 일반적으로 고위 A의 ①과 ②, 저위 B의 ①과 ②의 경우가 용이, 중등도에 해당된다.

현저한 저위 C와 하악지 전연의 위치 ③에서 발치공간이 현저하게 좁은 경우에는 발치가 극히 어려울 것을 예측할 수 있다.

그 외에 제2대구치의 치축경사에 따라서도 발치의 난이도는 좌우된다. 예를 들어, 10-8과 10-9는 동일한 하악 수평매복 제3대구치이지만 제2대구치가 근심경사져 있는 10-8은 용이하게, 반대로 원심경사져 있는 10-9는 원심 언더컷이 커서 발치가 어려울 것으로 예측된다.

수평매복 제3대구치 중에는 치축이 협측방향 또는 설측방향으로 경사져 있는 증례도 있으며, 보통 협측에서 접근하는 발치술에서는 협측방향을 향하는 증례가 용이하고, 설측방향을 향하는 증례는 어려울 것으로 예측된다(10-10).

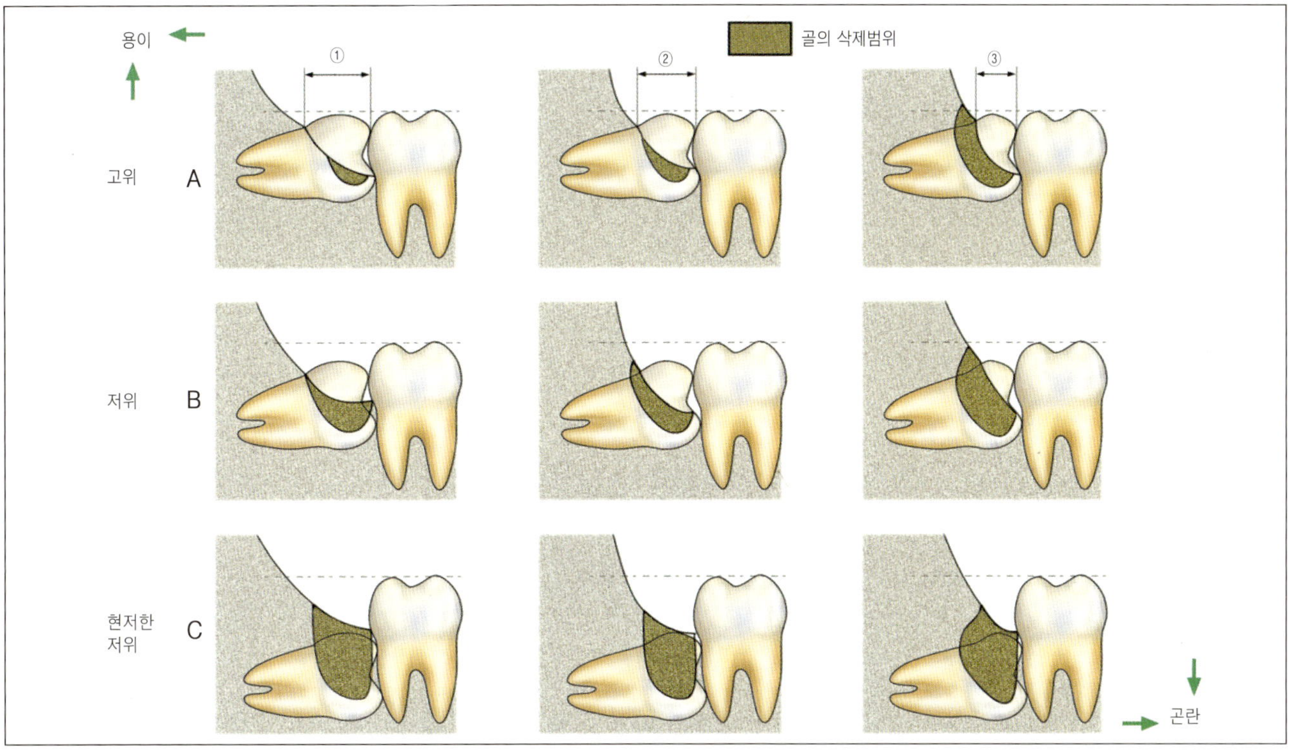

10-1. 하악 수평매복 제3대구치의 분류(매복 깊이와 하악지 전연의 위치에 따른다).

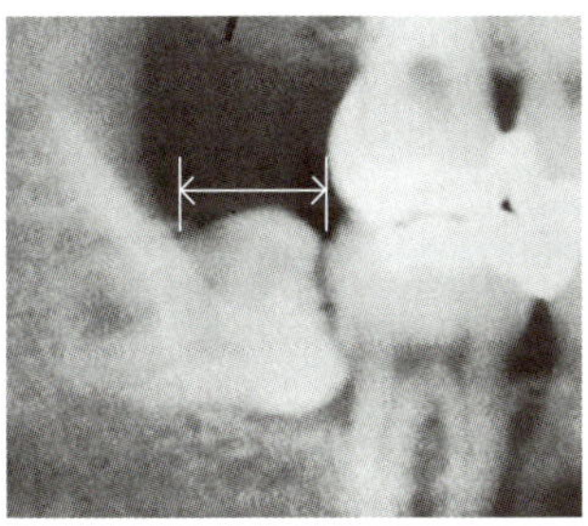

10-2. A-①.

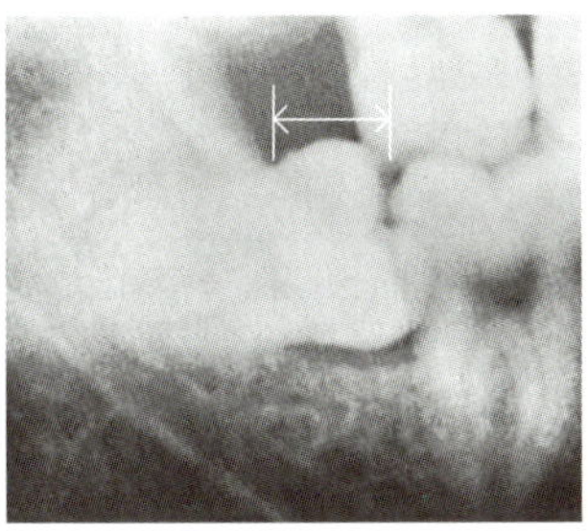

10-3. A-②.

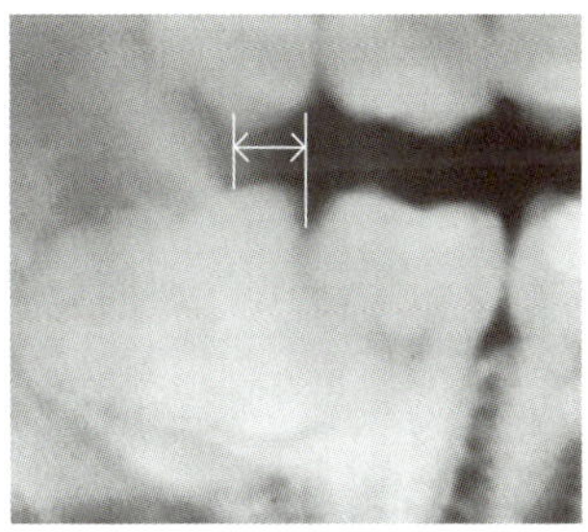

10-4. A-③.

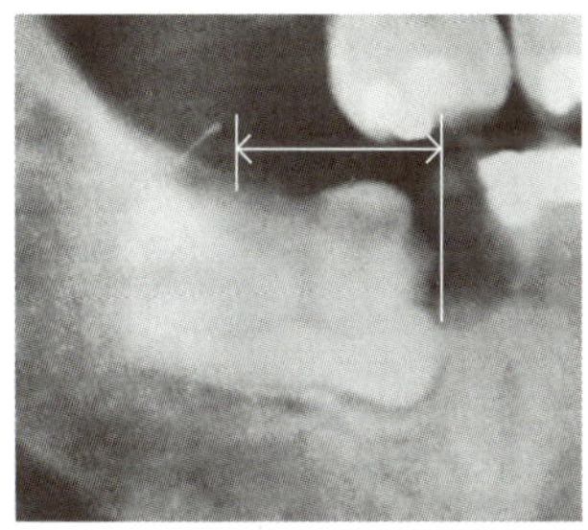

10-5. B-①.

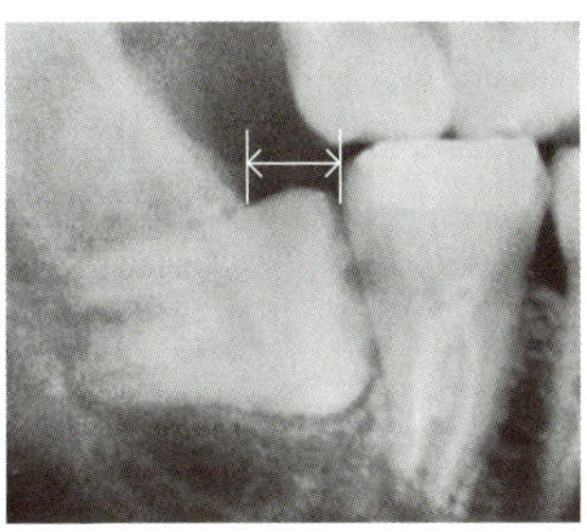

10-6. B-③.

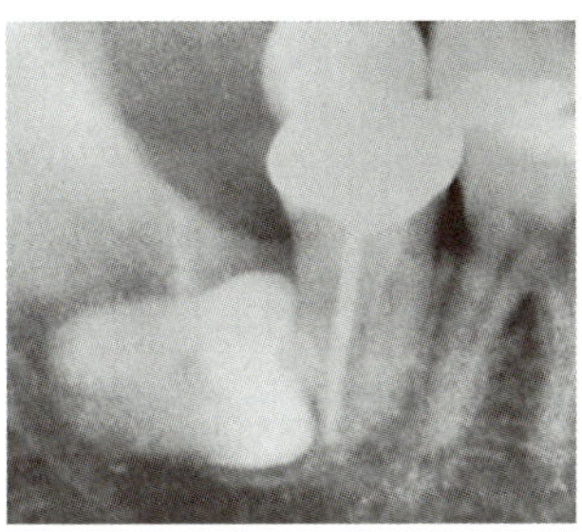

10-7. C-③.

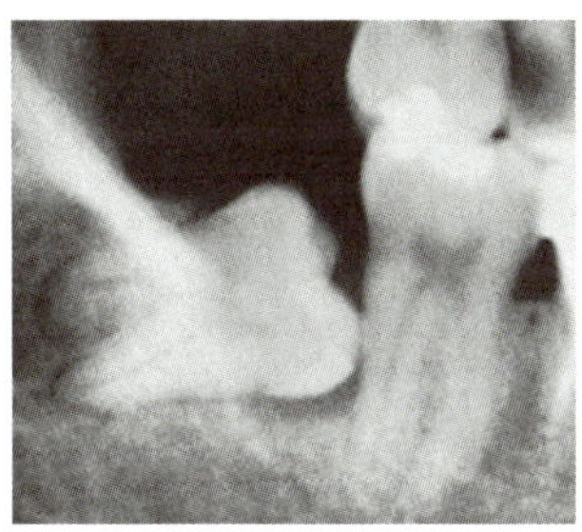

10-8. 7| 근심경사진 경우 8| 발치는 용이.

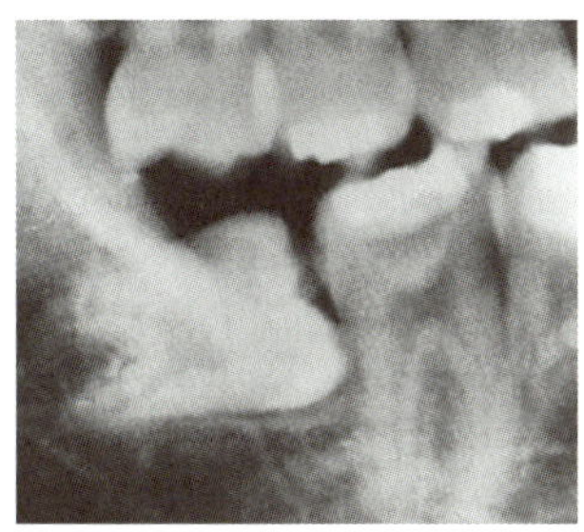

10-9. 7| 원심경사진 경우 8| 발치는 곤란.

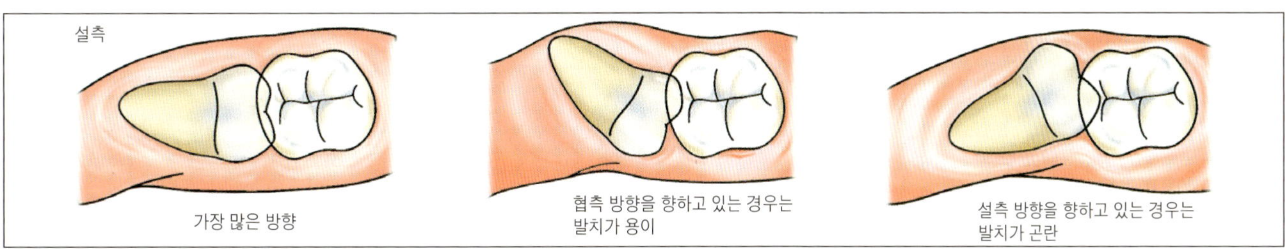

10-10. 상방에서 관찰한 하악 수평매복 제3대구치.

제 11 장

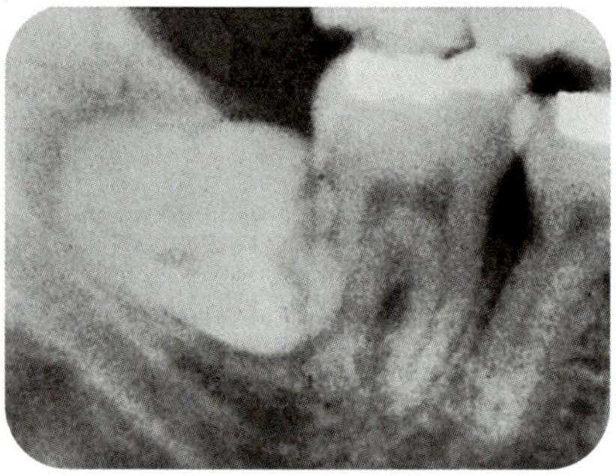

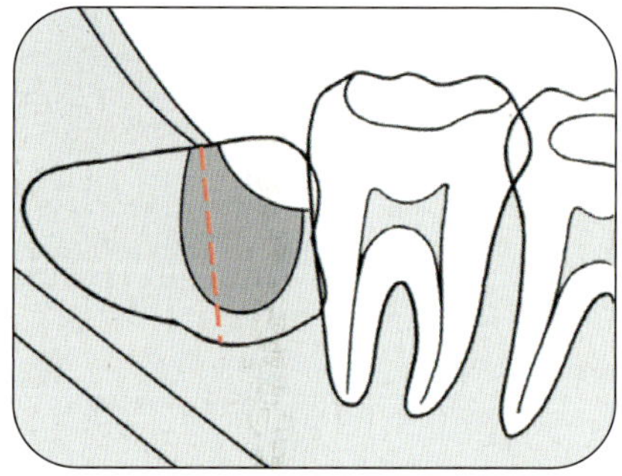

수평매복 제3대구치
기본술식

협측 골삭제와 치관 분할 후 발치한 수평매복 제3대구치 증례

환자: 31세, 남성

8| 부위 둔통을 주소로 내원. 구강 내에서는 8|이 관찰되지 않고 탐침으로 7| 원심 치은낭에서 8| 치관이 촉지된다. 7|은 경도의 설측경사를 동반하고 있었다(11-1).

파노라마 방사선사진에서 수평매복 제3대구치가 확인되고 치관 하방부에 경도의 골흡수가 관찰되었다. 구강내 소견과 방사선 소견에 기초해 발치를 예측해 보자. 하악 수평매복 제3대구치 분류(10-1)에 따르면 B-②에 해당된다는 것을 알 수 있다.

발치 예측

난이도: 다소 곤란

a. 매복 깊이 – 저위에 위치한 완전매복치. 매복 제3대구치의 최상점이 7| 교합면과 치경부 중간에 있다.

b. 피복하는 골의 양 – 다량

c. 매복치의 치축방향 – 수평위

d. 치근 개수와 형태 – 단근이며 형태에 이상이 없다

e. 하악관과의 관계 – 떨어져 있다

Flap 형성: 필요

골삭제: 많은 양이 필요

치아 분할: 치경부에서 치관 분할

소요시간: 약 60분

술후 침습도: 크다(동통, 종창, 발열, 개구장애, 연하장애 등)

위의 예측에 기초해 하악공 전달마취하에서 발치하였다. 본 증례의 발치 술식을 소개한다.

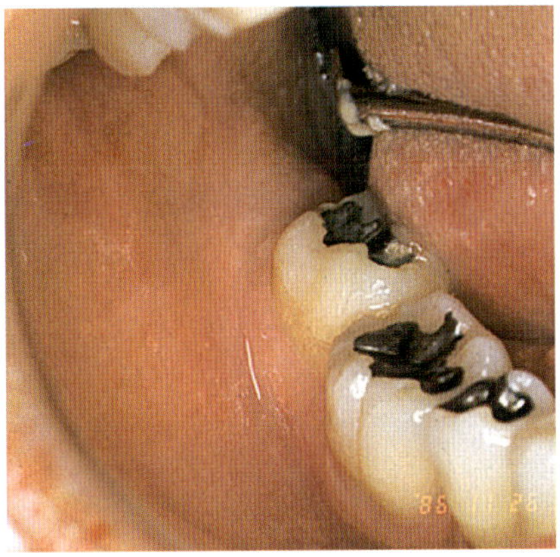

11-1.

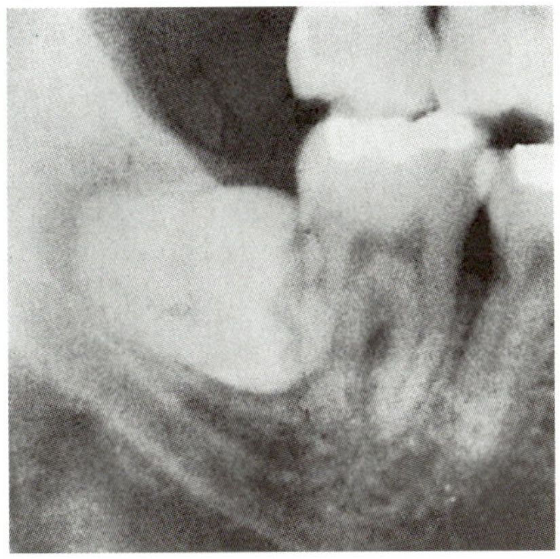

11-2.

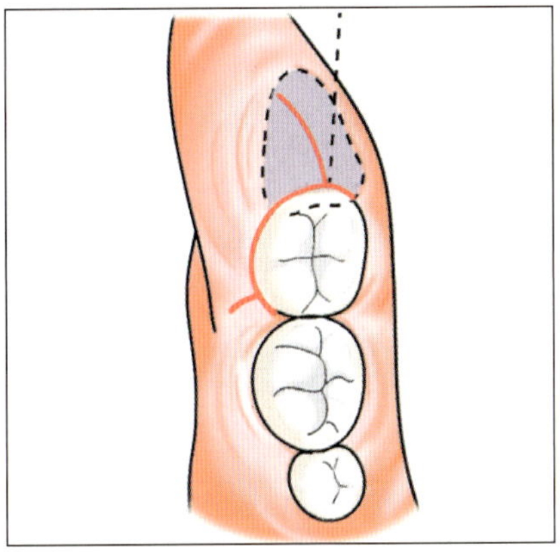

11-3. 기본적인 절개선.

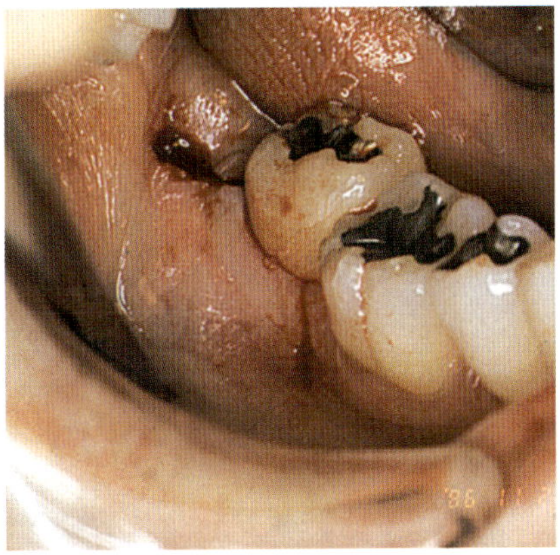

11-4. 절개.

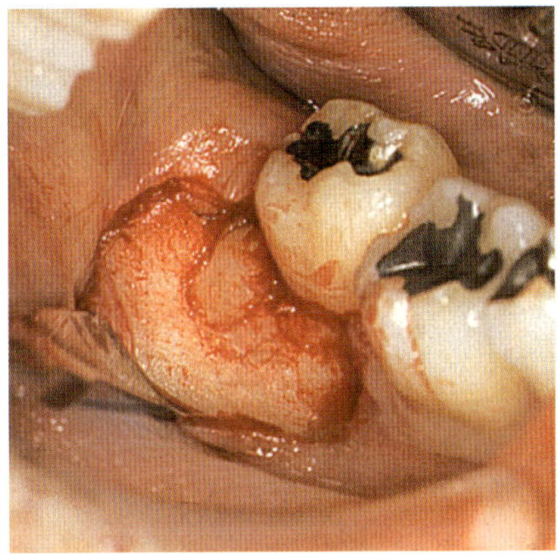

11-5.

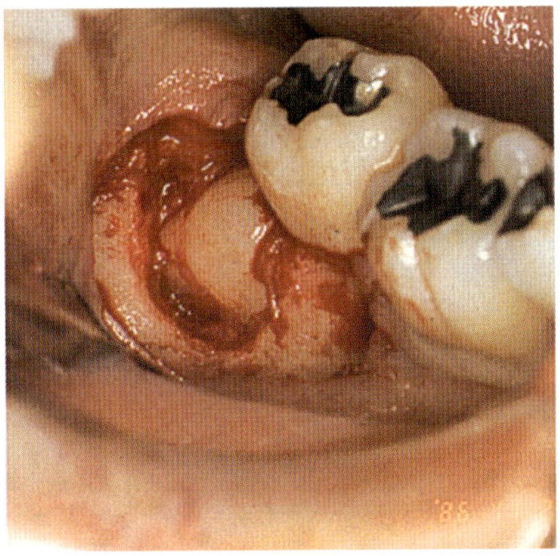

11-6. 라운드버 또는 둥근 치즐로 치관을 피복하는 골을 삭제.

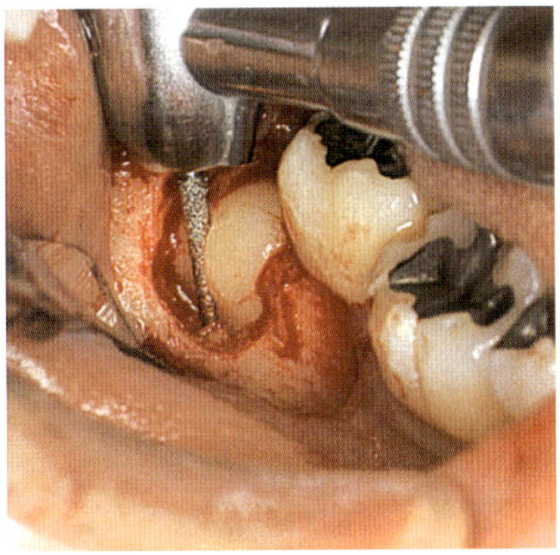

11-7. 터빈버로 치관 분할.

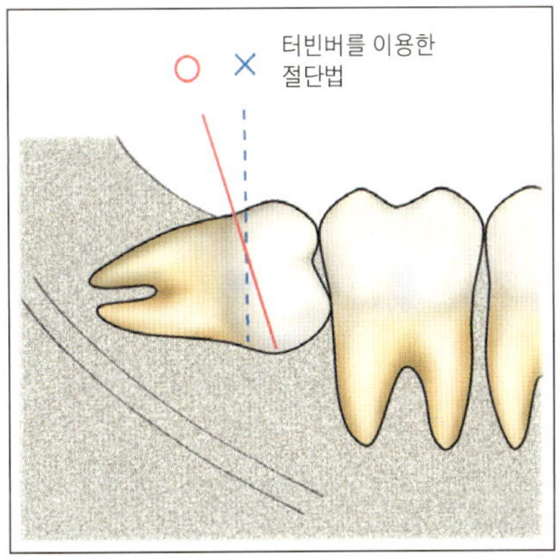

11-8.

술식

11-3, 4. #12 메스로 7⏌ 원심부에 약 1.5cm 절개하고 원심측, 협측 치주인대를 자른다. 이어 #15 메스로 7⏌ 근심 협측부에 전하방을 향해 수직절개 한다.

원심부 절개 위치는 내사선과 외사선 중간 또는 협측부근이며, 촉진으로 골면을 확인하면서 절개한다.

11-5. 골막박리기자를 골면에 대고 문지르듯이 점막골막을 박리한다.

11-6. 라운드버 또는 둥근 치즐로 치관을 피복하는 협측, 원심측 골을 삭제한다(4-13~15).

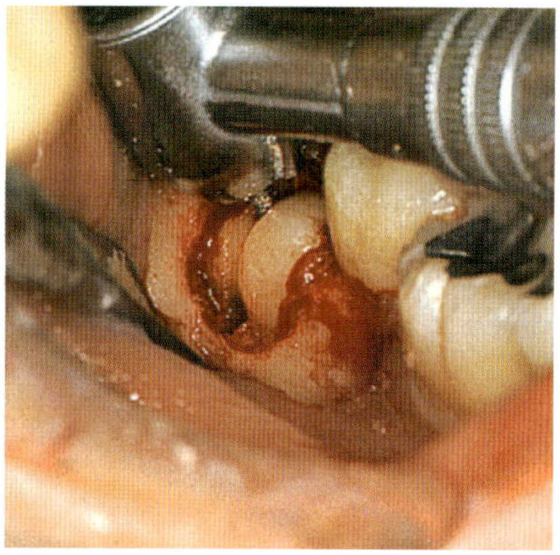

11-9. 치관의 설측 하부를 절단한다.

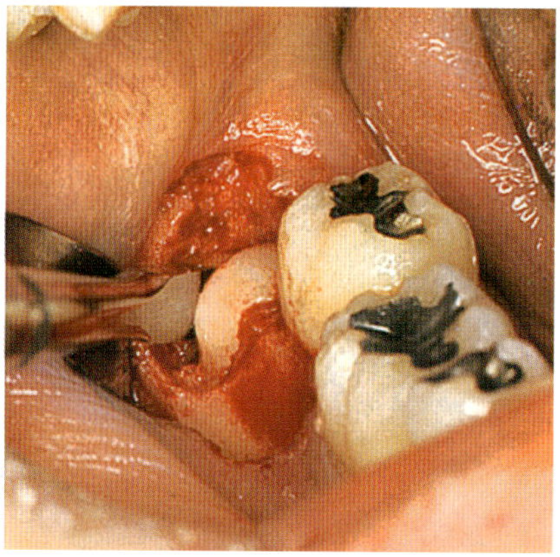

11-10. 각이진 치즐로 분할.

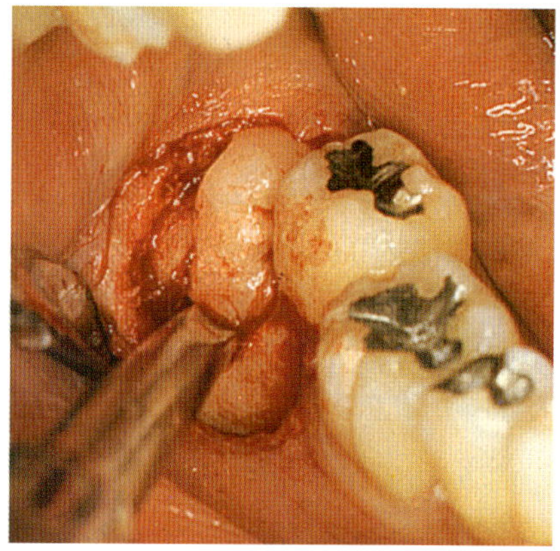

11-11. 치관을 제거.

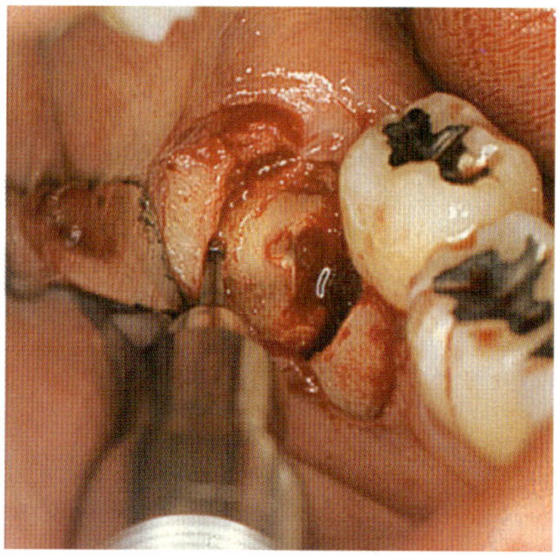

11-12. 라운드버로 발치기자가 들어갈 공간을 만든다.

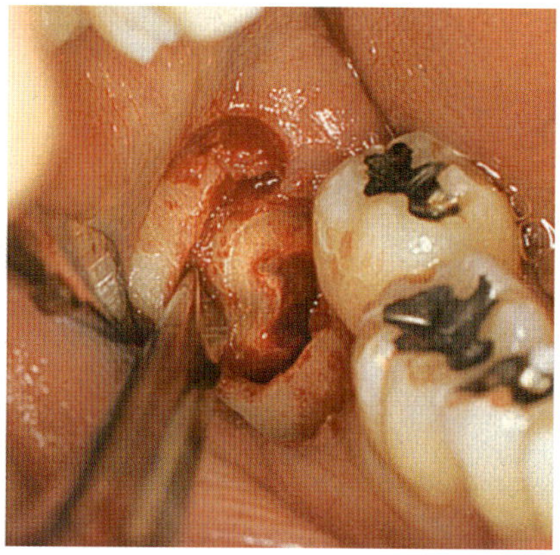

11-13. 발치기자를 협측 치근막 공간에 삽입하고 제거한다.

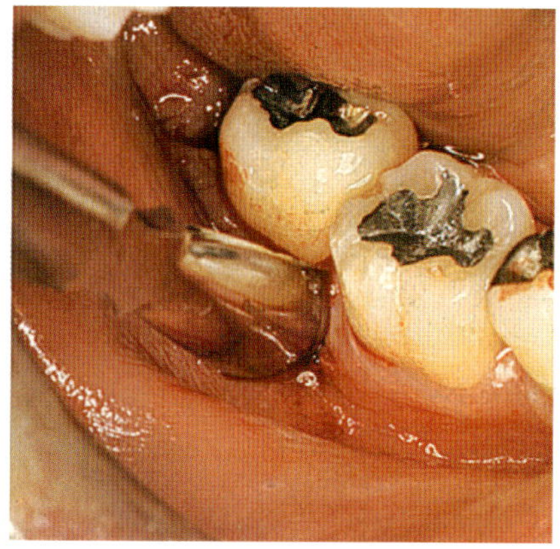

11-14.

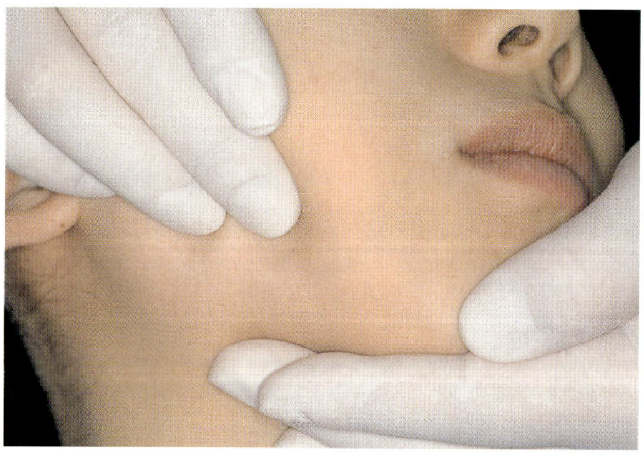

11-15. 에어터빈을 사용한 경우에는 이렇게 해서 골막하 공기를 제거하고 기종을 방지한다.

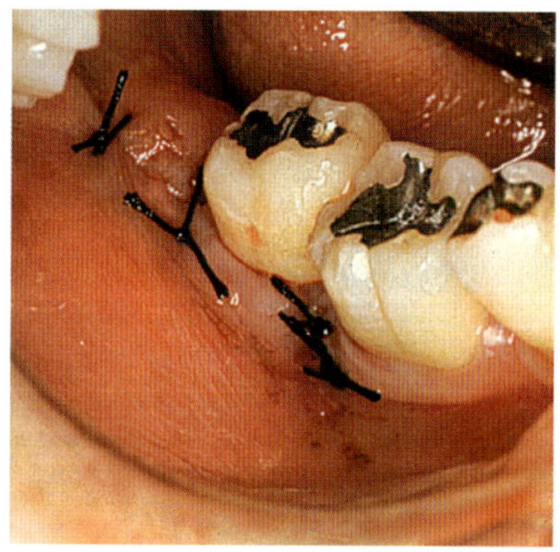

11-16.

11-7, 8. 터빈버를 사용해 협설 방향으로 8| 치경부에서 절단한다. 주의할 점은 버를 가능한 한 원심으로 기울이듯이 조작한다. 그렇지 않으면 절단한 치관이 동요, 회전해도 제거할 수 없게 된다. 또한 버의 끝으로 절단하지 말고 전체를 사용해 상하로 흔들어가면서 feather touch로 절단하는 것이 효율적이다. 치조골이 훼손되지 않도록 치관 하부, 설측부 치질을 한 층 남기고 마지막에 각이진 치즐로 분할한다.

특히 술전 방사선사진에서 하악관이 치관부 근처를 주행하

11-17.|11-18.

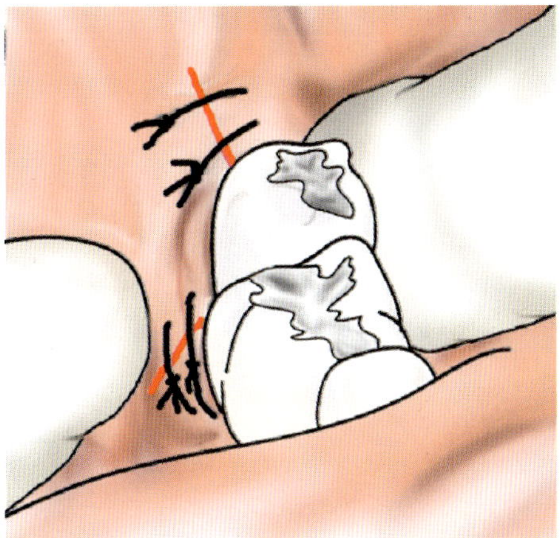

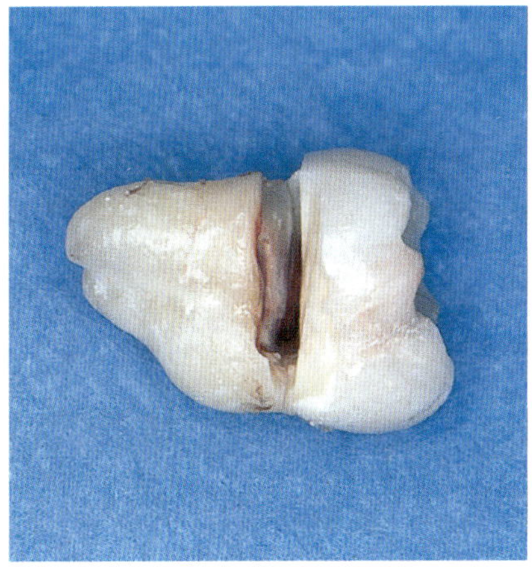

11-17. 손가락으로 압박하고 골막하에 저류되어 있는 혈액이나 에어를 제거한다.

는 경우에는 하치조신경 · 혈관의 손상을 피하기 위해 치질을 한 층 남기는 것이 중요하다.

11-9. 버 끝을 설측으로 기울이고 치관 설측부를 주의 깊게 절단한다(4-21).

11-10. 각이진 치즐을 협측 절단부에 삽입하고 malleting 해서 치관을 분할한다.

11-11. 분할된 치관은 하방으로 발치기자를 삽입해 쉽게 제거할 수 있다.

11-12. 본 증례는 남은 치근의 협측 치근막 공간에 공간이 부족하므로 straight handpiece를 이용해 라운드버로 소량의 골을 삭제하고 공간을 형성하였다.

11-13. 그 부위에 발치기자를 삽입해 우회전하면 치근이 탈구되어 제거할 수 있었다. 만약 쉽게 탈구되지 않는 경우에는 치근 이상을 의심하고 다시 방사선사진을 확인해 치근 분할이나 골삭제를 검토한다. 발거 후에는 예리한 치근단 소파기로 7| 원심측 불량육아를 소파 제거, 골정으로 치조골의 날카로운 부분을 가볍게 삭제한 후 발치와를 식염수로 세척한다.

11-14. 종절개부의 근심측 골막을 약 1mm 폭으로 박리한 후 점막골막피판을 원위치 시킨다.

11-15. 에어터빈을 사용한 경우에는 피하조직 내에 에어가 들어가 종종 기종(氣腫)이 발생하는 경우가 있다. 진단은 용이하며 삐걱삐걱하는 염발음(crepitation)이 손 끝에 느껴진다. 발치 후 부종을 줄이기 위해서도 술자의 손가락으로 8|에 해당되는 협부를 하악 하연에서 상방을 향해 또는 전방에서 후방을 향해 압박하고 에어를 가능한 한 제거한다.

11-16. 4호 또는 3호 검은 견사(black silk)로 수직 절개부, 이어 원심 절개부를 4군데 정도 완전봉합한다. 주의할 점은 결찰부를 절개선상에 두지 않도록 한다.

11-17. 구강 내에서는 좌우 검지로 협설측치은을 압박하고 골막하에 고여 있는 혈액, 에어를 제거하고 골막과 골을 밀착시킨다. 술후 종창이나 내출혈을 예방하는 의미에서 위의 처치는 중요하다.

11-18. 발거치를 보여준다.

하악 수평매복 제3대구치의 발치는 근심경사진 경우와 비교해 일반적으로 곤란하다. 왜냐하면 치관이 제2대구치 원심 언더컷에 깊게 들어가 있는 경우가 많고 치근의 발거가 수평방향이기 때문이다. 따라서 골의 삭제량을 많이 필요로 하며 치아 분할을 치경부에서 진행하지 않으면 안 되며, 확실한 치관 분할 술식이 요구되기 때문이다.

이상으로 수평매복 제3대구치의 기본 술식에 대해 소개하였다. 안전하고 침습이 적은 발치를 예측하기 위해서도 술전 방사선검사는 특히 중요하며, 치과 촬영뿐만 아니라 파노라마 촬영, 교합위 촬영으로 매복 상태를 정확하게 파악하는 것이 중요하다.

제 12 장

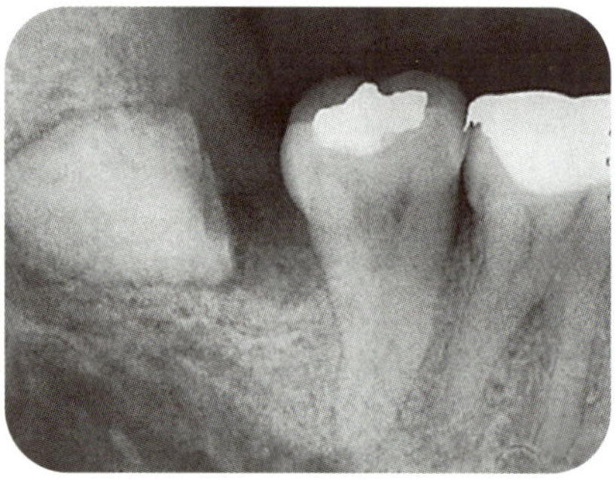

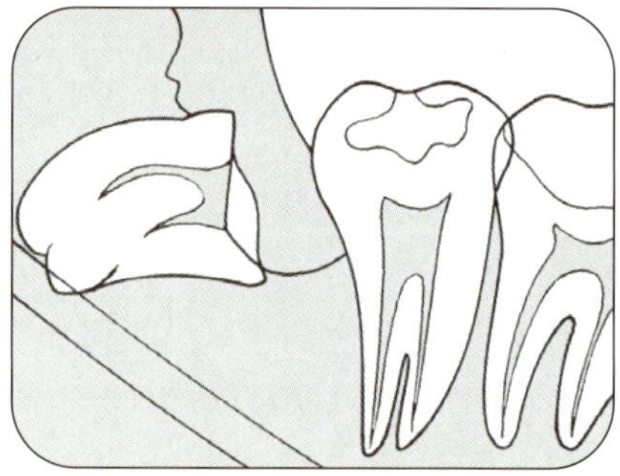

수평매복 제3대구치
설측경사를 동반한 간단하다고 잘못 판단한 어려운 증례

술전에 방사선사진을 보고 경험상 익숙한 발치증례라고 생각한 증례가 의외로 시간이 걸리고 예상외로 고생하는 경우가 있다. 방사선사진을 보고 일반 하악 수평매복 제3대구치라고 판단한 증례가 실제 설측경사를 동반하고 있어 매우 까다로웠던 증례를 소개하고 설명하겠다.

발치할 수 없어 중단하고 재수술한 증례

환자: 37세, 여성

모치과에서 8| 발치 수술을 시작하였는데 장시간 소요되고 발치가 불가능해 의뢰되어 내원하였다. 내원시에는 항생제 투여와 국소 세척으로 감염은 관찰되지 않았다. 술전 치과 방사선사진에서 8|은 완전수평매복이고 치근단은 촬영되지 않았다(12-1).

치근단의 상태를 상세하게 검사하기 위해 다시 치과 방사선촬영을 한다. 그러나 일반 정방선투영에서는 근단부가 촬영되지 않으리라 생각해 관구를 원심방향으로 틀어 편심투영법으로 촬영한다(1-4b 참조).

방사선사진(12-2, 3)에서는 저위에 위치한 수평매복 제3대구치가 관찰되고 하악 수평매복 제3대구치의 분류(10-1)에 따르면 B-②에 해당된다. 치근은 단근이지만 근단에 경도의 비대 또는 근심만곡이 의심되는 방사선상이 보인다.

방사선사진(12-2), 구강내 소견(12-4)을 고려해 발치 전에 다음과 같이 예측하였다.

발치 예측

- 난이도: 다소 곤란
- Flap 형성: 필요
- 골삭제: 소량이 필요
- 소요시간: 약 30분
- 술후 침습도: 중등도

이상의 예측을 기초로 하악공 전달마취하에서 발치를 시행하였다. 본 증례의 발치 술식을 소개한다.

술식

12-5. 원심절개를 하악지 내사선과 외사선 중간에, 수직절개를 7| 근심 협측치은에 실시하고 치주인대도 자른다.

12-6. 점막골막피판을 형성하고 박리해 젖힌다. 육아조직을 소파해 8| 치근이 확인되었다. 근심 협측부 골을 소량 삭

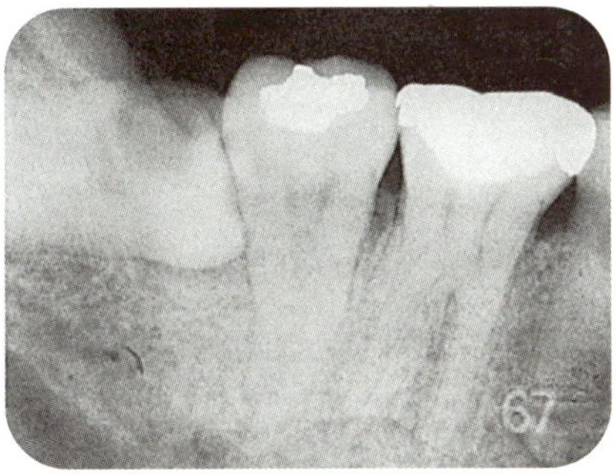

12-1. 다른 의원에서 촬영한 방사선사진.

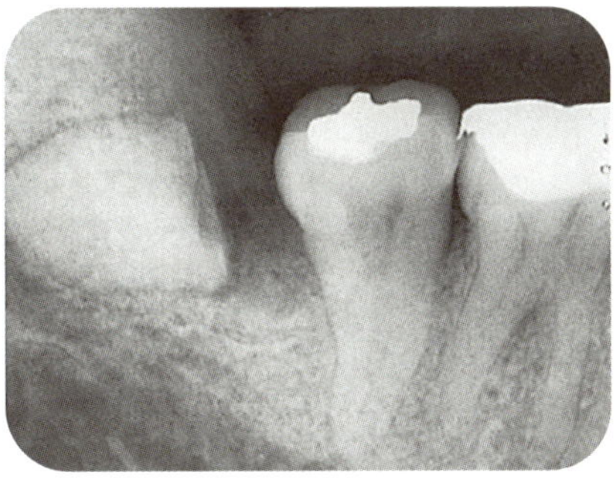

12-2. 본과 초진시 방사선사진.

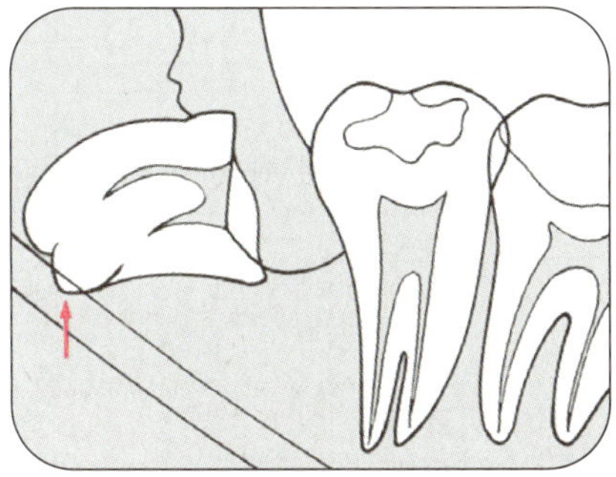

12-3.

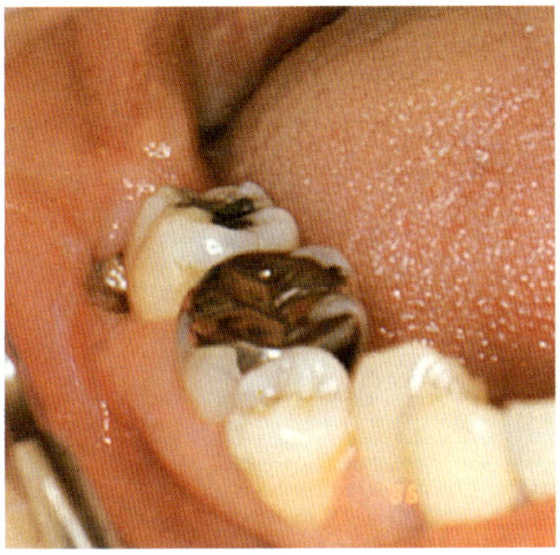

12-4.

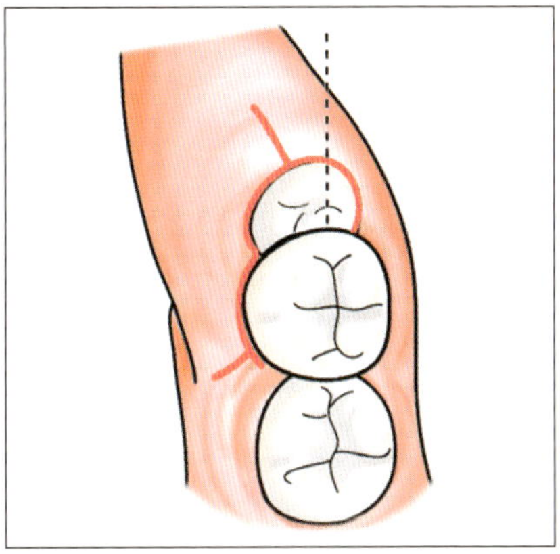

12-5. 절개선.

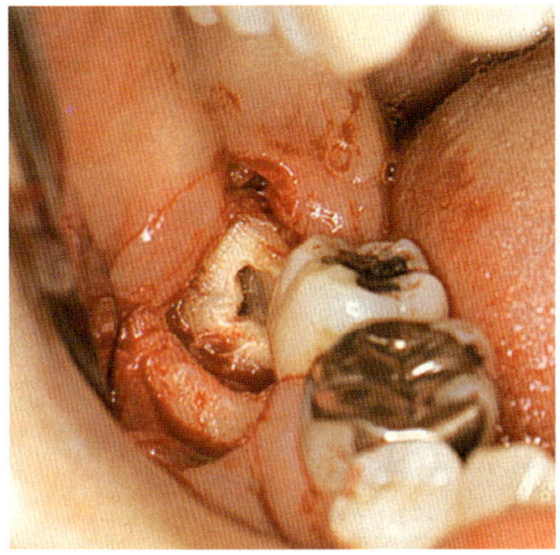

12-6.

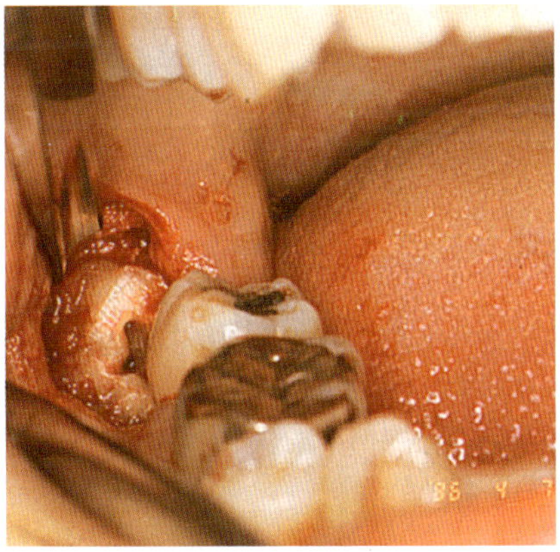

12-7.

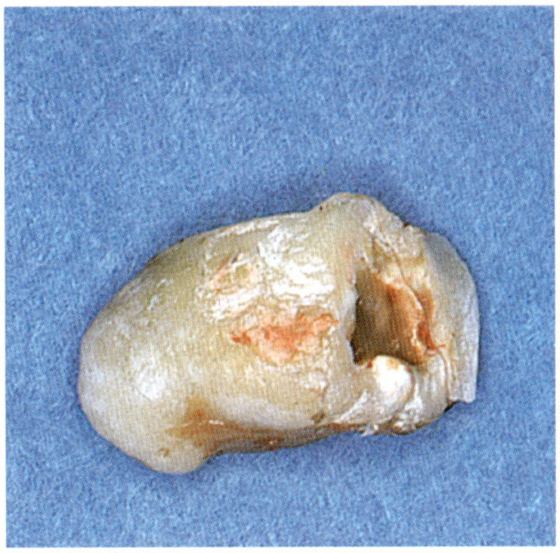

12-8. 치근단부에 비대가 관찰된다.

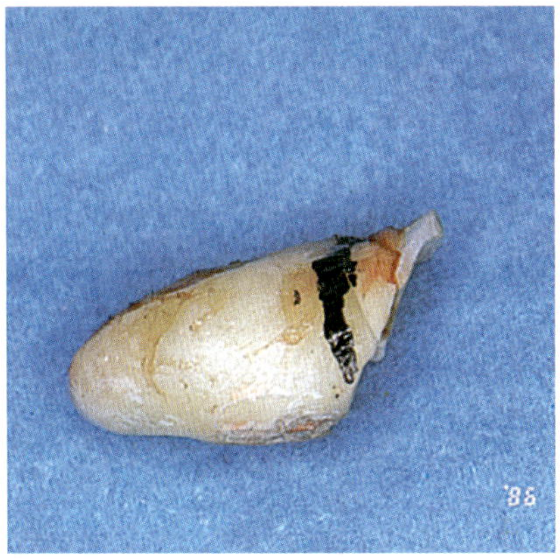

12-9. 상방에서 관찰한 상태.

제하고 그 부위에 발치기자를 삽입하고 8|의 탈구를 시도했는데 전혀 동요하지 않는다.

12-7. 둥근 치즐 또는 라운드버로 원심부를 피복하고 있는 골을 삭제하고 다시 탈구조작을 시도했지만 발거 불능이다. 이렇게 치관 분할 · 제거가 정확하게 진행되었는데도 치근이 탈구되지 않는 경우는 치근 이상(18-1) 또는 치축 이상(특히 설측경사를 동반하는 경우가 많다)이 의심된다.

그래서 설측치은을 소량 박리해 정밀 검사하자 설측경사를 동반하고 있는 것으로 확인되었다. 치아의 탈구 방향은 설측이므로 치관의 일부가 설측 치조골과 접촉해 탈구할 수 없다. 발거할 수 없는 원인은 여기에 있었다.

다시 터빈버로 치관의 설측 일부를 절단하고 발치기자로 탈구시키자 쉽게 제거할 수 있었다. 이후 발치와의 육아를 제거하고 골정으로 치조골의 날카로운 부분을 부드럽게 하고, 식염수로 세척, 점막골막피판을 원위치시켜 봉합하고 수술을 종료하였다.

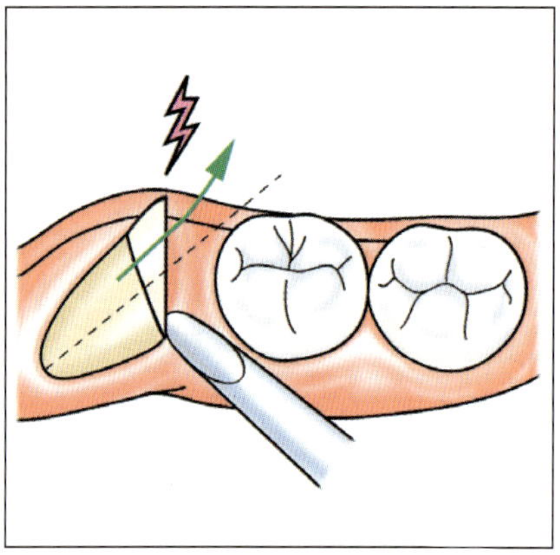

12-10.

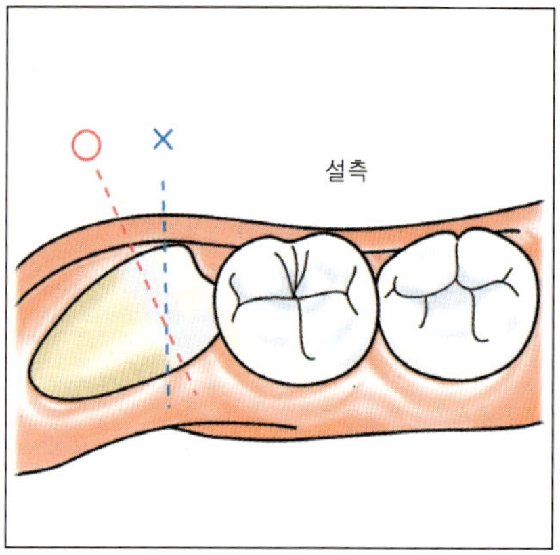

12-11.

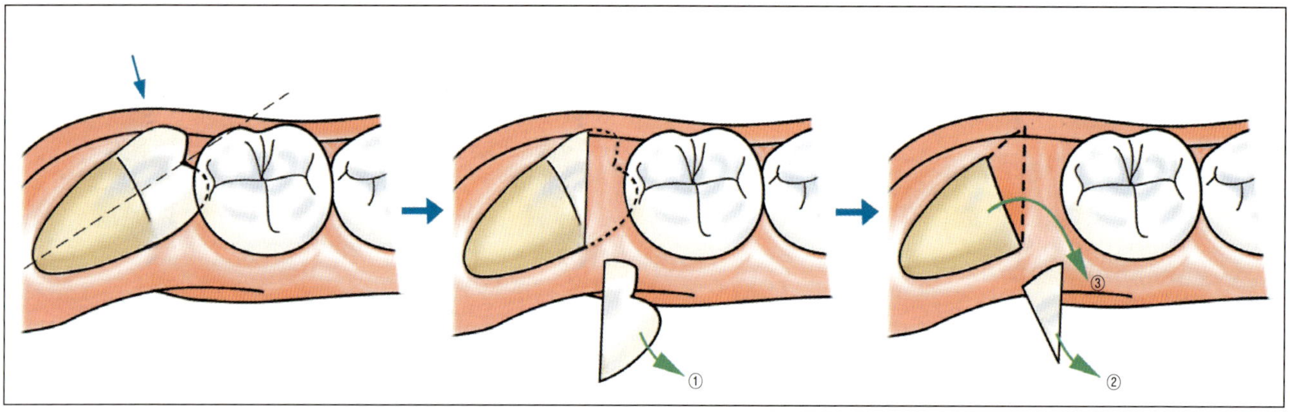

12-12. 설측경사를 동반한 수평매복 제3대구치의 발치 술식.

12-8. 발거치를 협측에서 관찰해보니 근단부에 비대가 관찰되었다. 이것도 발치가 곤란한 원인이라 생각한다.

12-9. 상방에서 관찰하면 분할이 부족하므로 치관 설측이 일부 남아 있었다(분할선을 검은 선으로 표시한다).

설측경사를 동반한 수평매복 제3대구치의 발치는 매우 곤란하며 치관 분할이 정확하게 진행되지 않을 경우 무리하게 힘을 가해 탈구시키면 설측 치조벽이 파절되거나 파절부에서 실수로 하악골과 설측골막 사이에서 치아를 잃어버리는 경우도 있어 주의가 필요하다(12-10).

반대로 협측경사를 동반하는 수평매복치의 발치는 일반 수평위 증례와 비교해 협측에서 접근하는 것이 용이하다.

설측경사를 동반하는 수평매복 제3대구치를 발치할 때 치아분할법은 평소(제11장 기본술식)보다 설측치관을 많이 치경부에서 절단하는 것이 좋다(12-11). 또한 매복 위치가 저위이고 치관의 설측 일부가 설측 치조골로 덮여 있는 경우에는 치아를 3분할해 발치하는 것이 안전하다(12-12).

본 증례는 완전수평매복인데 치관이 7| 원심 언더컷에 깊이 들어가 있으며 치축에 설측경사를 동반하고 근단이 비대해 있었기 때문에 상당히 까다로운 증례였다고 생각한다.

제13장

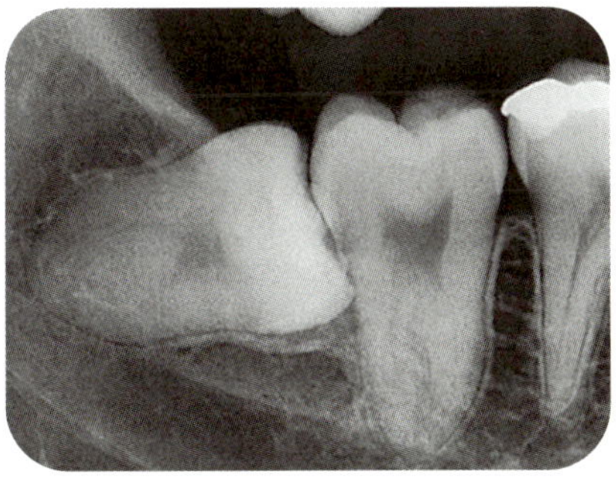

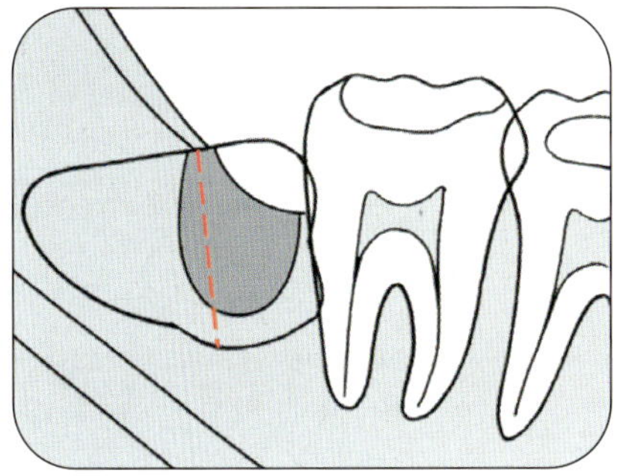

수평매복 제3대구치
제2대구치 원심 언더컷에 치관이 깊이 들어 있는 증례

수평매복 제3대구치의 발치 술식 중에서 분할한 치근을 제거할 수 없는 경우 탈구한 치근이 공간이 부족해 제거할 수 없는 경우의 대처법을 소개하겠다.

수평매복 제3대구치의 발치 술식의 중요한 포인트 중에는 치관 분할이다. 13-1처럼 터빈버를 사용해 버를 원심으로 기울이면서 치경부에서 확실하게 절단하는 것이 포인트이다.

주의할 점은 버의 끝을 사용하는 것이 아니라 전체를 사용해 치경부 부근에서 치관부 대부분을 절단해 둔다. 또한 절단 폭을 2mm 정도로 확보하면 분할한 치관은 보통 쉽게 제거할 수 있다.

그러나 술자가 버를 원심으로 기울이지 않았거나 버를 원심으로 기울일 수 없을 때 분할한 치관이 제2대구치 원심의 언더컷에 들어가 제거할 수 없는 경우가 있다. 버를 원심으로 기울일 수 없는 경우에는 충분히 개구할 수 없어 터빈 헤드가 상악 치아와 접촉하는 경우와 하악지 전연과 제2대구치 원심면과의 거리가 짧기 때문에 터빈 헤드가 하악지 전연과 접촉하는 경우이다. 나아가 제2대구치가 원심경사진 경우에도 같은 이유에서 분할한 치관을 제거하기가 곤란한 경우가 많다(13-2).

분할한 치관을 제거할 수 없는 경우의 처치

터빈버로 절단한 후 각이진 치즐로 malleting해 남은 치질을 분할한다. 그 후 분할한 치관을 제거하려고 해도 곤란한 경우가 있다. 무리하게 치관을 제거하려고 하면 제2대구치가 탈구되거나 설측 치조골을 파절시킬 수 있으므로 주의가 필요하다.

제거할 수 없는 원인과 처치방법을 생각해 보자.

① 각이진 치즐로 치관을 확실하게 분할할 수 없는 경우가 있다. 핀셋으로 치관의 움직임을 확인하고 치근과 함께 움직일 때에는 다시 malleting해 분할한다.

② 치관을 피복하는 협측골의 삭제가 부족한 경우가 있다. 이때에는 치관 풍융부까지 노출시킬 필요가 있다.

③ 절단이 얕기 때문에 치경부 하방이나 설측에 치질이 많이 남고 치관의 언더컷이 제거되지 않는 경우가 있다. 그때에는 다시 절단을 시도한다(13-3-A).

④ 절단법이 불량해 버를 원심으로 기울이지 않았거나 도저히 기울일 수 없는 경우가 있다(13-2). 터빈버로 절단 폭을 많이 확보하듯이 재절단하고 공간을 마련한 후 치관을 제거한다(13-3-B). 또한 언더컷 양이 상당히 많기 때문에 이러한 방법을 이용해도 치관을 제거할 수 없는 경우에는

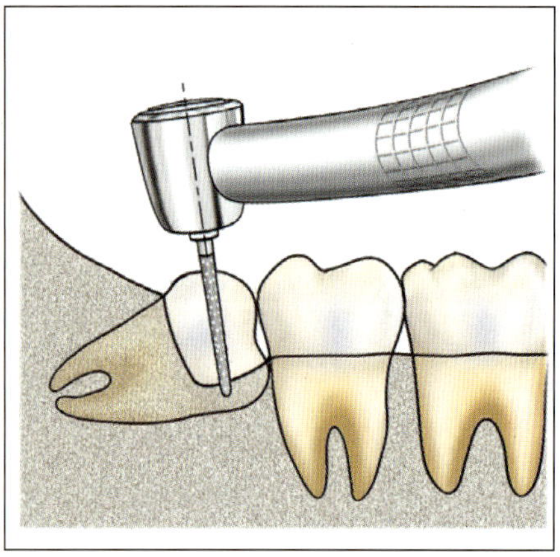

13-1. 터빈버를 원심으로 기울여 절단한다.

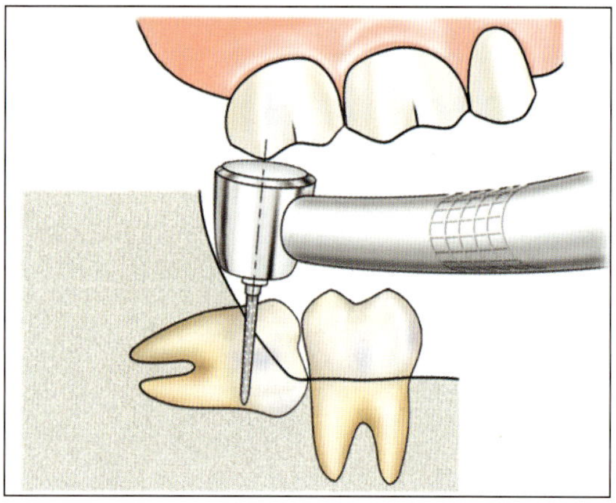

13-2. 개구가 충분하지 않거나 터빈 헤드가 하악지 전연에 닿으면 버를 원심으로 기울일 수 없고 치관을 잘 분할할 수 없다.

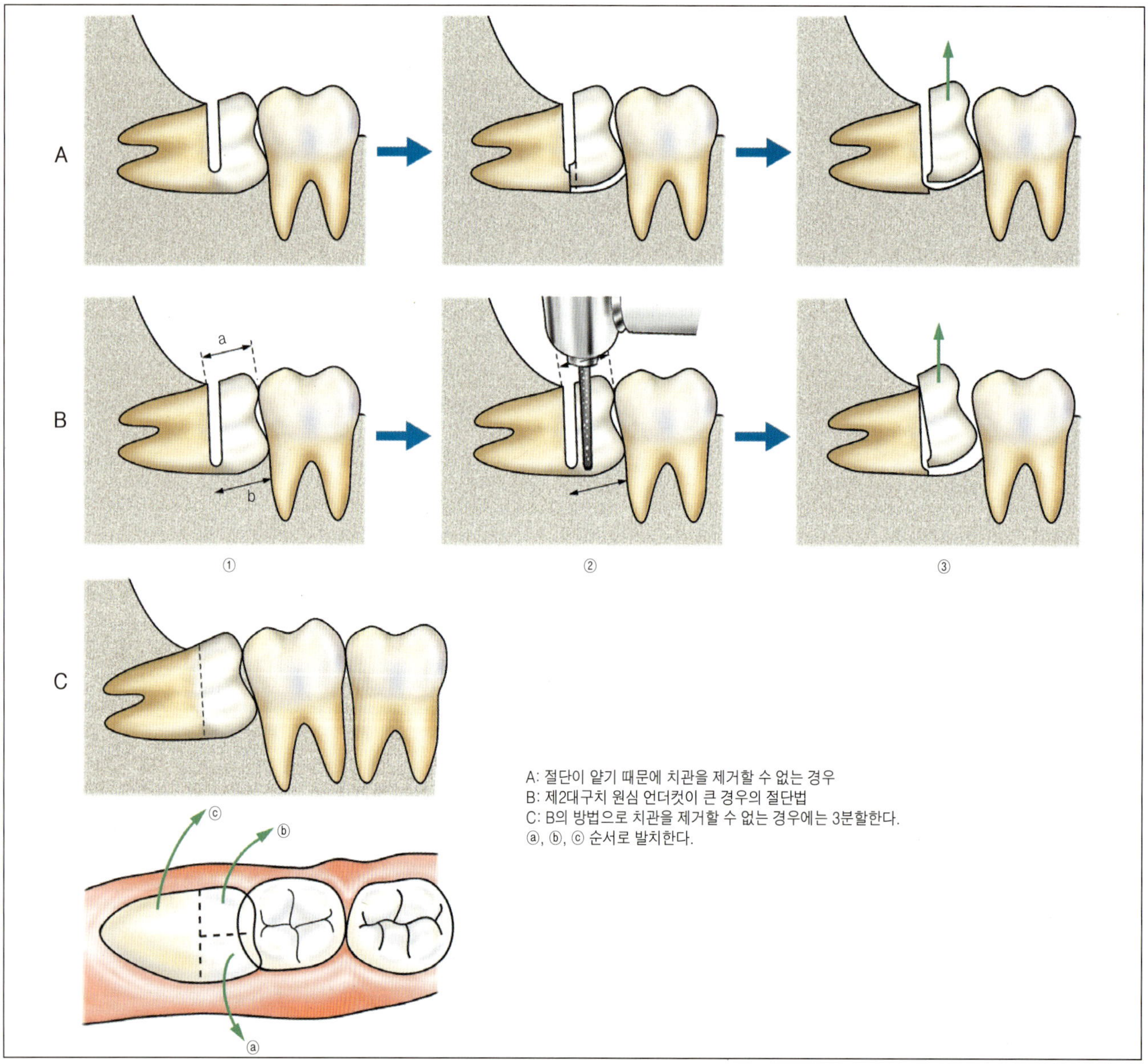

A: 절단이 얕기 때문에 치관을 제거할 수 없는 경우
B: 제2대구치 원심 언더컷이 큰 경우의 절단법
C: B의 방법으로 치관을 제거할 수 없는 경우에는 3분할한다. ⓐ, ⓑ, ⓒ 순서로 발치한다.

13-3. 분할한 치관을 제거할 수 없는 경우.

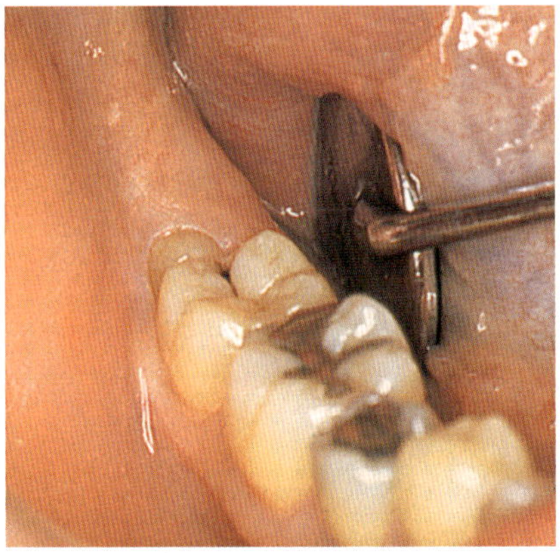

13-4.

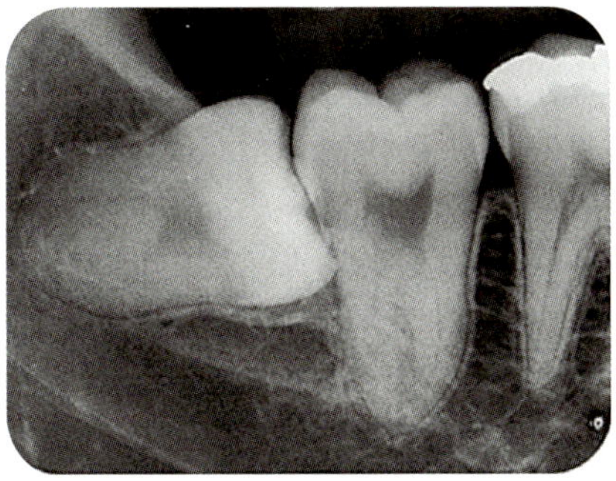

13-5. 7 원심 언더컷에 8 치관이 깊게 들어 있다.

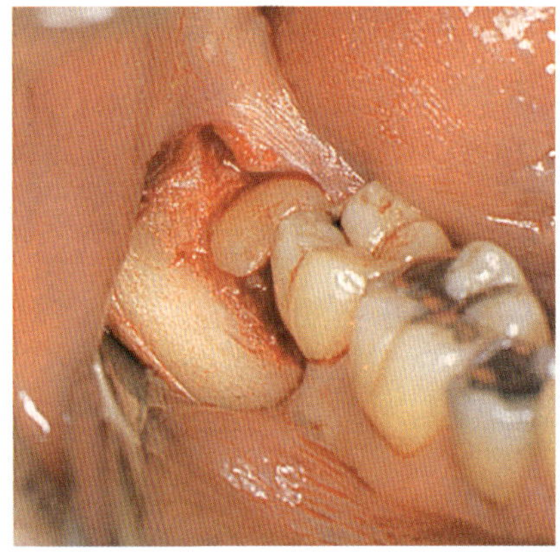

13-6.

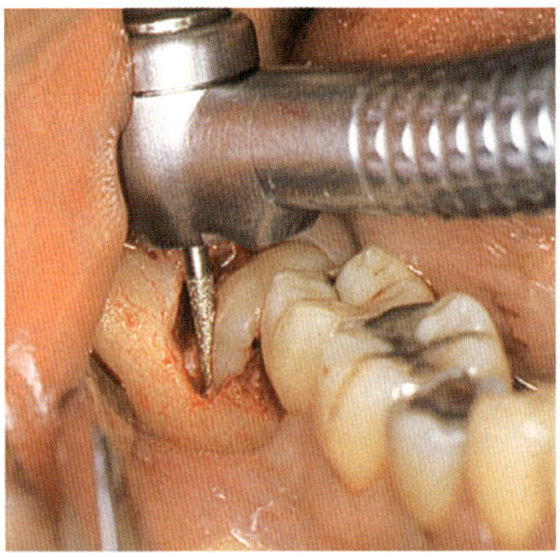

13-7. 라운드버로 협측과 원심 골을 삭제하고 버로 절단한다.

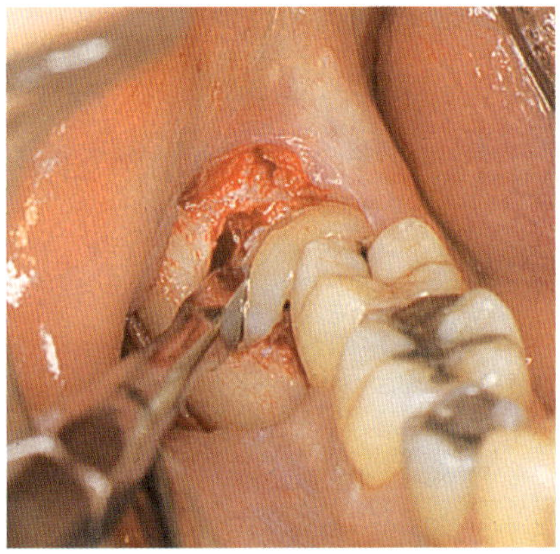

13-8. 각이진 치즐로 때려 분할.

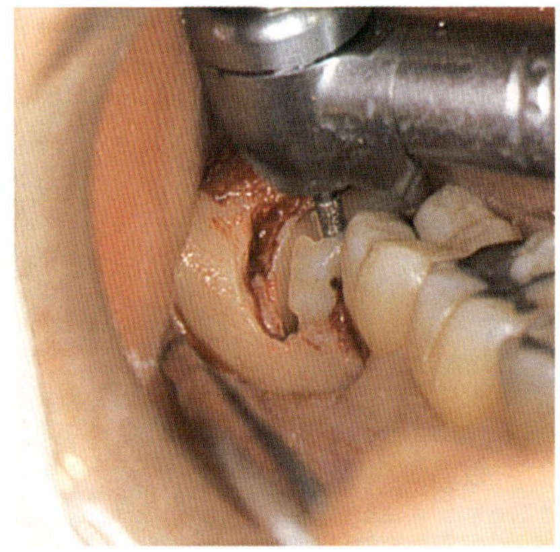

13-9. 다이아몬드버를 앞으로 당겨 치관을 협설적으로 분할한다.

터빈버로 근원심적으로 절단하고 협측부와 설측부로 2분할하면 제거할 수 있다(13-3-C).

이번에는 증례를 들어 해설하겠다.

제2대구치 원심 언더컷에 제3대구치의 치관이 깊이 들어 있는 증례

환자: 25세, 남성

8| 부위에 음식물이 잘 끼여 내원하였으며, 구강 내에서는 8| 치관의 일부가 노출해 있었다(13-4). 치과 방사선사진에서는 제2대구치 원심 언더컷에 치관이 깊이 들어 있는 수평매복 제3대구치가 관찰되었다(13-5).

매복 상태는 치관 최상부의 높이가 제2대구치의 교합면과 동일하며 하악지 전연과 제2대구치 원심면과의 거리가 짧고 치경부는 치조골로 피복되어 있었다. 따라서 발치의 난이도를 예측할 때 수평매복 제3대구치의 분류(10-1)에 따르면 A-③에 해당되며 발치가 상당히 까다로울 것으로 예측되었다.

발치 예측

난이도: 매우 곤란

- a. 매복 깊이 – 고위. 7| 원심 undercut에 치관이 깊이 들어 있다.
- b. 피복하는 골의 양 – 다량
- c. 매복치의 치축방향 – 수평위
- d. 치근 개수와 형태 – 단근이며 경도의 비대
- e. 하악관과의 관계 – 떨어져 있다.

Flap 형성: 필요

골삭제: 다량으로 필요

치아 분할: 필요

소요시간: 약 60분

술후 침습도: 크다

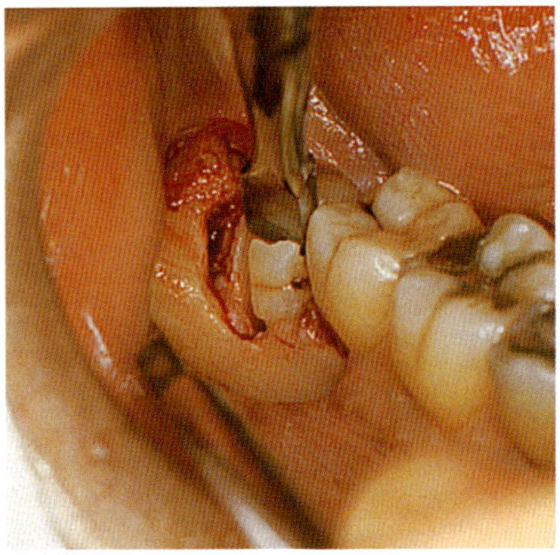
13-10. 각이진 치즐로 두드린다.

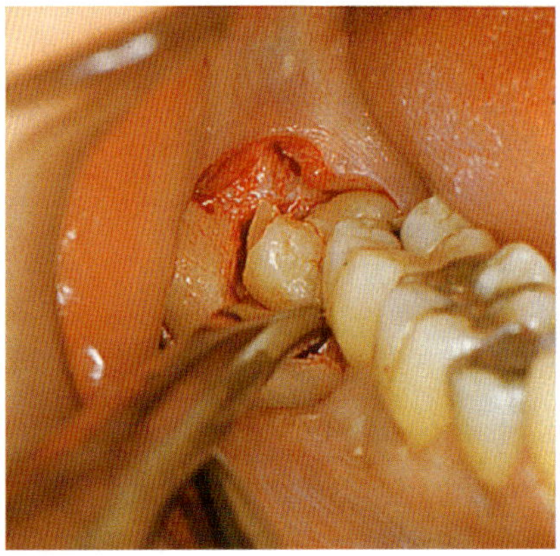
13-11. 치관의 협측부를 제거한다.

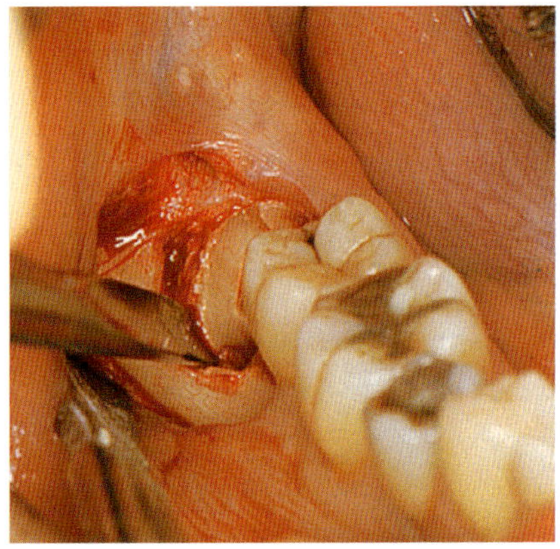
13-12.

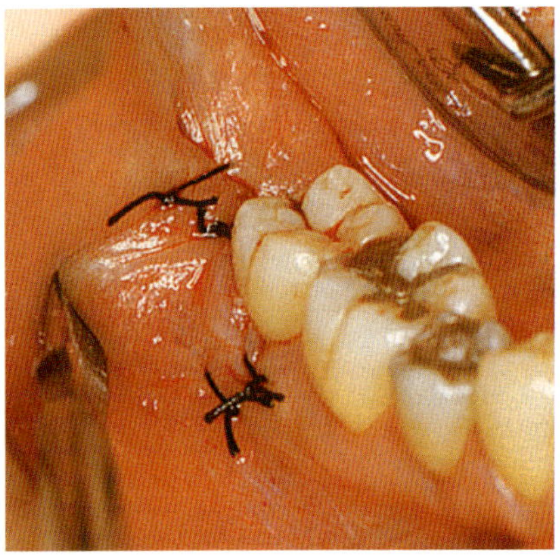
13-13.

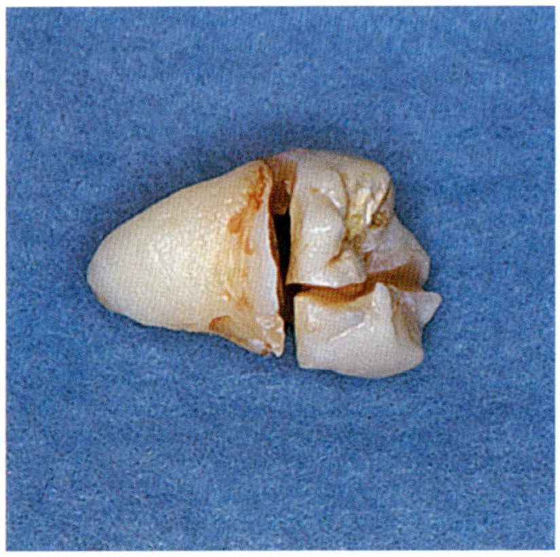
13-14. 상방에서 관찰한 상태. 3분할된 발거치.

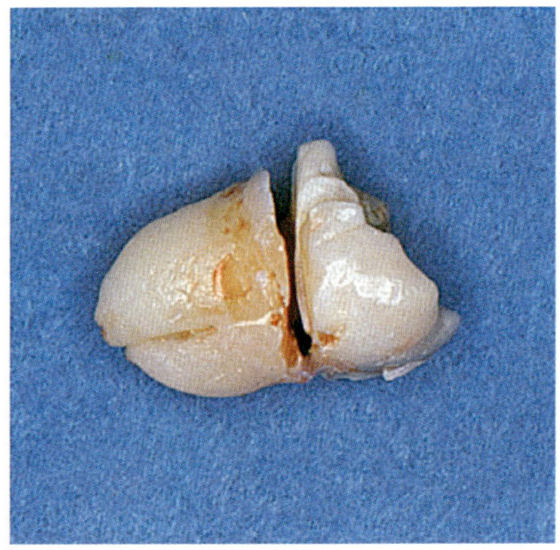
13-15. 협측에서 관찰한 상태.

위의 예측에 기초해 하악공 전달마취하에서 발치하였다. 본 증례의 발치 술식을 소개한다.

술식

13-6. 4-9-①의 절개를 하고, 8| 협측에 점막골막피판을 형성한다.

13-7. 라운드버(JET 카바이드버 HP4법: Shofu)로 협측과 원심측 치조골을 삭제한다. 터빈버를 사용해 치경부에서 절단한다.

그러나 터빈 헤드가 하악지 전연과 접촉해 있어 버를 원심으로 기울일 수 없어 13-2처럼 되었다고 생각된다.

13-8. 각이진 치즐로 malleting해 남아 있는 치질을 파절시키고 치관을 분할한다. 발치기자로 근심 협측부에서 치관 제거를 시도했는데 소량의 동요는 있지만 제거할 수가 없었다.

13-9. 치관을 협설적으로 2분할하기 위해 터빈버를 근원심 방향으로 진행해 절단한다. 이때 7| 원심부를 삭제하지 않도록 주의한다.

13-10. 각이진 치즐로 치관을 협설적으로 분할한다.

13-11. 발치기자로 협측부를, 이어 설측부를 제거한다.

13-12. 남은 치근을 제거한다.

13-13. 4군데 완전봉합한다.

13-14. 상방에서 관찰한 상태로, 3분할된 발거치.

13-15. 협측에서 관찰한 발거치. 치관 상부와 비교해 하부가 크다.

치관이 보이므로 용이하다고 예측해 수평매복 제3대구치 발치술을 시도했지만 분할한 치관을 제거할 수 없는 경우가 누구나 한 두 번쯤은 경험했으리라 생각한다. 제거할 수 없는 원인과 다음에 취할 방법을 익혀 손쉽게 발치할 수 있도록 하자.

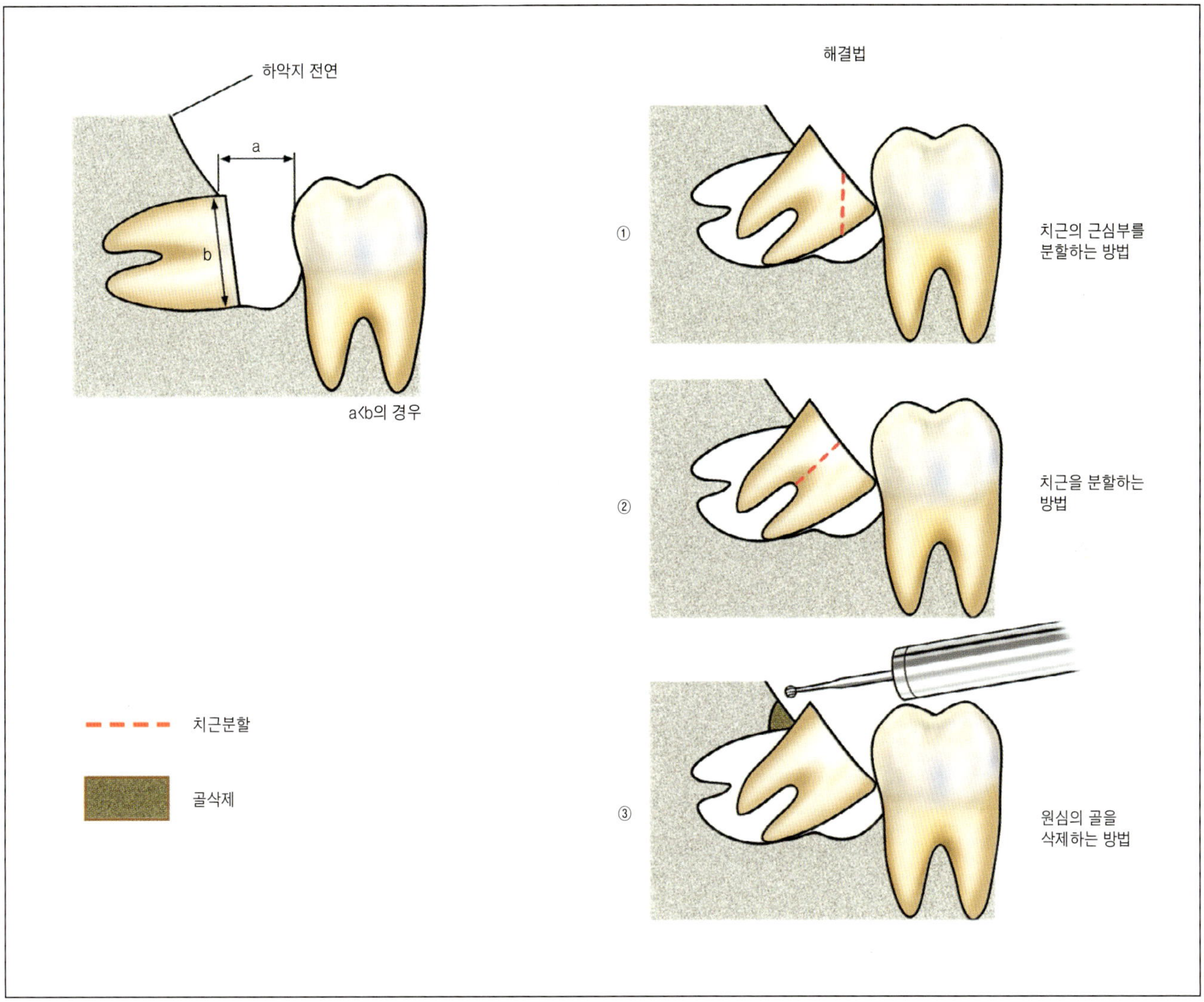

13-16. 탈구한 치근이 공간이 부족해 발거할 수 없는 경우.

공간이 부족해 탈구된 치근을 제거할 수 없는 경우

치관이 분할 제거되고 남은 치근이 탈구되었는데도 발거할 수 없는 경우가 있다. 이것은 매복 제3대구치의 치근이 비교적 길고 하악지 전연과 제2대구치 원심면의 공간이 부족한 데 원인이 있다. 따라서 발치기자로 무리하게 제거하면 제2대구치를 탈구시키게 된다.

해결법으로 치근의 근심부를 분할(13-16-①), 2근이라면 각각 분할(13-16-②)하거나 원심 치조골을 삭제(13-16-③)하는 방법이 있다.

하악지 전연의 위치를 술전 방사선사진이나 구강내 촉진으로 확인하고 제2대구치 원심면의 공간이 부족한 경우에는 이러한 경우를 예측해 다양한 발치 술식을 습득하면 편리하다.

제14장

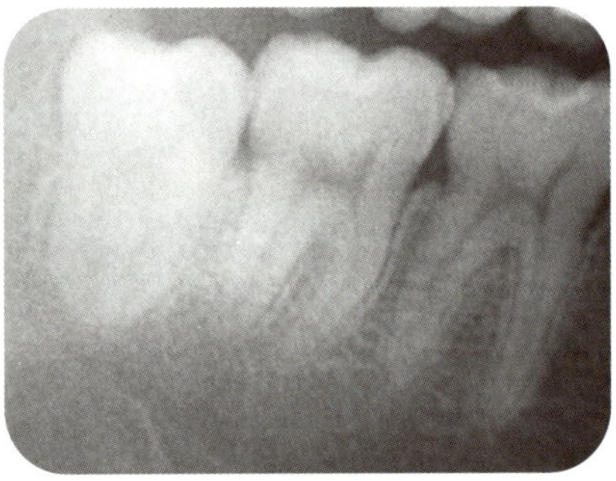

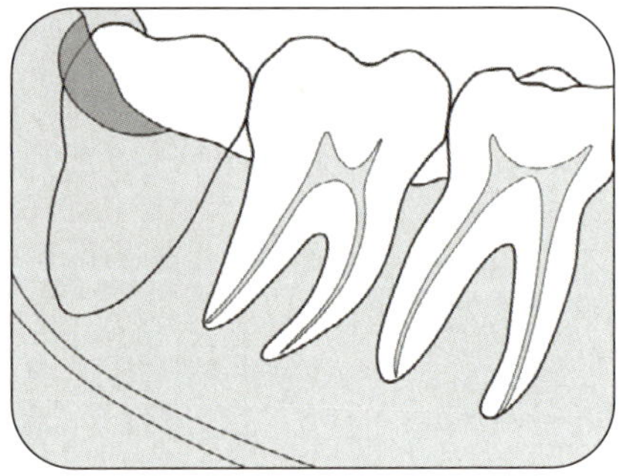

수직매복 제3대구치
분류와 발치증례

일반적으로 치관부가 맹출해 있는 수직위 하악 제3대구치는 치근은 단근이며 원추형인 경우가 많고(다근치의 경우도 그와 유사한 상태), 만곡이 강한 증례는 비교적 적다. 발치방법은 원칙적으로 다른 하악 대구치와 동일하다. 그러나 다행히 최후구치이므로 발치기자에 의한 원심경사, 탈구조작이 가능하다는 장점을 갖고 있어 발치가 비교적 용이한 증례가 많다. 또한 하악 제3대구치용으로 제작된 길이가 긴 겸자를 사용하면 편리한 경우가 많다(14-1).

매복 깊이와 하악지 전연의 위치에서 본 분류

발치의 난이도를 예측하는데 하악 수직매복 제3대구치를 매복 깊이와 하악지 전연의 높이로 분류해 보았다(14-2). 매복 위치가 저위에 있을수록 또한 하악지 전연의 위치가 제2대구치 원심면에 가까울수록 피복하는 골이 증가하고 발치시 골의 삭제 범위를 확대할 필요가 있다. 즉 위에서 아래로 A〈B〈C순으로, 좌측에서 우측으로 ①〈②〈③순으로 발치의 난이도는 높아진다.

원심을 골삭제해 쉽게 발치할 수 있었던 증례

환자: 25세, 여성

8| 치은의 종창을 주소로 내원. 8| 치관의 일부가 관찰되며 방사선사진에서 수직매복 제3대구치가 관찰되었다(14-4). 수직매복 제3대구치의 분류(14-2)에서는 A-②에 해당되며 원심 골을 삭제하면 발치할 수 있으리라 예측하였다.

발치 예측

난이도: 용이
- a. 매복 깊이 – 고위의 불완전매복
- b. 피복하는 골의 양 – 소량
- c. 매복치의 치축방향 – 수직위
- d. 치근 개수와 형태 – 단근, 치수강은 2근관을 보이고 있다.

Flap 형성: 필요
골삭제: 필요
치아 분할: 불필요
소요시간: 약 20분
술후 침습도: 적다

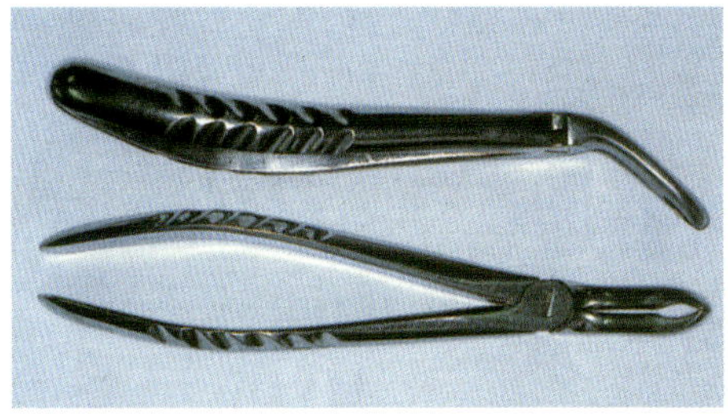

14-1. 제3대구치용 겸자.

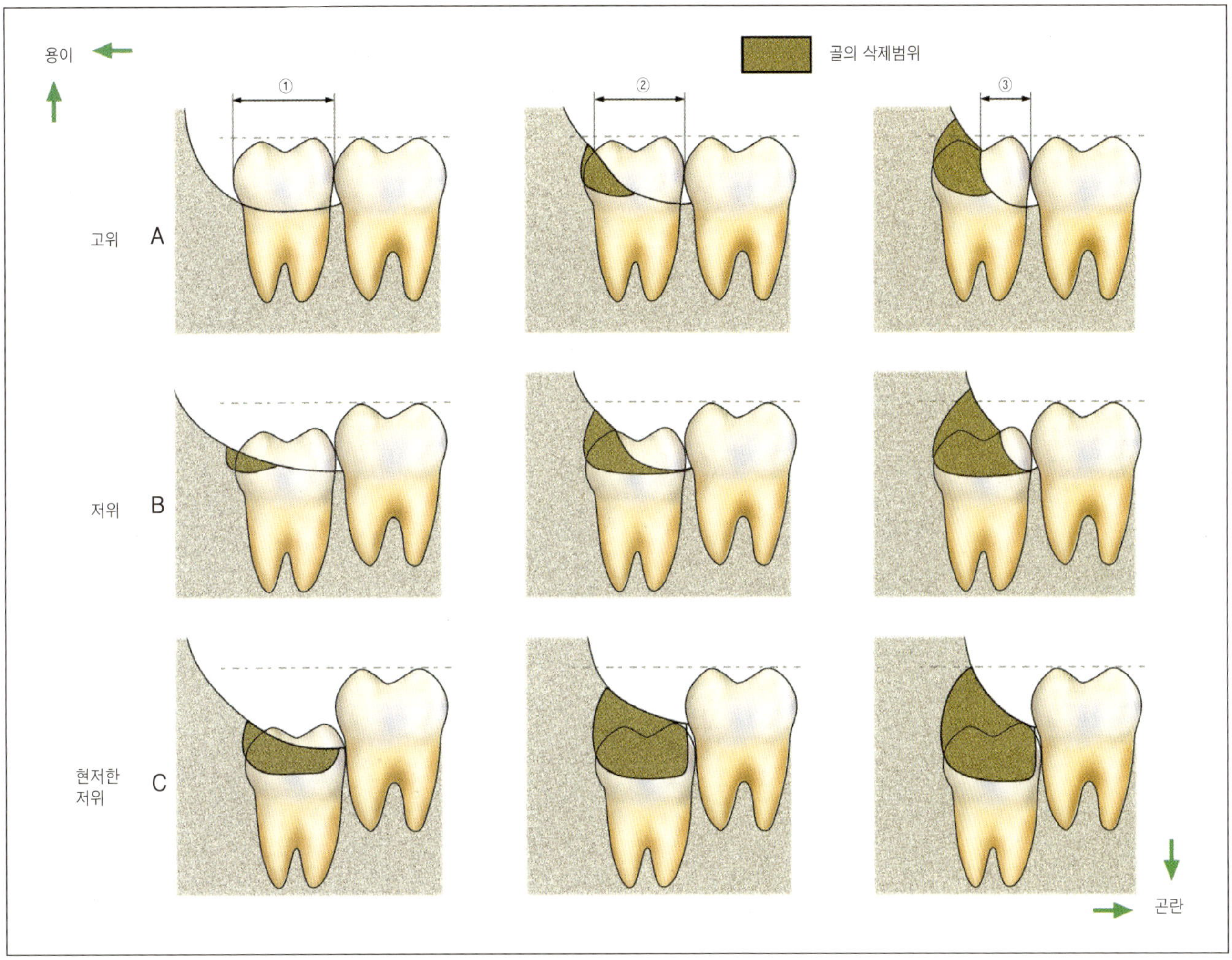

14-2. 하악 수직매복 제3대구치의 분류(매복 깊이와 하악지 전연의 위치에 따른다).

위의 예측에 기초해 발치하였다. 본 증례의 발치 술식을 소개한다.

술식

14-5. 8| 원심부에 5mm 수직절개하고 8| 전체와 7| 협측 치주인대를 잘라 점막골막을 박리한다(4-9-④의 절개). 종절개를 생략해도 8|의 시야는 충분하며 원심 변연융선부까지 골로 피복되어 있었다.

14-6. 라운드버로 피복하는 원심의 골을 삭제한다. 깊이는 3mm이고 치근막 공간을 확대하듯이 삭제한다.

14-7. 근심 협측부에 발치기자를 삽입하고 좌회전해 쉽게 발치할 수 있었다.

14-8. 발치와를 세척, 점막골막피판을 원위치시켜 3군데 봉합한다.

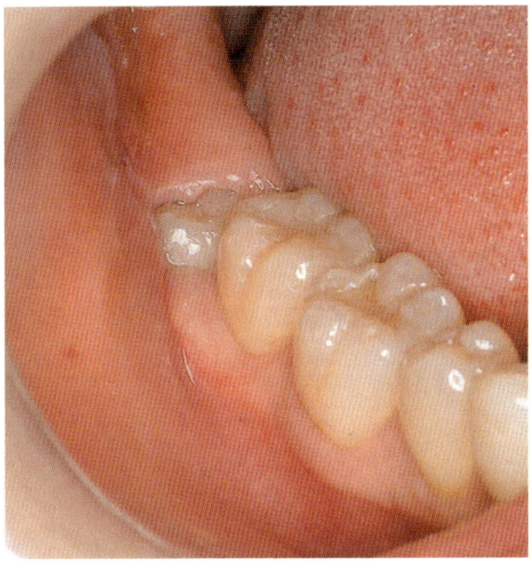
14-3.

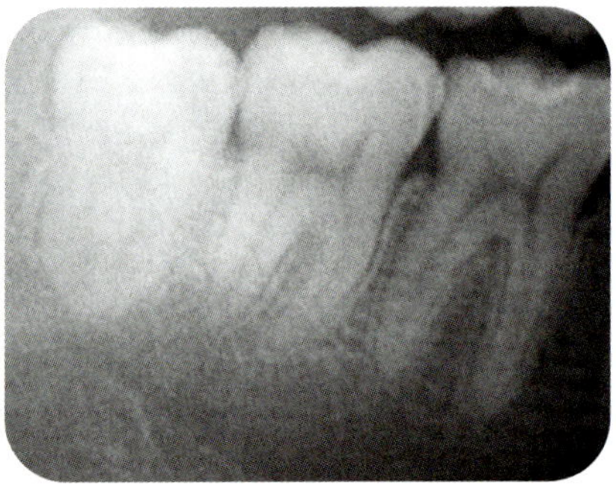
14-4.

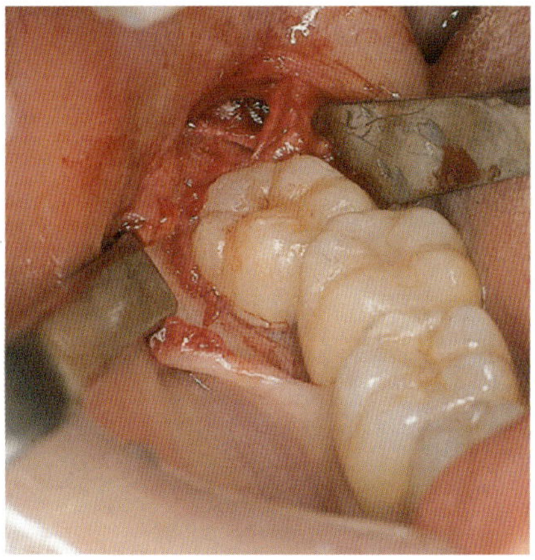
14-5.

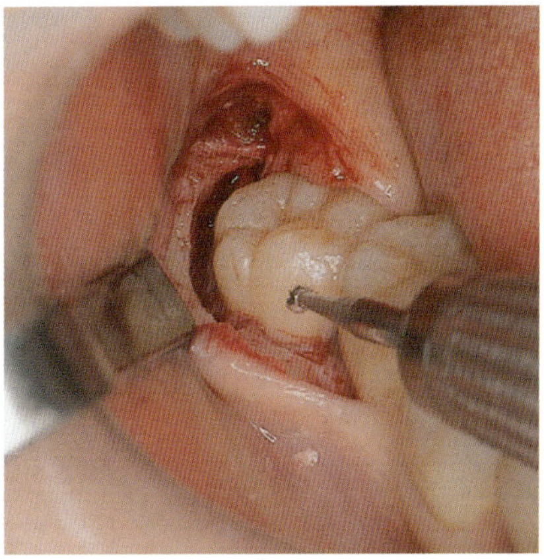
14-6. 라운드버로 원심 골을 삭제한다.

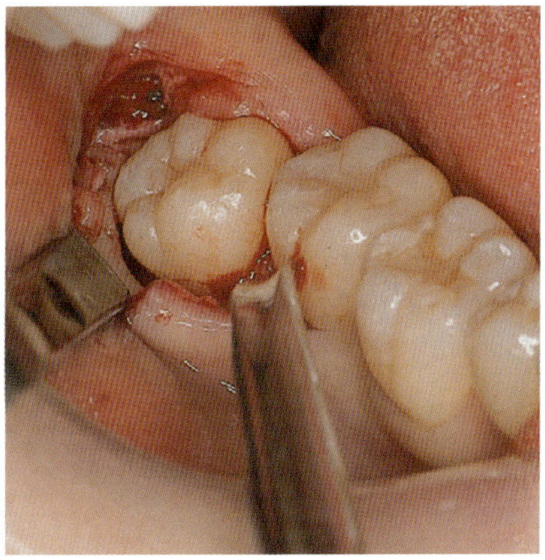
14-7. 절개선.

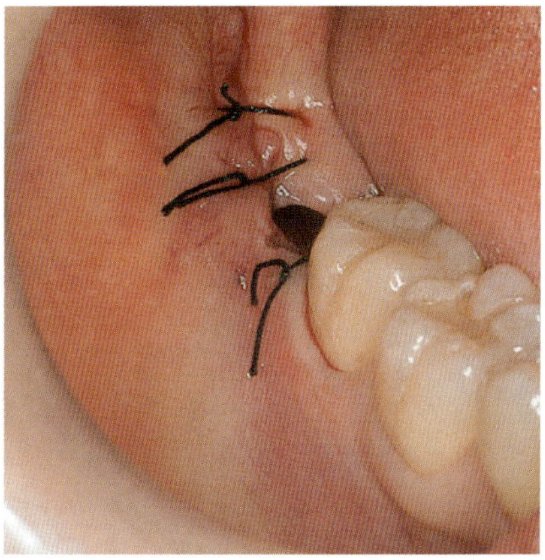
14-8.

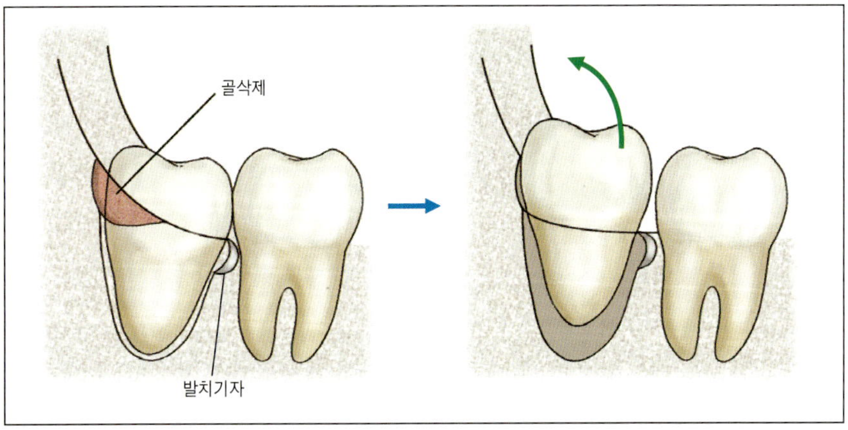

14-9. 본 증례의 발치 술식

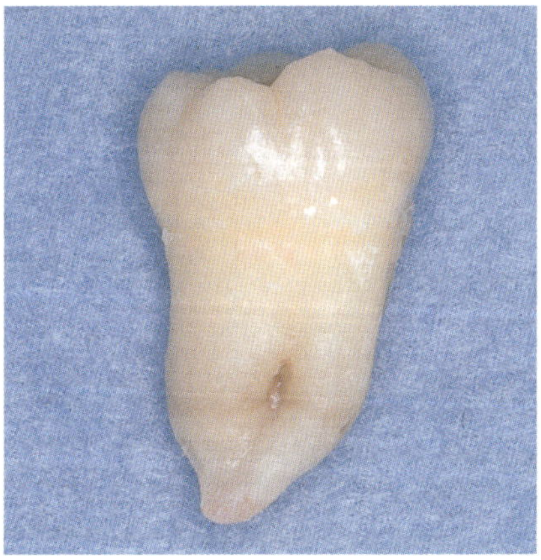
14-10. 발거치.

14-9. 수직매복 제3대구치의 발치는 치근에 이상이 없다면 피복되어 있는 골삭제만으로 용이한 경우가 대부분이다.

14-10. 발거치. 실제는 2근이었는데 단근처럼 유합되어 중격부에 함몰되어 있었다. 또한 원심에 경도의 비대도 관찰되었다.

제 15 장

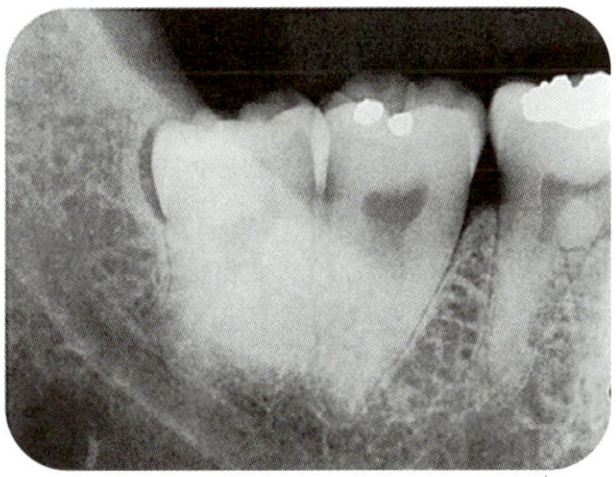

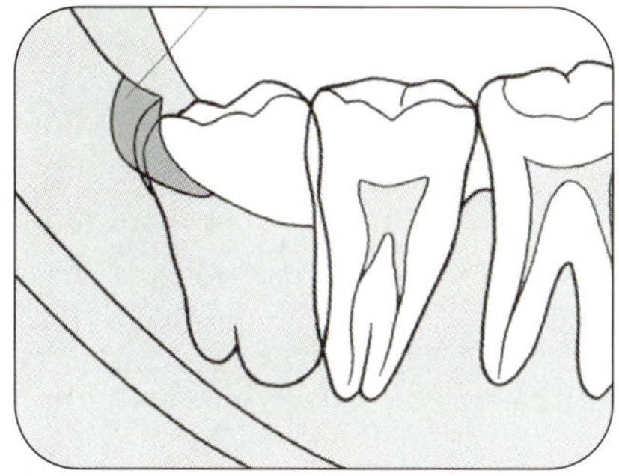

원심경사 매복 제3대구치
분류와 발치증례

원심경사진 하악 매복 제3대구치의 발현 빈도는 근심경사나 수평위에 비해 매우 낮다. 발치시 용이하게 생각되기 쉬운 증례가 많은데 그중에는 예상외로 발치가 곤란한 증례가 있으므로 주의가 필요하다.

발치 난이도를 예측할 때 원심경사진 하악 매복 제3대구치를 매복 깊이와 하악지 전연의 위치를 기준으로 분류해 보았다(15-1).

발치 술식은 매복 위치가 낮을수록, 하악지 전연의 위치가 제2대구치 원심면에 근접할수록 골의 삭제범위를 확대할 필요가 있으며 난이도는 A〈B〈C, ①〈②〈③ 순으로 높아진다.

원심경사 하악 매복 제3대구치의 발치 술식

술식은 근심경사진 하악 매복 제3대구치의 발치에 준해 골삭제, 치관 분할을 원심측에서 진행한다.

예를 들어, 15-1의 분류에서 A-②에 해당하는 증례는 원심절개하고 점막골막을 박리한 후 원심 골을 소량 삭제하고 발치한다. A-③에 해당하는 증례에서는 골삭제와 원심부 치관 분할을 실시한 후 발치한다. B-③에 해당되는 증례에서는 골삭제와 원심부 치관을 분할한 후 발치한다. B-③에 해당되는 증례에서는 골삭제와 치아를 3분할한 후 발치한다. 물론 ②와 ③ 예의 경우 원심 골을 다량으로 삭제하면 발치는 가능하지만 치관을 분할해 골의 삭제량을 최소화할 수 있다(15-2).

원심경사진 매복 제3대구치는 근심경사나 수평위와 비교해 제2대구치 원심의 언더컷에 들어 있지 않으므로 발치는 용이하다고 판단하기 쉽지만 원심 골삭제를 과도하게 진행하면 술후 출혈, 종창, 연하통, 개구장애 등이 나타난다. 나아가 터빈버에 의한 원심부의 치관 분할은 의외로 곤란한 경우가 많고 straight handpiece를 사용해 피셔버, 라운드버로 절단하는 등의 배려가 필요하다.

원심 골을 삭제하고 발치한 증례

환자: 43세, 여성

8| 부위 동통을 주소로 내원. 구강 내에서는 근심치관부가 맹출하고 원심부는 치은편으로 피복된 불완전 매복 제3대구치가 관찰된다(15-3). 치과 방사선사진에서 경도로 원심경사진 제3대구치가 확인되고 치관원심부에 반월형 골흡수상이 관찰되었다(15-4). 구강내 소견과 방사선 소견에 기초해 발치를 예측한다. 원심경사진 하악 매복 제3대구치의 분류(15-1)에 따르면 A-②이고, 피복하는 원심 골을 삭제하면 발치가

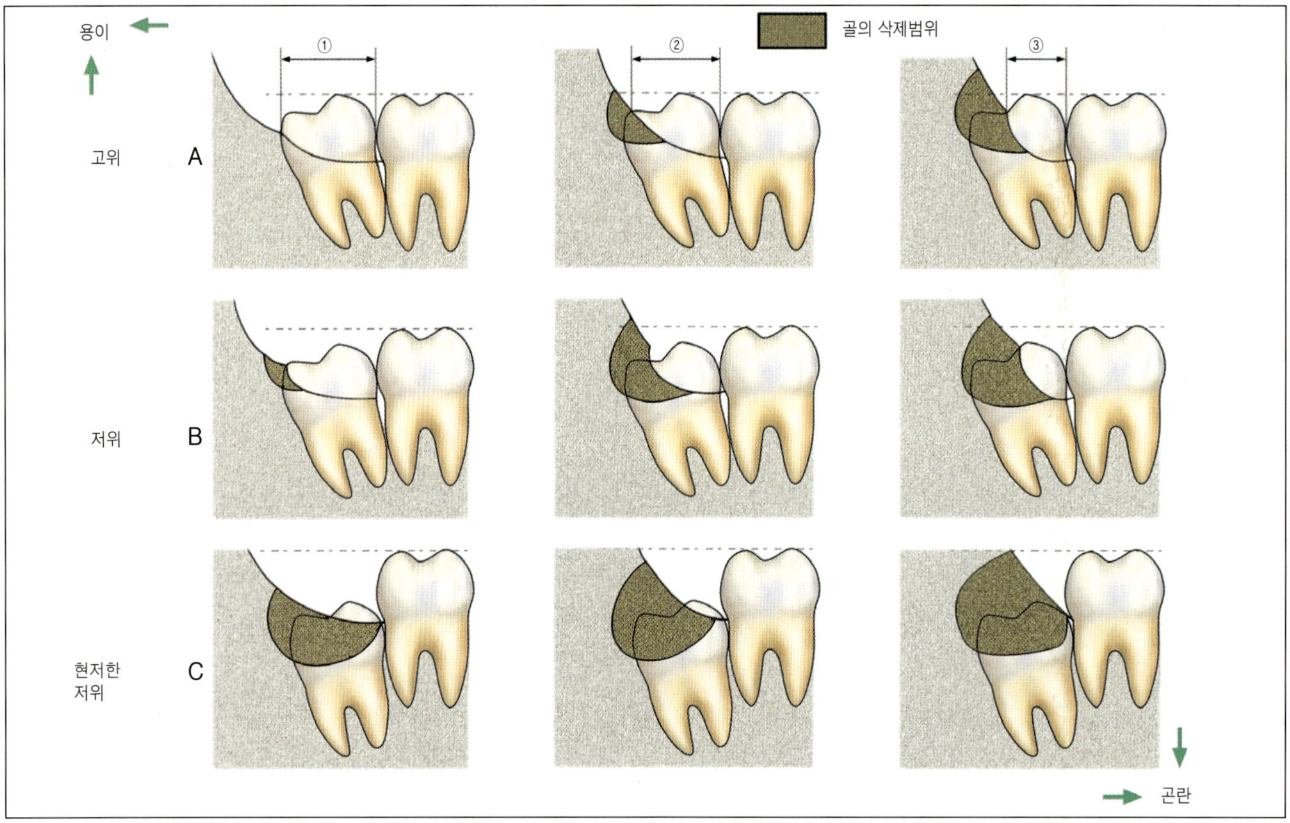

15-1. 원심경사진 하악 매복 제3대구치의 분류(매복 깊이와 하악지 전연의 위치에 따른다).

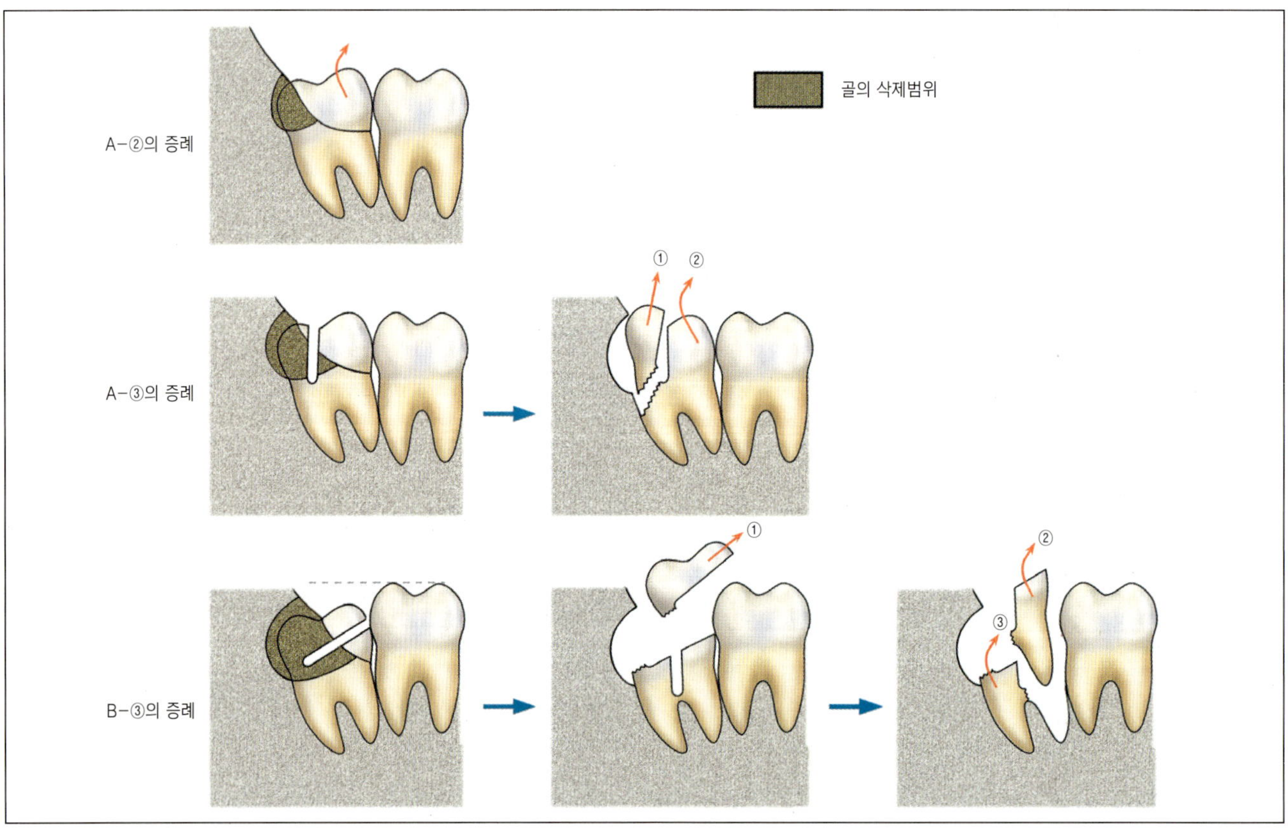

15-2. 원심경사진 하악 매복 제3대구치의 발치 술식(하악지 전연의 위치에 따른다).

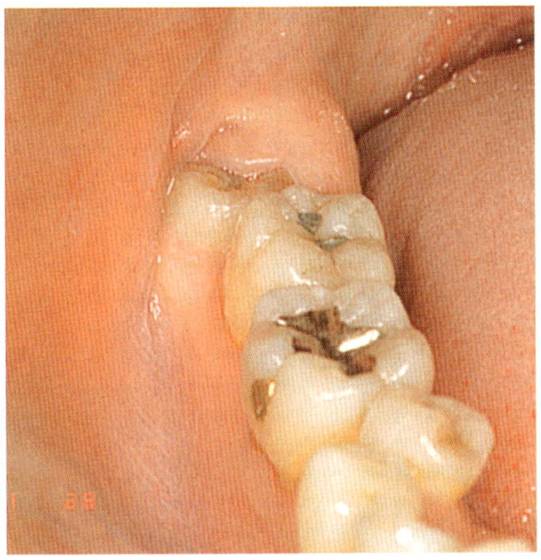

15-3.

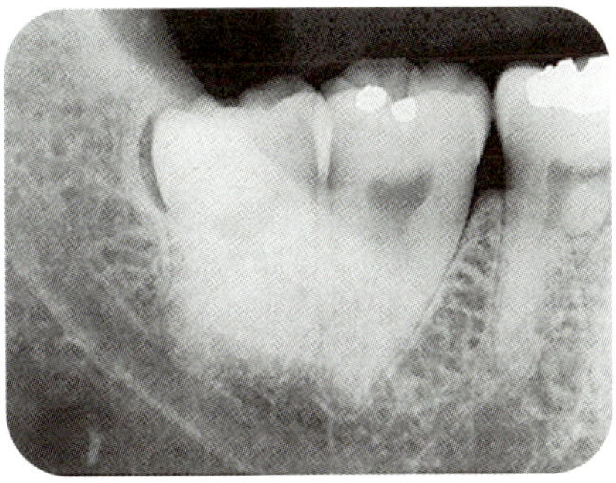

15-4.

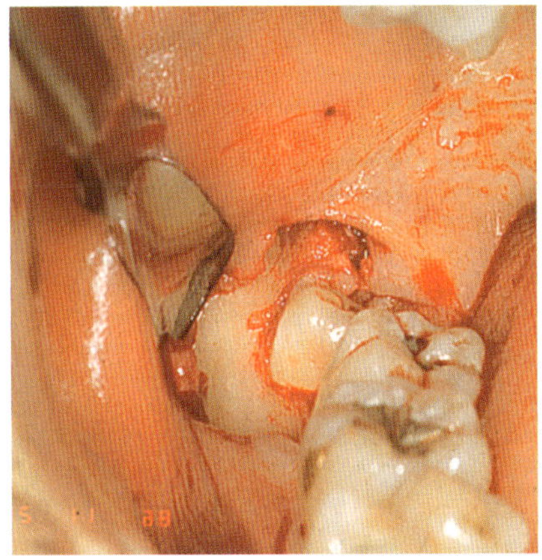

15-5. 치관의 원심부는 골로 피복되어 있었다.

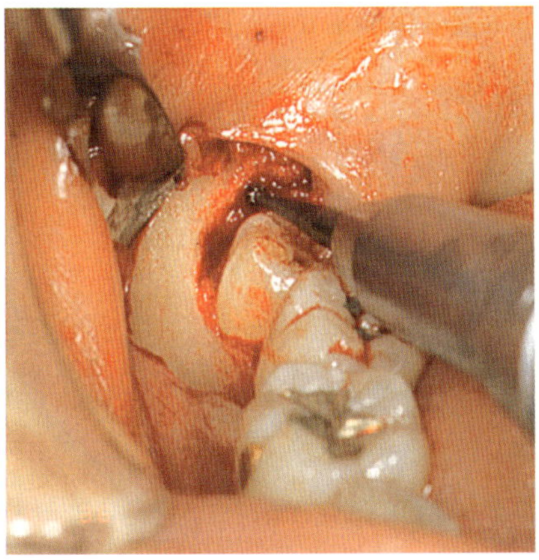

15-6. 라운드버로 원심과 협측 골을 치근막 공간을 확대하듯이 삭제한다.

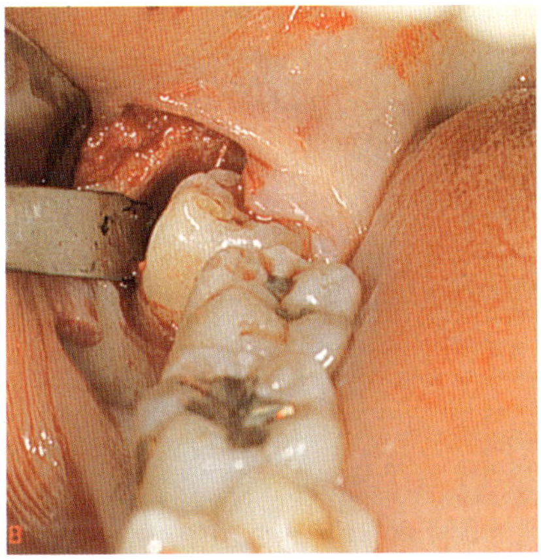

15-7. 발치기자를 삽입하고 탈구시킨다.

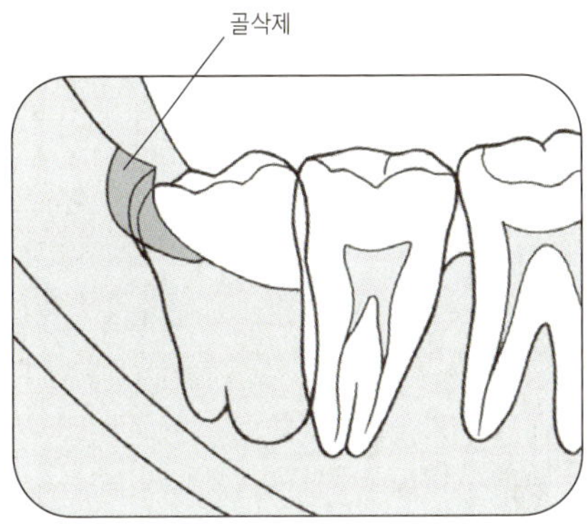

15-8.

가능하리라 예측하였다.

발치 예측

난이도: 용이

a. 매복 깊이 – 고위에 위치한 불완전매복 제3대구치

b. 피복하는 골의 양 – 소량

c. 매복치의 치축방향 – 약 10°의 원심경사

d. 치근 개수와 형태 – 2근이며 경도로 비대

Flap 형성: 필요

골삭제: 8| 원심에 필요

치아 분할: 불필요

소요시간: 약 20분

술후 침습도: 적다

술식

15-5. #15 메스로 8| 원심을 절개하고 치경부 치주인대를 자른다(4-9-④의 절개). 이어 점막골막을 박리한다.

15-6. Straight handpiece를 사용해 라운드버로 치관의 원심부를 피복하는 골을 삭제한다. 원심과 협측 골을 치근막 공간을 확대하듯이 약 3mm 깊이로 삭제하고 발치 공간을 만든다.

15-7. 원심 협측에 발치기자를 삽입하고 좌회전해 탈구시키고 발거한다. 육아조직을 소파 제거, 치조골의 날카로운 부분을 골줄로 부드럽게 한 후 식염수로 발치와를 세척, 점막골막피판을 원위치시켜 3군데 봉합한다.

제 16 장

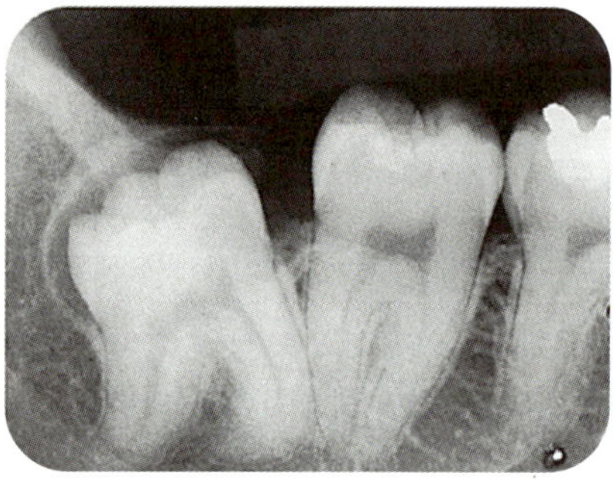

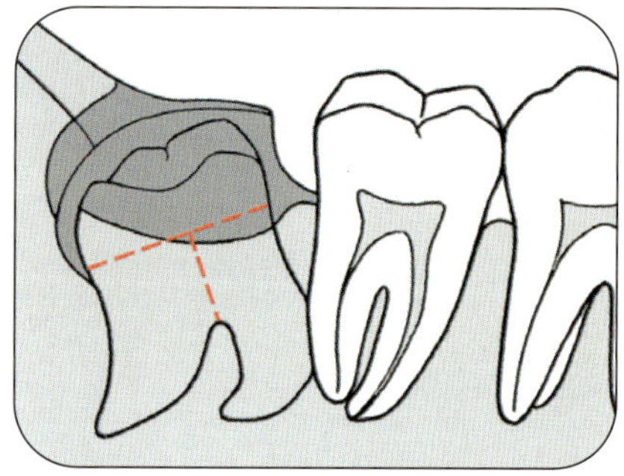

원심경사 매복 제3대구치

치아를 3분할한 어려운 증례

피복하는 골의 삭제와 치아를 3분할해 발치한 증례

환자: 22세, 남성

8| 부위 불편감을 주소로 내원. 구강 내에서는 8| 부위 치은에 8| 교두(상악 8번 치아)에 의한 흰색 압흔이 관찰된다(16-1).

방사선사진에서 원심경사진 완전골성 매복 제3대구치가 확인되었다.

치근은 2근이며 이개되어 있어 근심근과 원심근 모두 원심 만곡되어 있다(16-2). 매복 깊이와 하악지 전연의 위치에 의한 분류(15-1)에서는 B-③에 해당된다.

발치 예측

난이도: 매우 곤란

- a. 매복 깊이 – 저위의 완전골성매복치
- b. 피복하는 골의 양 – 다량
- c. 매복치의 치축방향 – 약 30°의 원심경사
- d. 치근 개수와 형태 – 2근이며 이개근

Flap 형성: 필요

골삭제: 다량으로 필요

치아 분할: 3분할

소요시간: 약 60분

술후 침습도: 크다

술식

16-3. 하악공 전달마취 후 8 7| 치은에 4-9-①(4장 기본적인 절개선 참조) 절개를 하고 점막골막피판을 형성해 골을 노출한다. 라운드버로 치조골에 구멍을 형성하여 치관을 피복하는 골을 도려내듯이 삭제하고, 이어 원심 협측 치경부 주변의 골을 삭제해 공간을 마련한다.

16-4. 터빈버로 치관을 수평절단한다. 원심 치관부에 터빈버가 미치지 않으면 straight handpiece를 사용해 라운드버나 피셔버(fissure bur)로 절단한다.

16-5. 각이진 치즐로 malleting, 치관을 분할해 적출한다.

16-6. 터빈버와 각이진 치즐을 사용해 남은 치근을 근심근과 원심근으로 분할한다.

16-7. 발치기자로 우선 근심근을, 이어 원심근을 발거한다.

16-8. 수직절개부에 한군데, 원심절개부에 3군데 봉합한다.

16-9. 3분할된 발거치이다.

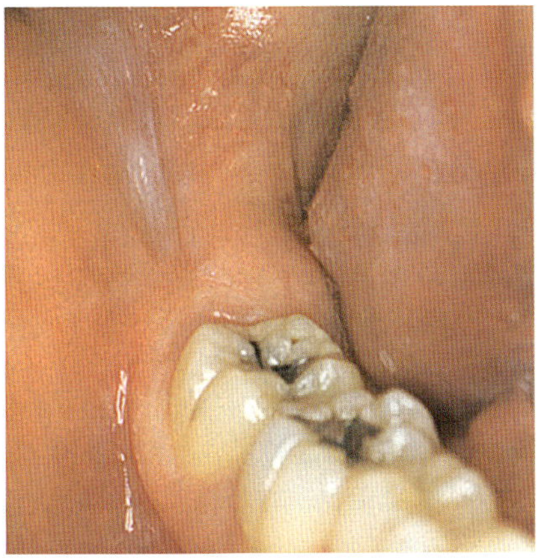

16-1.

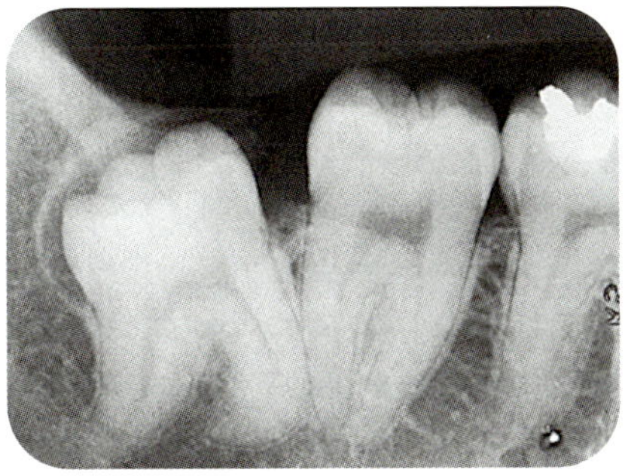

16-2. 원심경사 매복 제3대구치.

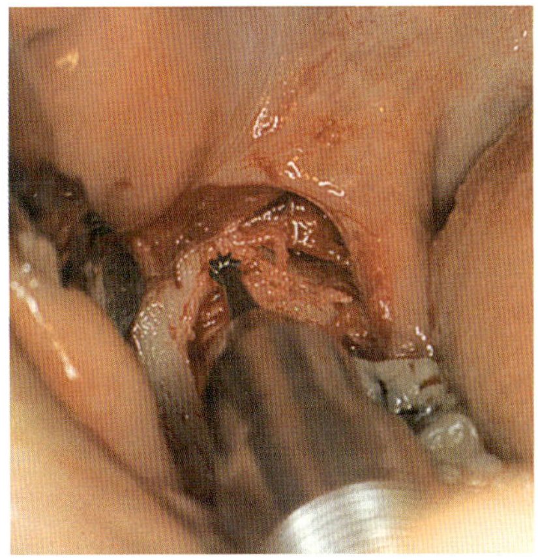

16-3. 라운드버로 골삭제.

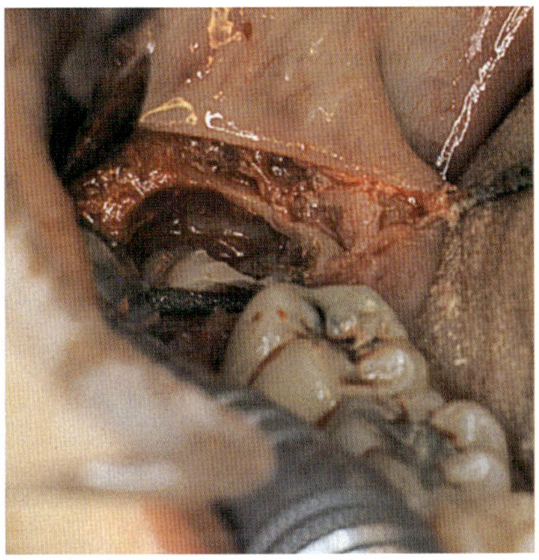

16-4. 터빈버로 치관을 수평절단.

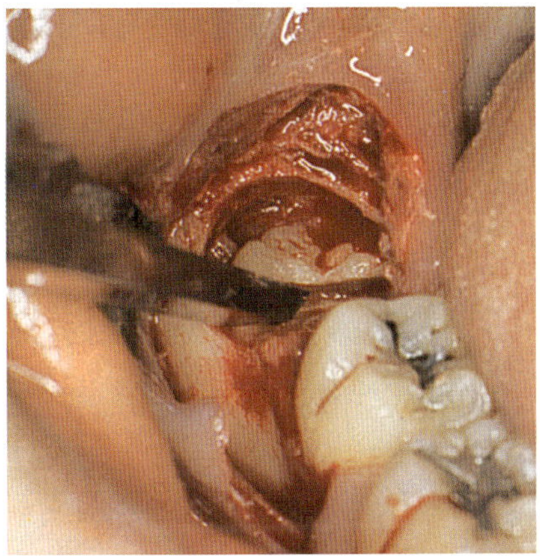

16-5. 각이진 치즐로 치관분할.

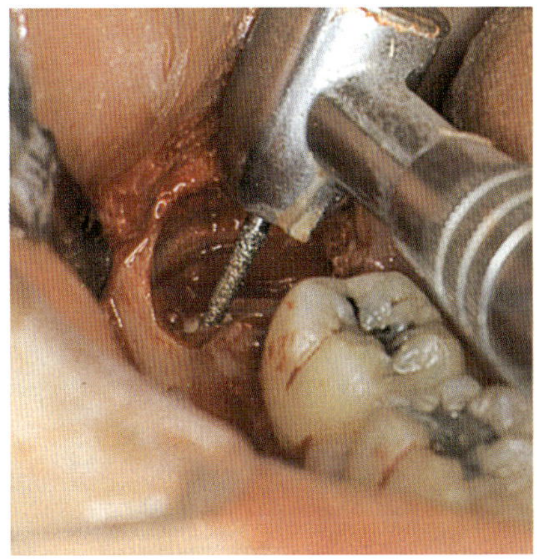

16-6. 치근을 분할.

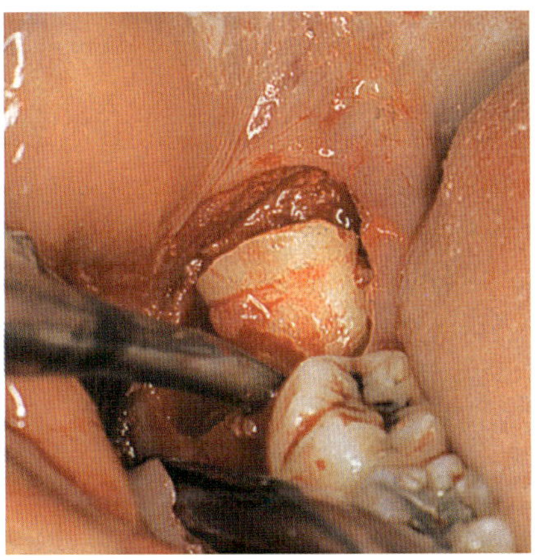

16-7. 근심근을 발거, 이어 원심근을 발거.

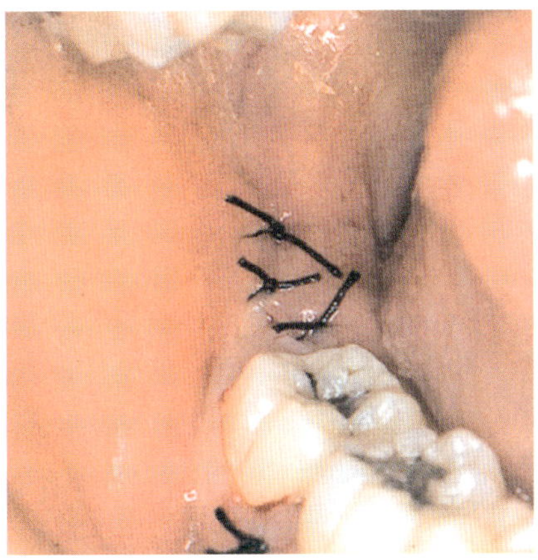

16-8.

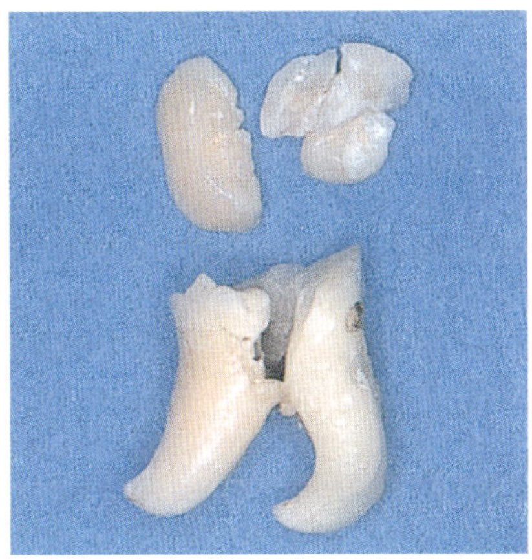

16-9. 3분할된 발거치.

원심경사진 하악 매복 제3대구치의 발치 술식의 포인트는 치관의 원심측을 피복하는 골의 삭제와 치아 분할방법을 들 수 있다. 예상 외로 까다로운 원심경사 매복 제3대구치의 발치를 가능한 한 단시간에 적은 수술침습 하에서 진행하도록 주의한다.

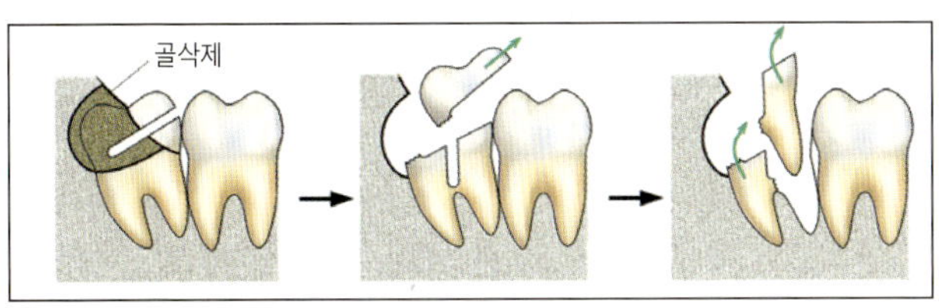

16-10. 본 증례의 발치 술식.

제 17 장

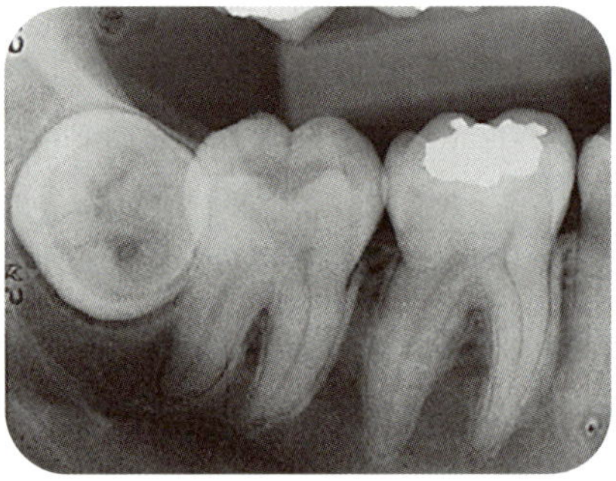

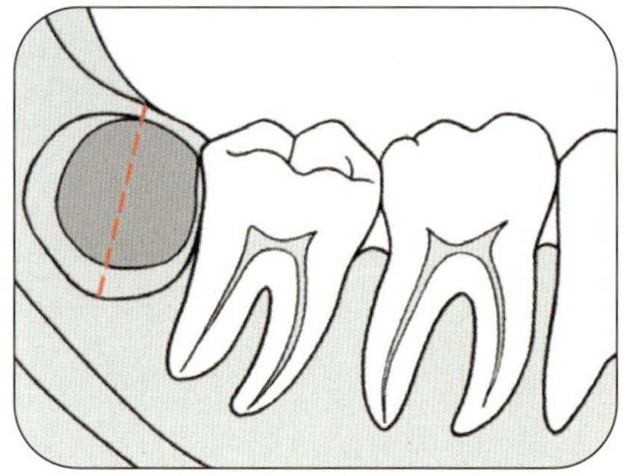

횡위 매복 제3대구치

횡위 하악 매복 제3대구치는 치열에 대해 직교되어 식립된 상태를 말하며 치관은 설측 또는 협측을 향하고 있어 치근이 매우 짧다(17-1). 따라서 근심경사, 수평위의 매복 제3대구치에 비해 발치는 비교적 용이하다.

이번에는 횡위 매복 제3대구치의 발치 술식을 증례와 함께 소개하겠다.

피복하는 협측 골삭제와 치관을 2분할해 발치한 증례

환자: 21세, 여성

교정치료한 후에 7| 설측경사가 출현하고 8| 매복의 영향이 예상되어 교정의로부터 발치를 의뢰받아 내원하였다. 구강 내에서는 8| 완전매복, 7|의 현저한 설측경사가 관찰되었다(17-2). 방사선사진에서 치관의 교합면으로 생각되는 원형의 불투과상이 관찰되며 횡위의 매복 제3대구치가 확인되었다(17-3). 매복 제3대구치의 협설적 위치관계, 치근 상태를 확인하기 위해 교합위법에 의한 방사선 촬영을 실시한다. 방사선필름을 우측 대구치부로 물어 고정시키고 환자의 두부를 후방으로 돌려 하악골의 하방향에서 촬영하였다(17-4). 이 교합촬영법으로 치관이 설측을 향한 횡위의 매복 제3대구치가 있는지 확실해졌다. 또한 치근은 미완성이다(17-5). 구강 내 소견과 방사선 소견에 기초해 발치를 예측해 본다.

발치 예측

난이도: 다소 곤란

a. 매복 깊이 – 저위의 완전골성 매복치

b. 피복하는 골의 양 – 다량

c. 매복치의 치축방향 – 치관이 설측을 향하고 있는 횡위

d. 치근 개수와 형태 – 치근 미완성

Flap 형성: 필요

골삭제: 필요

치아 분할: 치관을 세로로 분할

소요시간: 약 30분

술후 침습도: 적다

위의 예측에 기초해 하악공 전달마취하에서 발치하였다. 본 증례의 발치 술식을 소개한다.

술식

17-6. 4-9-①처럼 7| 원심부와 근심협측부를 절개하고 점

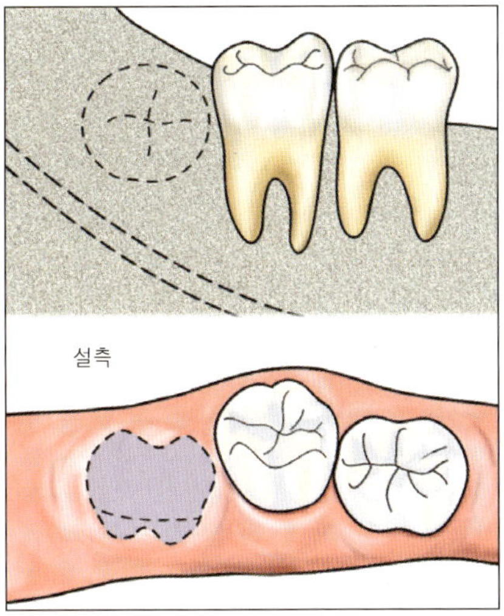

17-1.

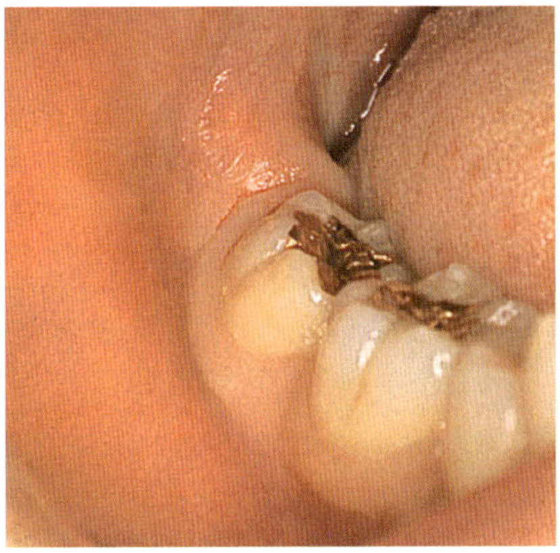

17-2.

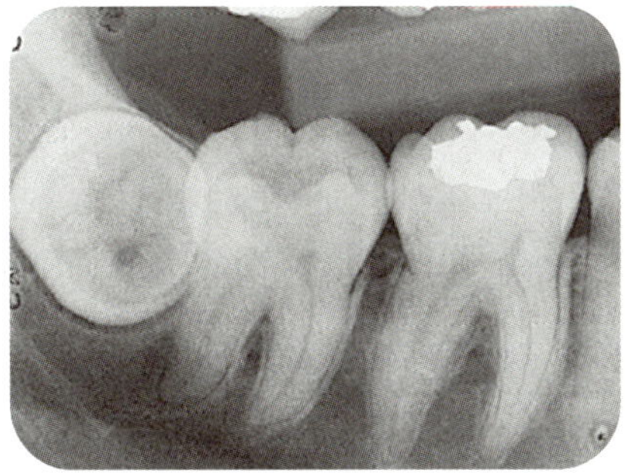

17-3. 횡위 매복 제3대구치.

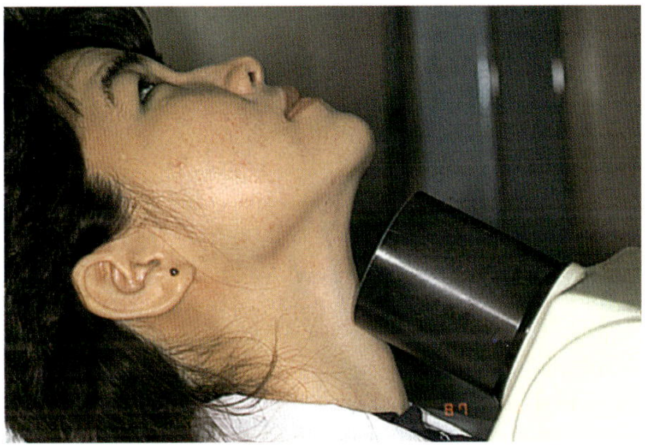

17-4. 하악 하방에서 X선 조사한 교합촬영법.

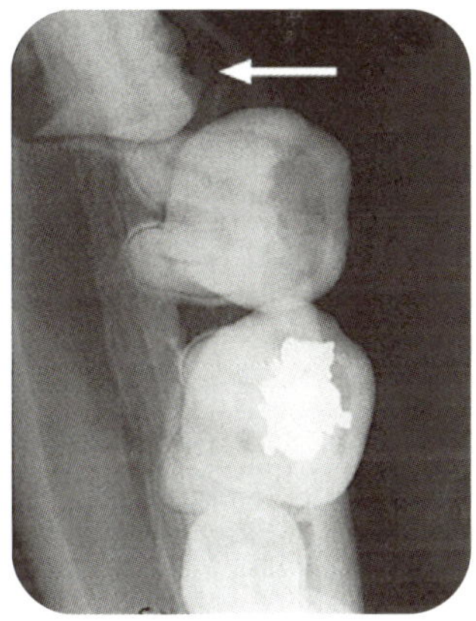

17-5. 교합촬영법에 의한 방사선사진.

막골막피판을 박리하고 젖혀 골을 노출시킨다.

17-7. Straight handpiece를 응용, 라운드버(JET카바이드버HP4번: Shofu)를 이용해 세척하면서 골피질판에 천공되어 매복치에 도달하는 surgical hole을 형성한다. 골피질이 두꺼운 경우에 갑자기 골끌로 두드리면 생각지 않은 방향으로 골이 파절될 수 있으며 그것을 방지하기 위해 버로 구멍을 형성하는 일은 유효하다.

17-8. 라운드버나 둥근 끌로 구멍을 연결시킨 후 골을 한 덩어리로 제거하고 개창해 치관을 노출시킨다. 이때 7| 치경부에 근접하는 골의 삭제에는 주의를 하고 술후 7| 원심측 치은퇴축이나 치근노출, 치주낭을 유발시켜서는 안 된다.

17-9. 터빈버로 치관을 세로로 절개, 각형 끌로 malleting 해서 분할한다. 치근부는 거의 형성되어 있지 않으므로 분할이 간단하였다.

17-10. 발치기자로 근심부, 이어 원심부를 발거한다. 그리고 잔존해 있는 치낭이나 육아를 치근단 소파기로 제거, 골줄로 골의 날카로운 부분을 정리한 후 식염수로 발치와를 세척한다.

17-11. 점막골막피판을 원위치시켜 봉합한다. 마지막으로 점막골막피판을 손가락으로 압박해 골막 하에 고여 있는 혈액이나 공기를 제거하고 수술을 종료한다.

횡위 매복 제3대구치는 골내 완전매복된 경우가 대부분이며 치근 미완성이나 단근(短根)이 많다. 따라서 골개창후 치관 분할법에 실수가 없다면 발치는 용이하며 술후 침습도 적다는 결론을 얻고 있다.

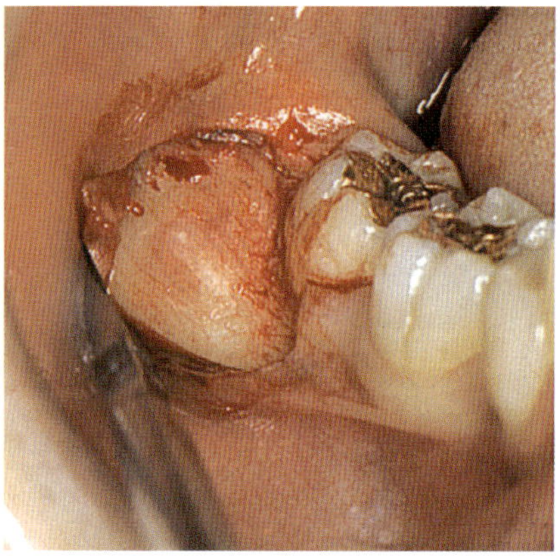

17-6.

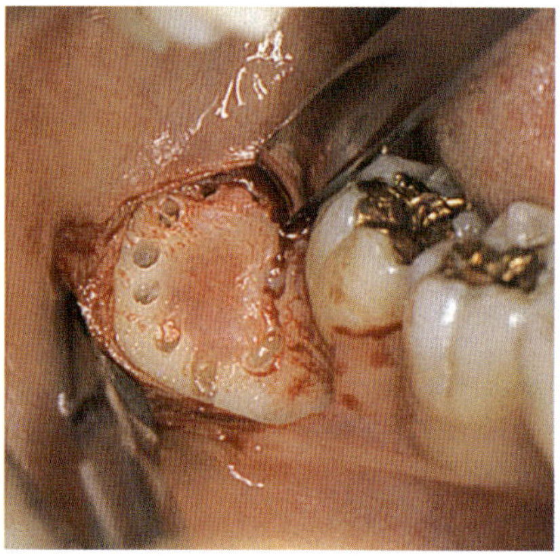

17-7. 라운드버로 구멍을 뚫어 연결한다.

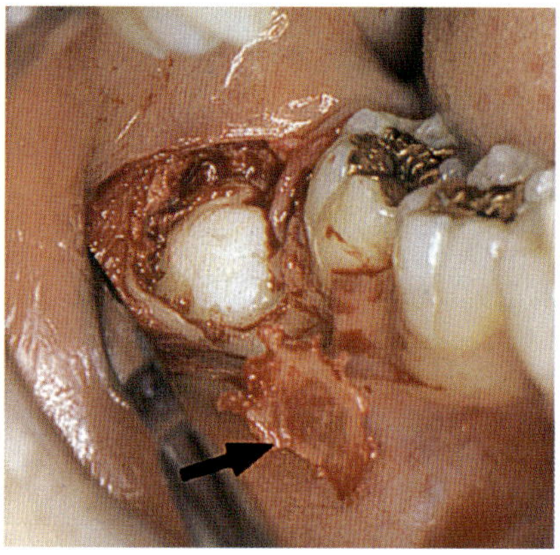

17-8. 피복하는 골을 한 덩어리로 제거하였다.

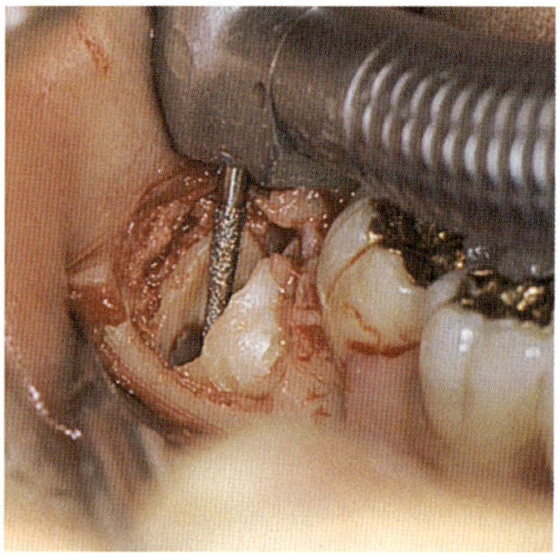

17-9. 터빈버로 2분할.

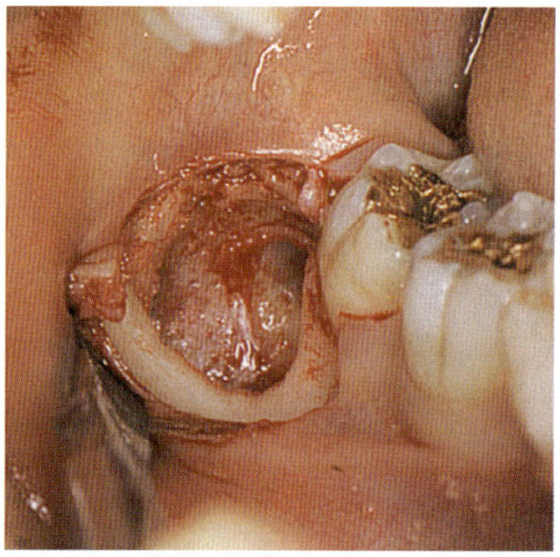

17-10. 7 치경부에 근접하는 골을 폭 2mm 남기고 삭제되어 있다.

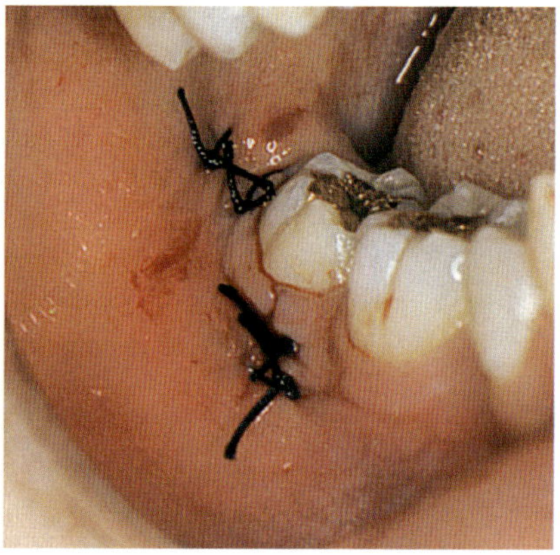

17-11.

제18장

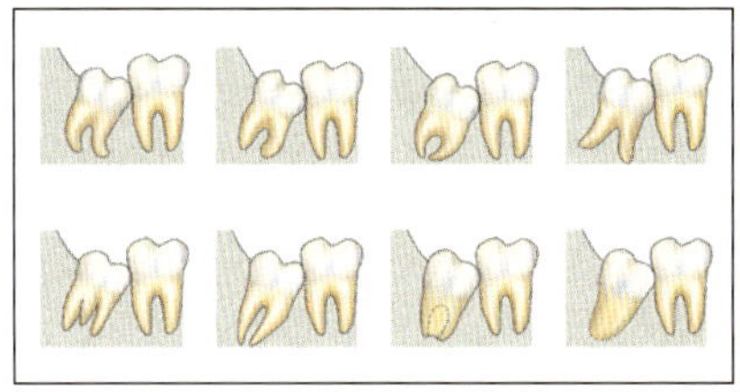

발치를 곤란하게 하는 치근 이상

발치를 곤란하게 하는 치근의 형태 이상에는 18-1을 들 수 있으며, 술전에 방사선사진으로 확인하고 각각의 발치 술식을 습득하지 않으면 안 된다. 치근에 이상이 있으면 탈구할 수 없는 경우, 무리하게 탈구를 시도해 치근이나 치조골이 파절되는 경우가 있다. 또한 발치에 필요한 시간을 예측하기가 곤란하고, 용이하다고 생각해 수술을 실시했는데 예상 외로 시간이 걸려 다음에 예약한 환자를 취소하는 경우가 있다.

32장에서 상세하게 설명하겠지만 발치할 수 없어 중단하고 의뢰되어 내원한 증례 중 치근의 형태 이상이 원인인 경우가 상당히 많다. 특히 비대근과 골을 감싸고 있는 치근의 경우에는 주의를 요한다.

발치의 난이도는 매복 깊이, 치축의 경사 방향이나 각도뿐만 아니라 치근의 형태를 술전 방사선사진으로 파악한 후 발치 계획을 세워야 한다.

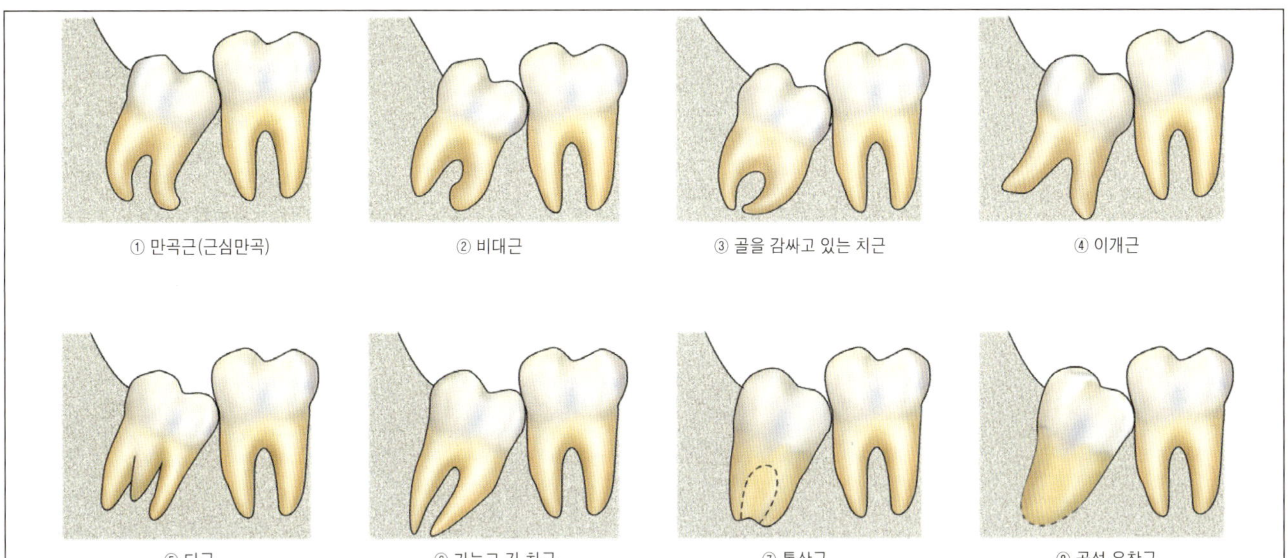

18-1. 발치를 곤란하게 만드는 치근의 이상.

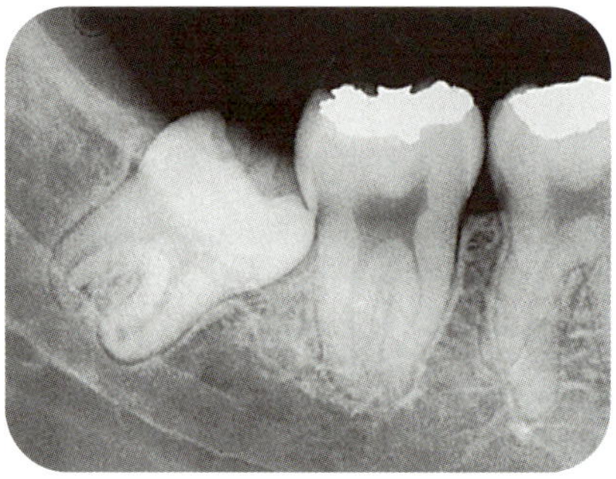

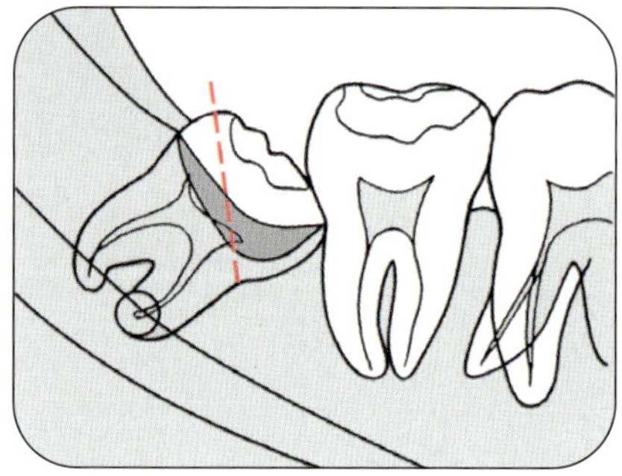

제 19 장

만곡근을 갖는 매복 제3대구치

치근만곡이 원인이 되어 발치가 곤란한 증례는 의외로 많고 술전에 방사선사진을 촬영해 치근의 개수, 만곡 방향, 만곡 정도를 확인하는 것이 중요하다. 만곡근에는 치근 전체가 만곡된 증례와 치근단만 만곡된 증례가 있으며, 후자의 경우에는 근단이 파절되어 발치가 더 곤란해지는 증례가 많다.

만곡근을 갖는 제3대구치의 발치 술식

발치 술식은 치근의 만곡 정도에 따라 다르지만 가벼운 경우에는 발치기자를 사용해 만곡측으로 조금씩 회전시키거나 저항이 적은 방향으로 서서히 힘을 가해 치조와를 점점 확대하고 탈구시켜 발치한다. 만곡근이 현저한 경우에는 치근간 중격이나 협측 치조골을 다량으로 삭제하고 발치한다. 다근치이고 만곡을 동반하는 경우에는 단근에 비해 발치가 곤란하며 각 근의 만곡 방향을 고려해 탈구하지 않으면 안 되며, 치근 분할을 필요로 하는 경우도 많다.

19-1에 근심경사진 하악 매복 제3대구치에 있어서 만곡근의 종류와 발치 술식을 소개하였다. 원심만곡근을 갖는 제3대구치는 치관을 분할, 제거한 후 원심측 치조골을 삭제한다. 이어 근심 협측부의 치근막 공간에 발치기자를 삽입, 치관을 원심측으로 기울여 제거한다(19-1-A). 근심만곡근에서는 치관 분할을 많이 하고 원심부에 발치기자를 삽입해 치관을 근심측으로 기울여 발거한다(19-1-B). 근심근과 원심근이 다른 방향으로 만곡되어 있는 경우에는 치근을 분할해 발치기자를 각 근의 만곡과 반대측으로 삽입하고 우선 원심근을, 이어 근심근을 만곡측으로 기울여 발거한다(19-1-C, D). 설측이나 협측 방향으로 만곡된 경우에는 저항이 적은 방향에서 발치기자로 서서히 치근막 공간을 확대하고 마지막에 만곡측으로 기울여 발거한다(19-1-E, F).

만곡근 발치시 주의사항

① 방사선사진에서 근단 상태를 확인할 수 있었나?

파노라마 방사선사진을 기초로 발치하는 경우도 많지만 화상의 선명도가 떨어지므로 치근단의 이상이 조금이라도 의심되면 주저하지 말고 치과 방사선사진 촬영을 하고 치근단을 충분히 확인하는 것이 중요하다. 19-2의 파노라마 방사선사진에 기초해 8의 발치를 시도했는데, 수직 반매복 제3대구치이고 술전에 용이한 발치라 생각했는데 탈구가 곤란하고 근단이 파절되었다. 치과 방사선 촬영을 했더니 근원심근 모두 강한 원심만곡이 판명되었다(19-3). 파절선은 spoon excavator를 사용해 신중하게 발거하였다(19-4).

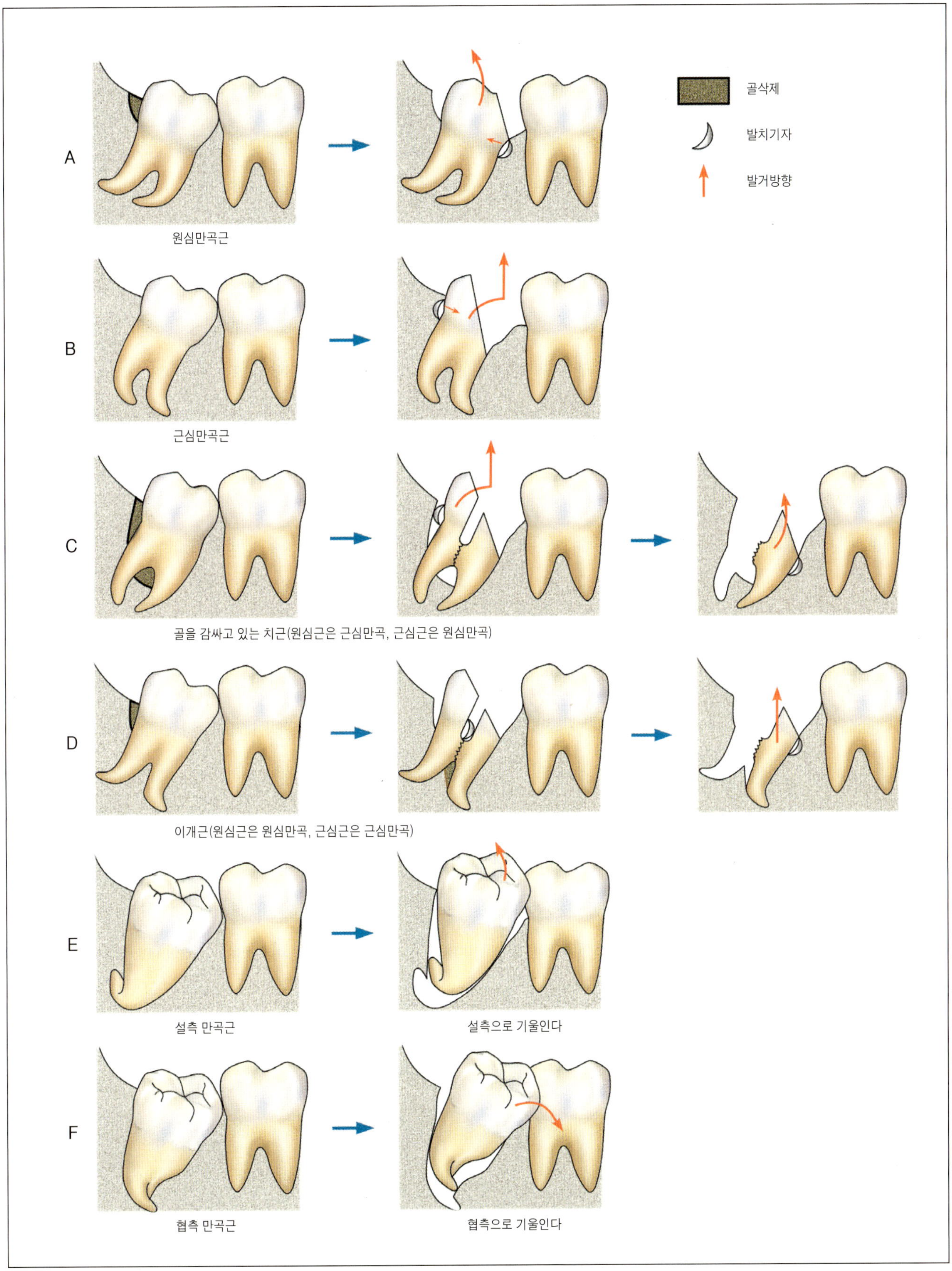

19-1. 만곡근의 종류와 발치 술식.

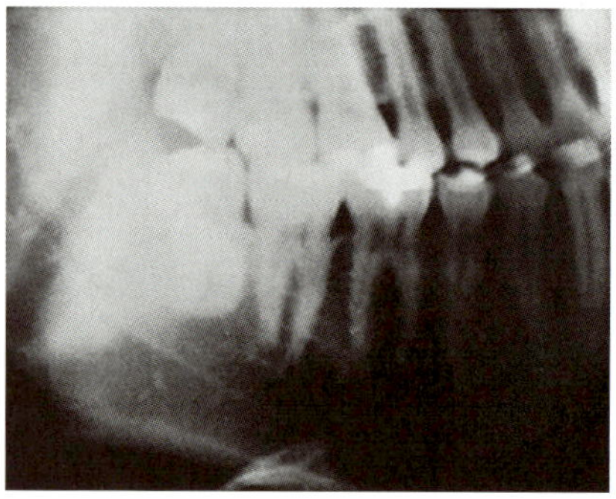

19-2.

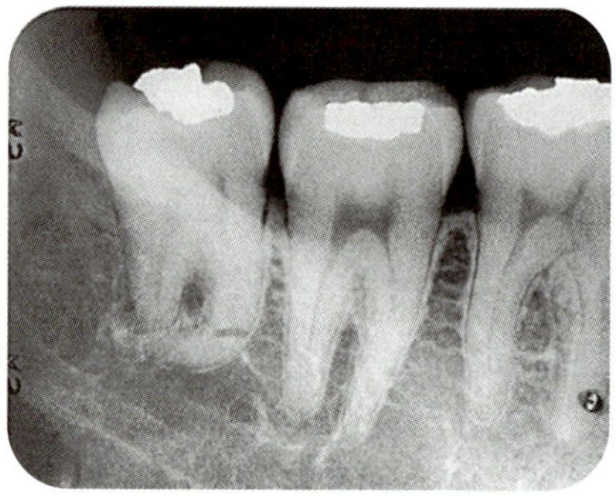

19-3. 파절된 원심만곡근.

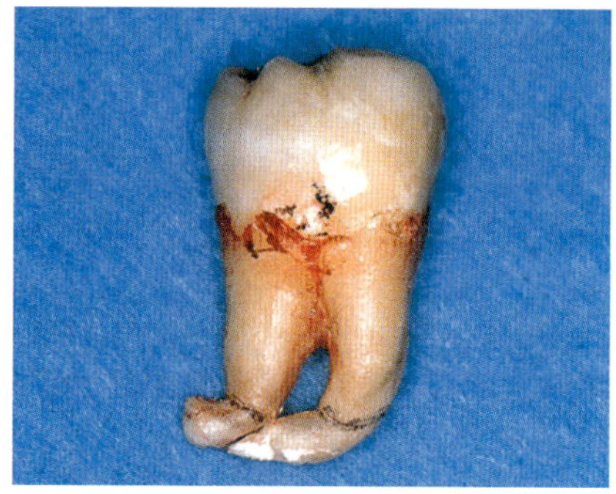

19-4. 원심만곡근.

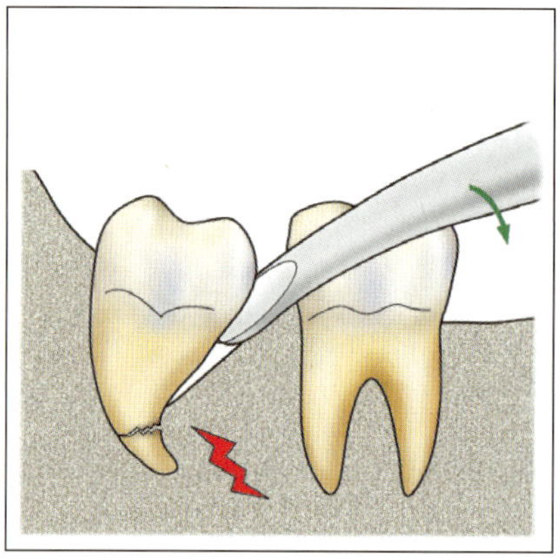

19-5. 근심만곡근이나 협측만곡근은 탈구가 곤란하며 파절되기 쉽다.

② 근심만곡근과 협측만곡선의 발치에 주의한다

제3대구치 발치의 기본술식은 발치기자를 근심협측우각부의 치근막 공간에 삽입하고 탈구시켜 발치한다. 그때 발치기자에서 응력이 근단에 집중되고 그 작업에 거스르는 방향의 근심만곡근이나 협측만곡근에서는 탈구가 곤란하고 치근파절이나 설측치조골 골절 등의 우발증을 발현시킬 수 있으므로 주의를 요한다(19-5).

만곡근을 갖는 매복 제3대구치를 발치할 때 근단이 파절된 증례를 설명하겠다.

협측만곡근을 갖는 매복 제3대구치의 발치

환자: 19세, 남성

8| 부위 둔통을 주소로 내원. 방사선사진에서 약 45° 근심경사를 동반하는 매복 제3대구치가 확인되었다(19-6). 근심근단의 영상에 주목하자. 치근단의 형태는 둥글고 근단에는 약간의 원형상이 관찰되며, 치수강은 끊어져 근단까지 도달하지 않는다. 이러한 방사선상은 협측이나 설측만곡근이 의심된다. 방사선사진에 기초해 발치를 예측해 보자.

발치 예측

난이도: 곤란

a. 매복 깊이 – 저위에 위치한 완전매복치

b. 피복하는 골의 양 – 소량

c. 매복치의 치축방향 – 근심경사

d. 치근 개수와 형태 – 2근이며 원심근은 근심만곡, 근심근은 협측이나 설측만곡이 의심된다.

e. 하악관과의 관계 – 근접

Flap 형성: 필요

골삭제: 필요

치아 분할: 필요

소요시간: 약 45분

술후 침습도: 크다

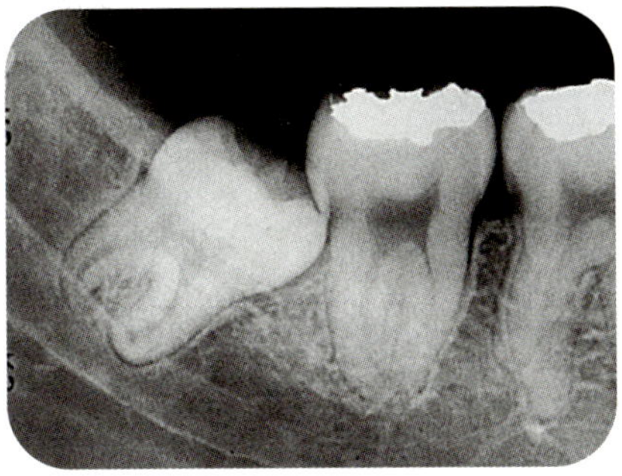

19-6. 근심 치근단에 주목하자.

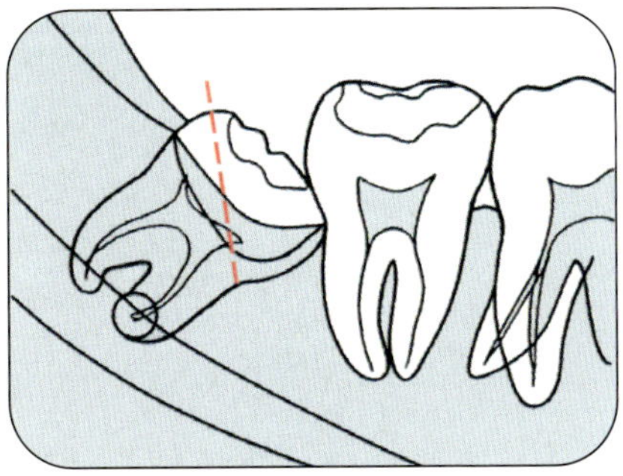

19-7. 근심 치근단은 둥글고 원형의 상이 관찰되며 치수강은 근단까지 도달해 있지 않다.

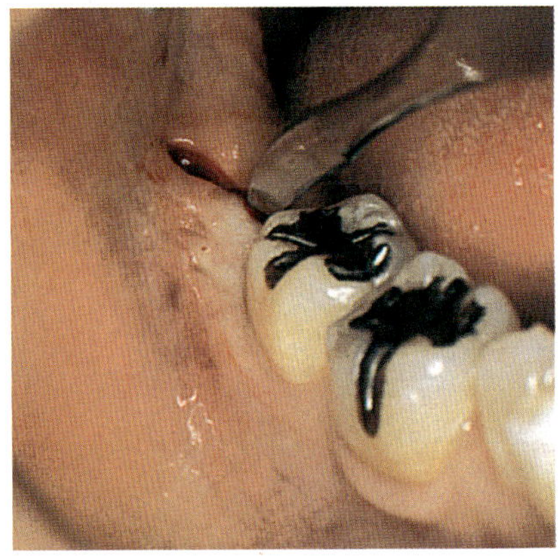

19-8. #12 메스로 원심절개.

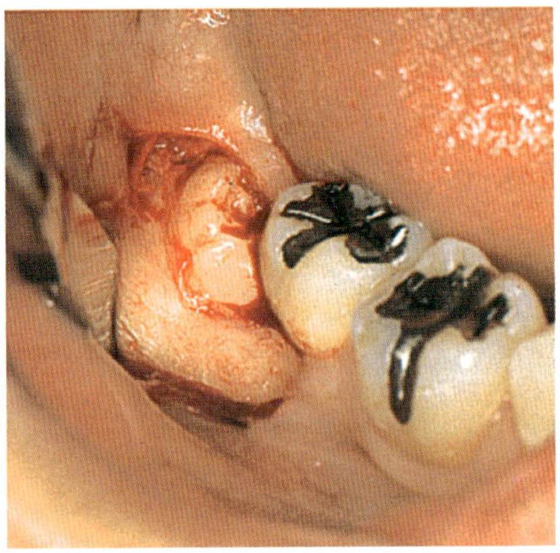

19-9.

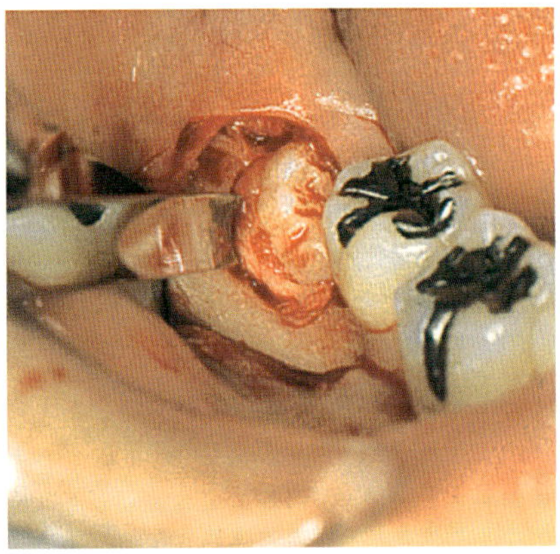

19-10. 골삭제.

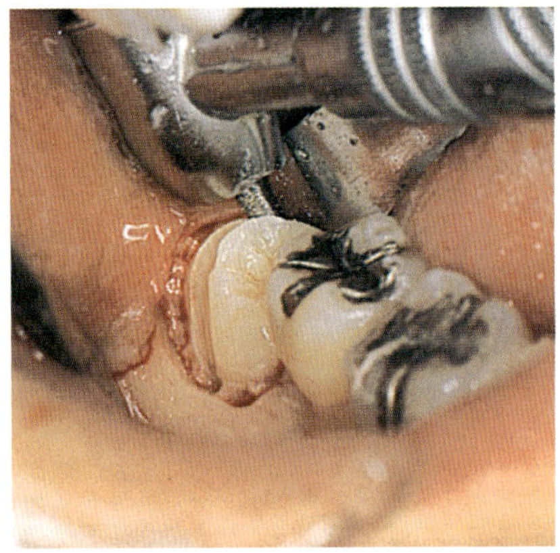

19-11. 터빈버로 치관분할.

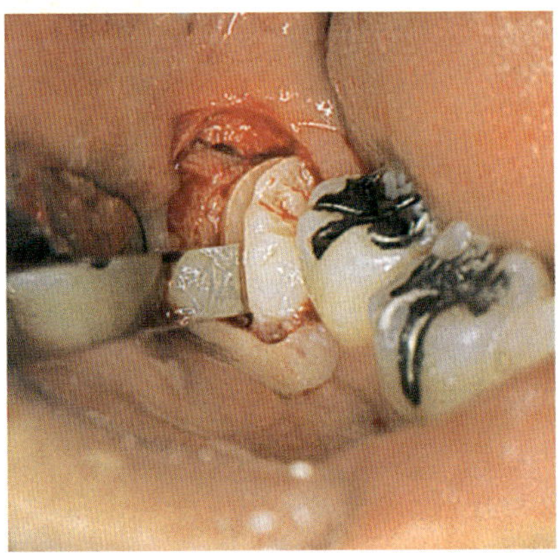

19-12. 각이진 치즐로 분할.

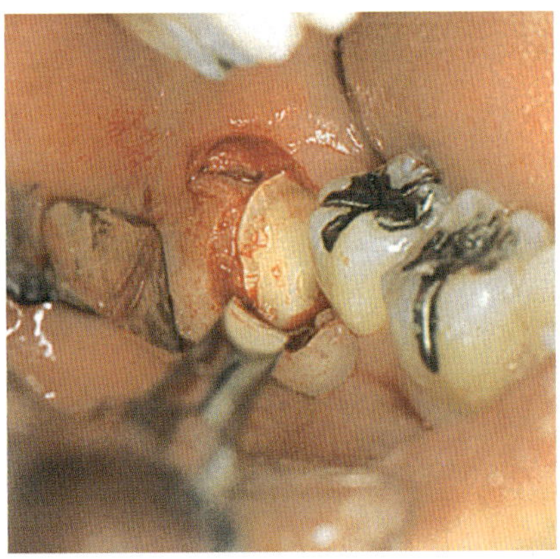

19-13.

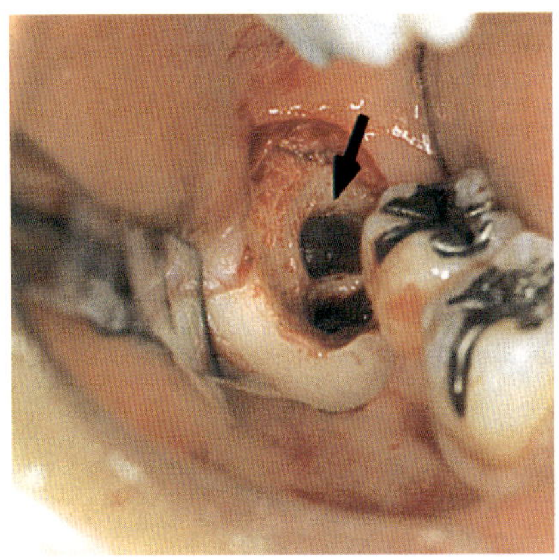

19-14. 원심근의 발치와에 하치조신경, 동 · 정맥이 관찰된다.

위의 예측에 기초해 하악공 전달마취하에서 발치하였다. 본 증례의 발치 술식을 소개한다.

술식

19-8. #12 메스로 $\overline{7|}$ 원심절개와 $\overline{7|}$ 원심과 협측의 치주인대를 자른다(4-9-①).

19-9. #15 메스로 $\overline{7|}$ 근심 협측부를 종절개하고 점막골막을 박리한다.

19-10. 라운드버나 둥근 치즐로 치경부를 피복하는 협측골을 삭제한다.

19-11. 터빈버를 사용해 치경부에서 분할한다.

19-12. 각이진 치즐로 치관 하방에 남겨 둔 부분을 파절하

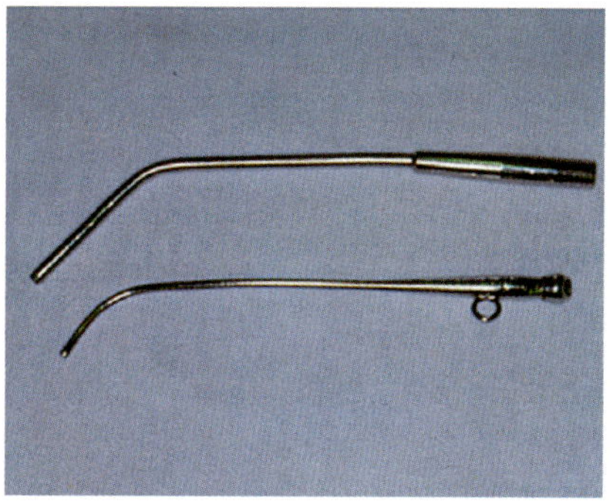

19-15. 외과용 흡입관.

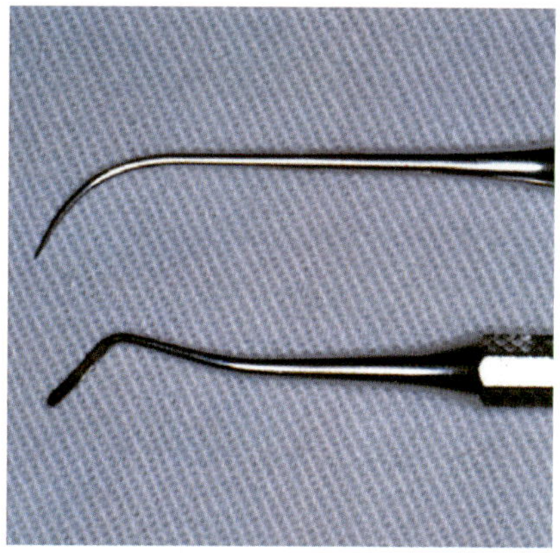

19-16.

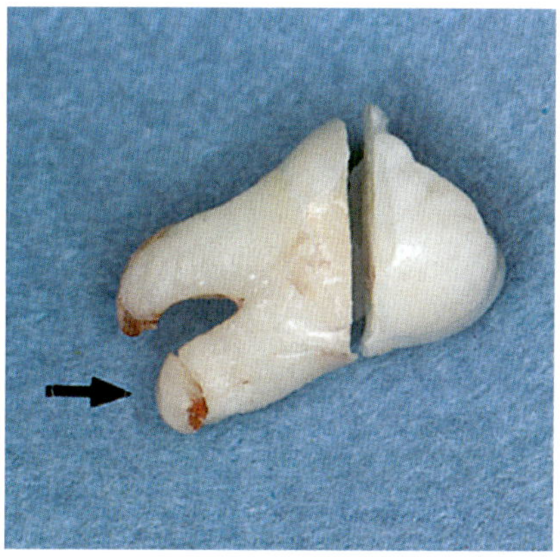

19-17. 협측에서 관찰한 상태.

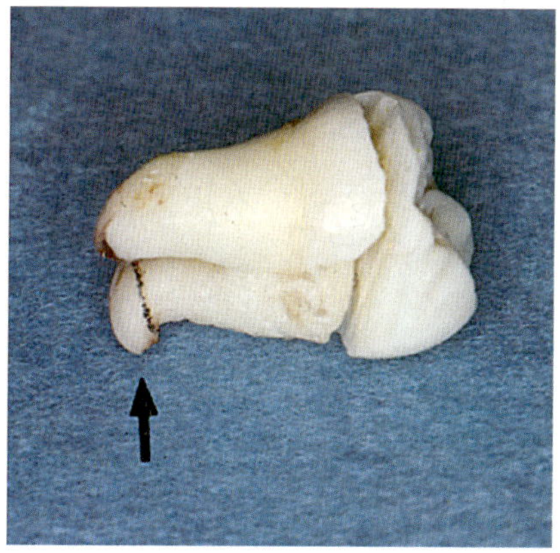

19-18. 약간 상방에서 관찰한 상태. 근심 근단은 협측으로 만곡되어 있다. 검은 선은 파절선.

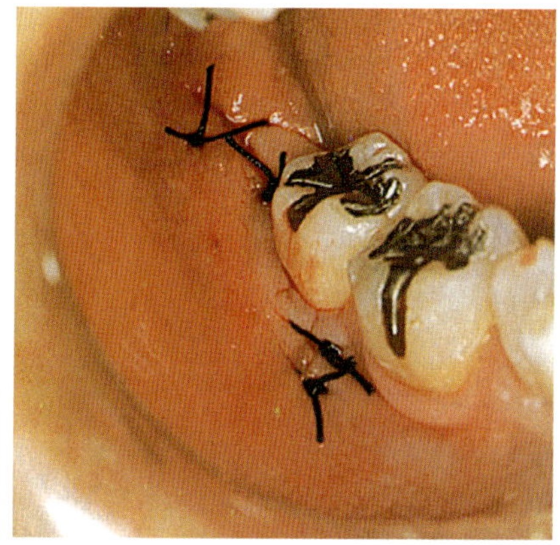

19-19.

고 발치기자로 분할한 치관을 제거한다.

19-13. 발치기자를 협측이나 원심측 치근막 공간에 삽입하고 탈구조작한다.

19-14. 치근에 경도의 동요는 관찰되지만 탈구는 불가능하고 '덜컹' 하는 감촉을 느낀 후에 발거하였다. 발거치의 근심 치근단을 확인하자 파절이 관찰되고 근단 일부가 잔존해 있는 것으로 확인되었다. 원심근 발치와의 저부에는 하치조신경 · 혈관이 관찰된다. 우선 발치와를 식염수로 잘 세척하고 시야를 확보한다. 필요하다면 발치와에 3,000배 보스민액을 적신 거즈를 넣어 압박지혈하는 방법도 효과적이다(24-8 참조). 이어 구강외과용 끝이 가는 흡입관(19-15)을 사용해 발치와저부를 흡입한다. 그리고 엑스카베이터나 탐침(19-16)으로 파절근이 하악관에 들어가지 않도록 주의하면서 신중하게 적출하였다.

19-17. 발거치와 파절근단을 소개한다.

19-18. 파절근단은 협측만곡 상태였다.

19-19. 점막골막피판을 원위치시키고 4군데 완전봉합해 수술을 종료하였다.

제20장

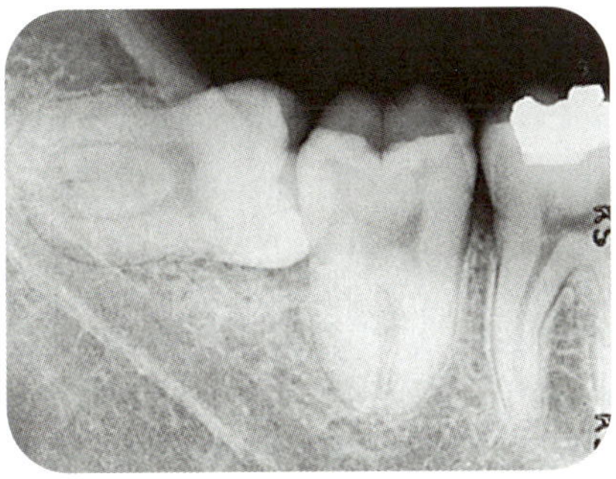

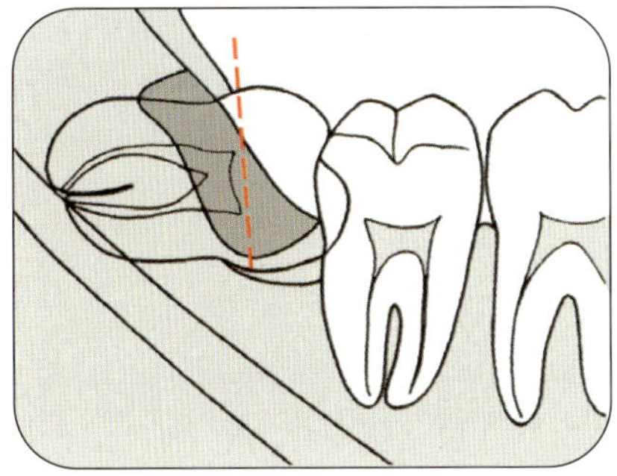

비대근을 갖는 매복 제3대구치

비대근을 갖는 매복 제3대구치

치근비대에는 선천적인 원인과 후천적인 원인이 있다. 전자는 치근 상아질의 과형성에 기인한다. 후자는 어떠한 원인으로 제2세멘트질이 증식해 대합치가 없는 치아, 잔근, 제3대구치에 많다고 한다. 술전 방사선사진에서 치근비대가 확인된다면 술자는 발치가 보다 곤란해질 것을 인식하고 소요시간을 충분히 갖도록 한다. 치근의 비대를 확인하지 못한 채 발치를 시도하면 장시간 탈구하지 못하거나 과도한 힘이 가해져 치조골 골절이나 치근파절을 일으키기도 한다. 무의미한 조작, 우발사고를 방지하기 위해서도 술전에 방사선사진에 의한 확인은 반드시 필요하다.

제3대구치의 발치는 비대근이 원인이 되어 발치가 곤란해진 증례가 많기 때문에 상세하게 검토하고 발치 술식을 확실하게 습득하기 바란다.

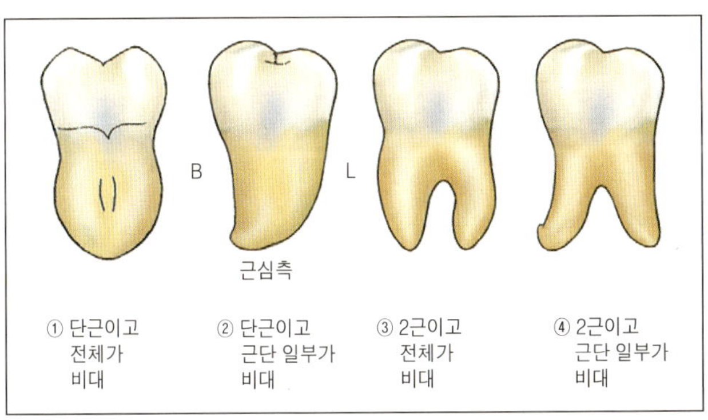

20-1. 비대근의 형태적 분류.

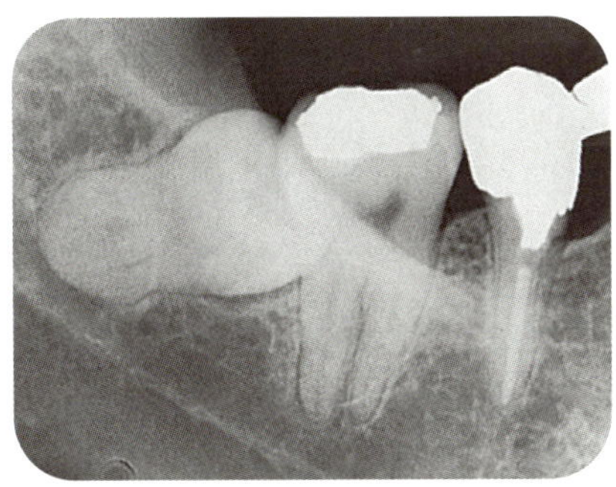

20-2. 단근이고 치근 전체가 비대해 있다.

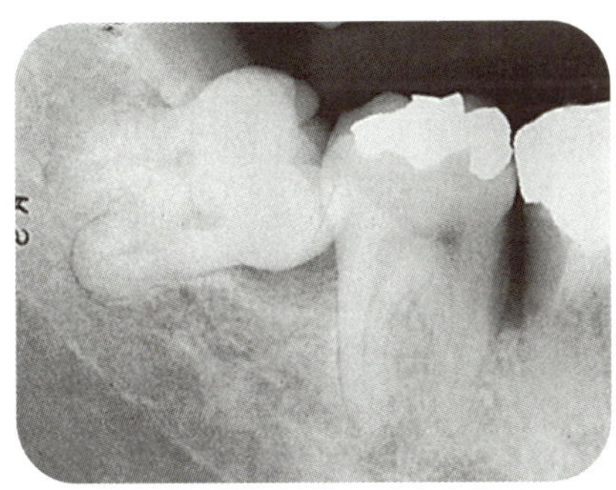

20-3. 2근이고 근심 근단과 원심근 전체가 비대해 있다.

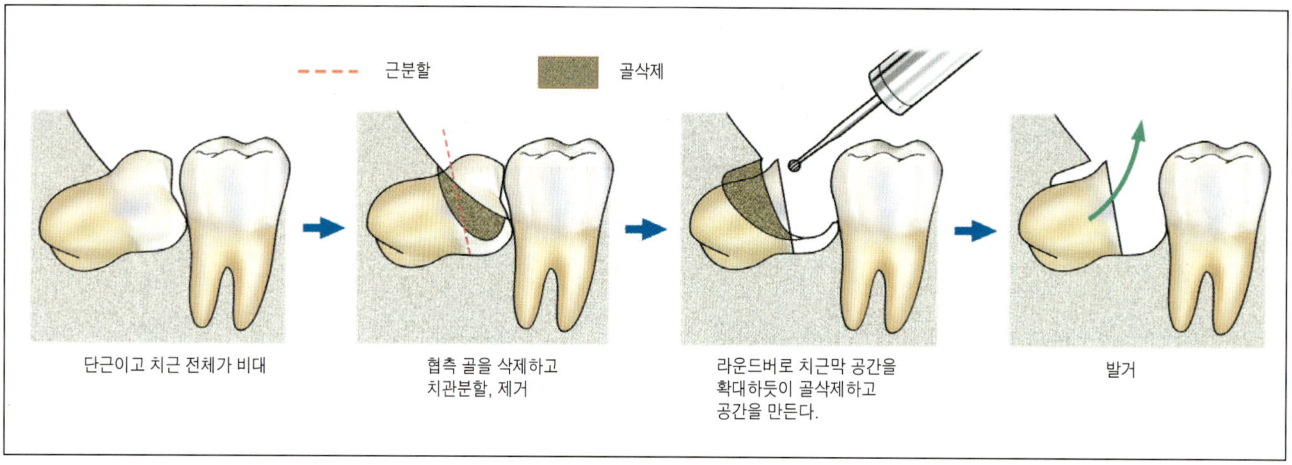

20-4. 단근이고 치근 전체가 비대해 있는 매복 제3대구치의 발치.

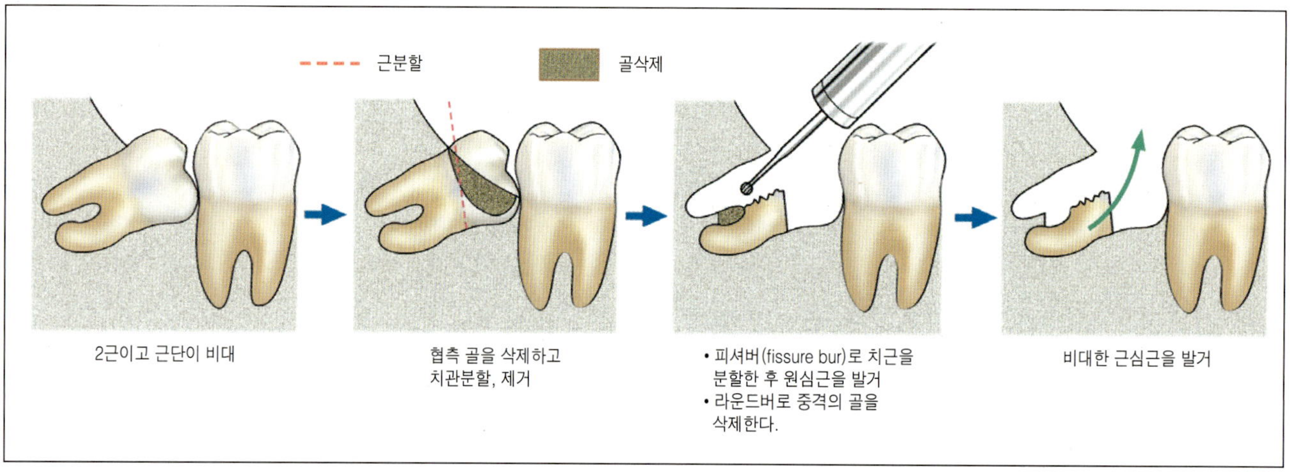

20-5. 2근이고 치근단이 비대해 있는 매복 제3대구치의 발치.

비대근을 형태적으로 분류하면 다음과 같다(20-1).

① 단근이고 치근의 전체가 비대한 증례

② 단근이고 근단 일부가 비대한 증례

③ 2근이고 치근 전체가 비대한 증례

④ 2근이고 근단 일부가 비대한 증례

방사선사진을 통해 비대근이라 판단되면 어디에 해당되는지 이해한 후 발치술에 임하는 자세가 중요하다고 생각한다. 그러나 방사선사진에서 근원심적 근비대는 확인할 수 있지만 협설적 근비대는 판독할 수 없다는 점을 염두에 두어야 한다. 20-1-②처럼 근단의 일부가 협측으로 비대해 있는 증례가 여기에 해당된다.

비대근을 갖는 매복 제3대구치의 발치 술식

발치할 때 치근주위 골을 삭제하고 비대한 부분을 적출하기 위한 공간을 마련한다. 예를 들어, 치근 전체가 비대해 있는 매복 제3대구치를 발치(20-2, 20-4)할 때는 통법대로 협측 골을 삭제한 후 치관을 분할 · 제거하고 발치기자를 삽입해 탈구를 시도한다. 동요 · 탈구하지 않으면 분할방법(JET 카바이드버 HP4: Shofu)으로 협측과 원심측 골을 치근막 공간을 확대하듯이 비대부까지 다량으로 삭제하고, 치근주위에 공간을 마련한 후 탈구시켜 제거한다.

치근단이 비대해 있는 매복 제3대구치를 발치(20-3, 20-5)할 때는 보통 방식대로 골삭제, 치관 분할 · 제거한 후 피셔버(JET 카바이드버 HP702: Shofu)로 치근을 분할하고 비대

단근이고 치근 전체가 비대해 있는 매복 제3대구치의 발치

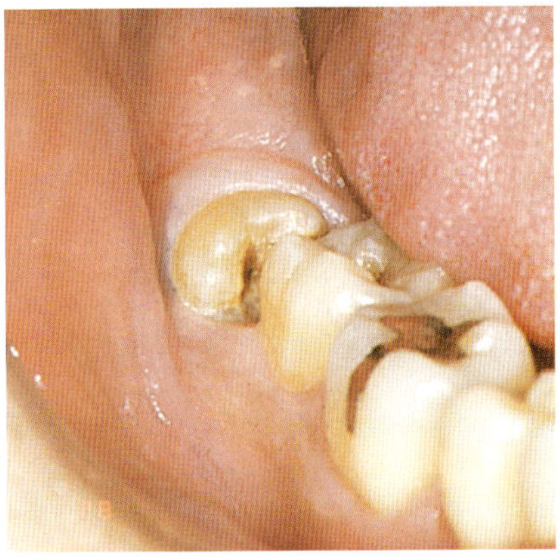

20-6. 술전 구강내.

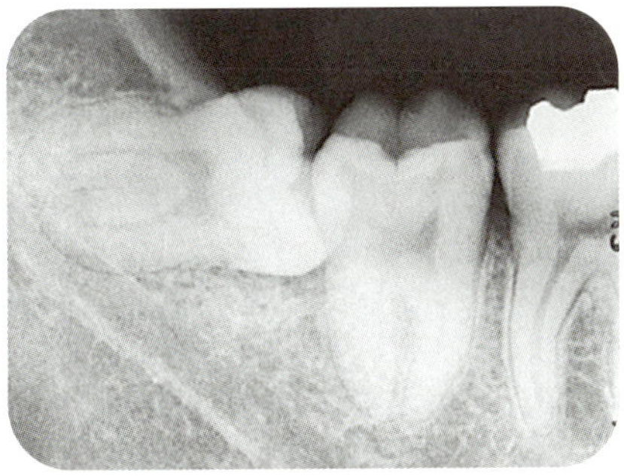

20-7. 2근이지만 유착되어 단근처럼 되어 있다. 치근 전체가 비대해 있다.

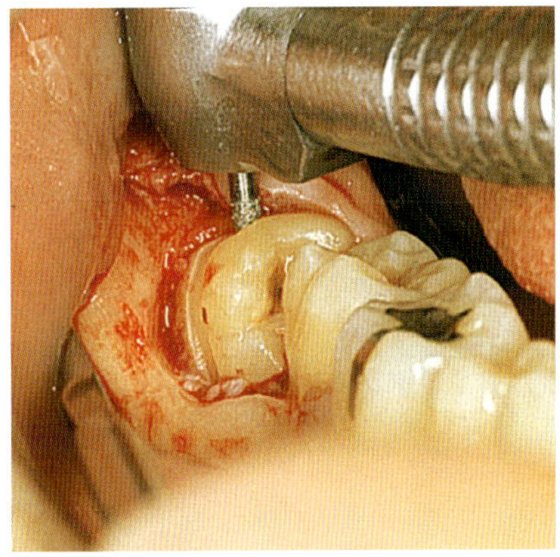

20-8. 터빈버로 치관분할.

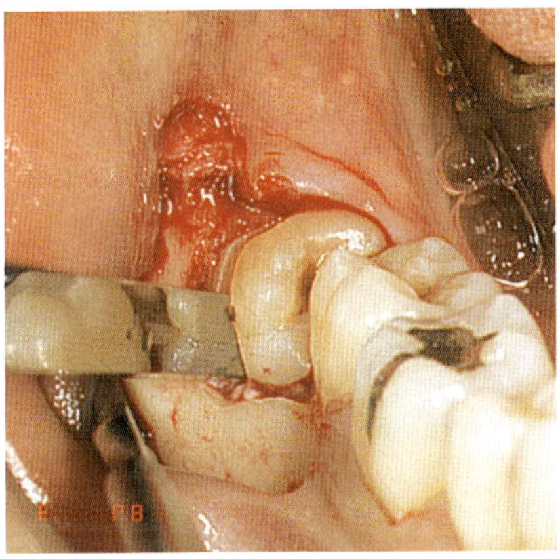

20-9. 각형 끌로 분할.

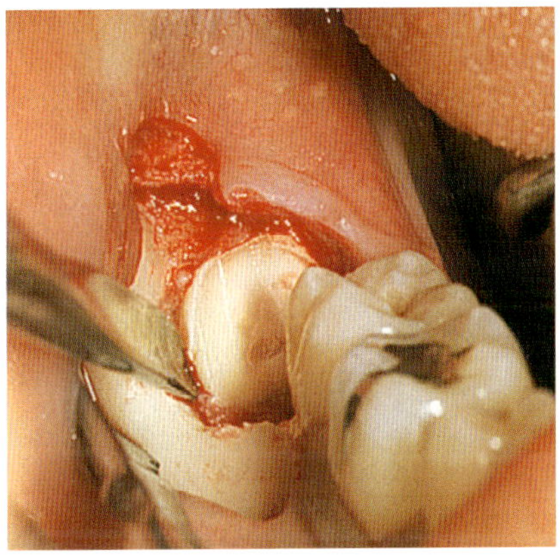

20-10. 발치기자로 탈구를 시도하지만 전혀 동요하지 않는다.

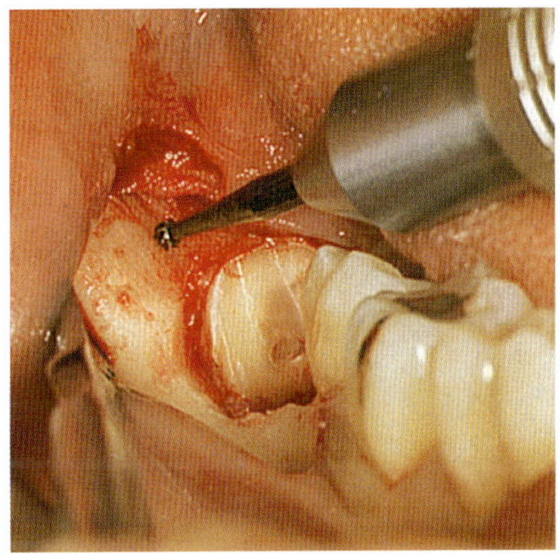

20-11. 라운드버로 협측과 원심측 골을 삭제한다.

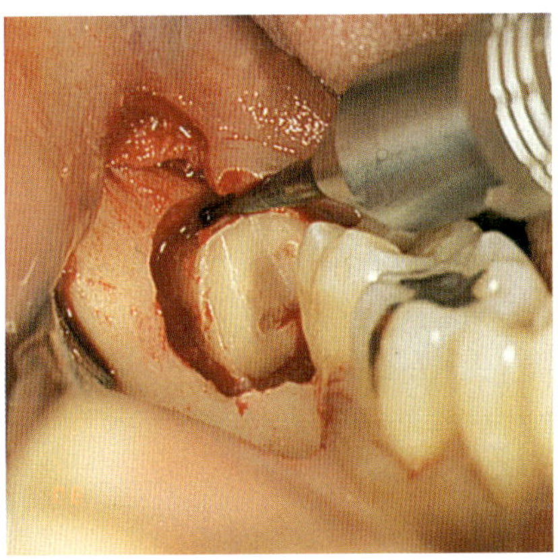

20-12. 치근막 공간을 확대하듯이 비대부까지 골 삭제하였다.

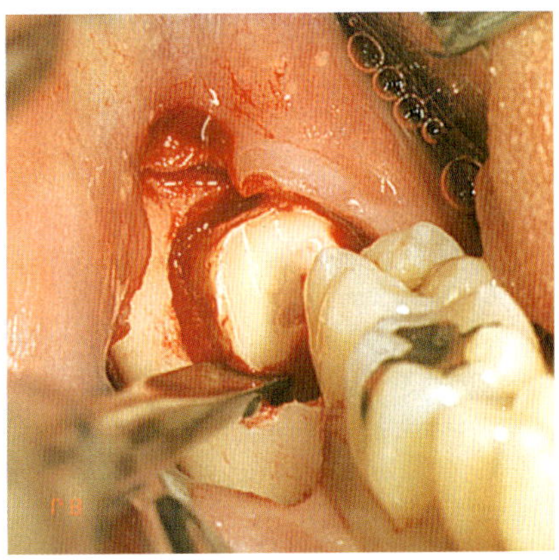

20-13. 발치기자로 탈구.

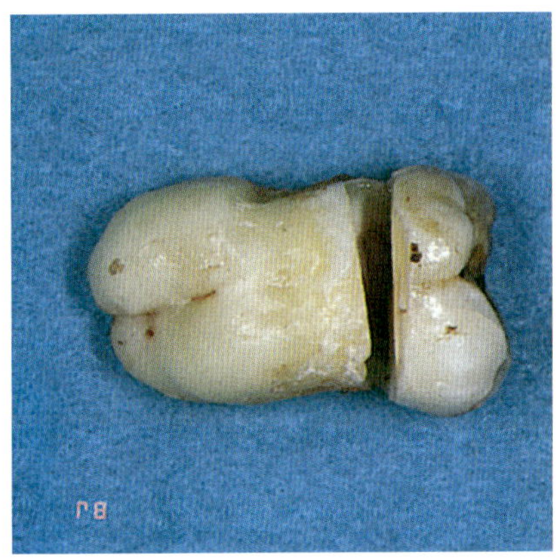

20-14. 발거치. 치근 전체가 비대해 있었다.

해 있지 않은 원심근을 발거한다. 그리고 분할방법으로 치근간 중격의 골을 삭제해 공간을 마련한 후 발거한다.

아래에 비대근을 갖는 하악 매복 제3대구치의 발치에 대해 우리들이 이용하는 술식을 들어 설명하겠다.

2근이고 원심근이 비대한 매복 제3대구치의 발치

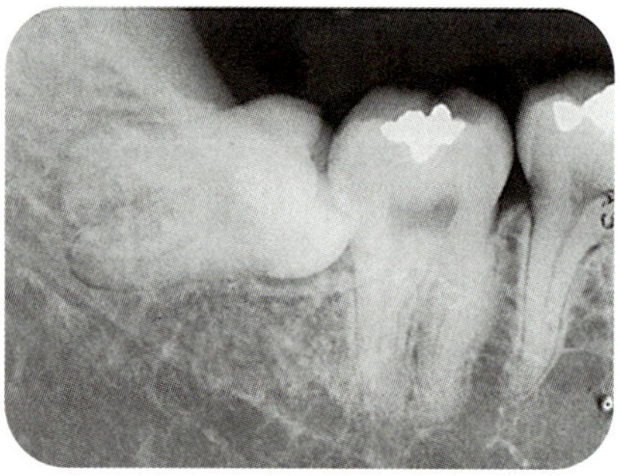

20-15.

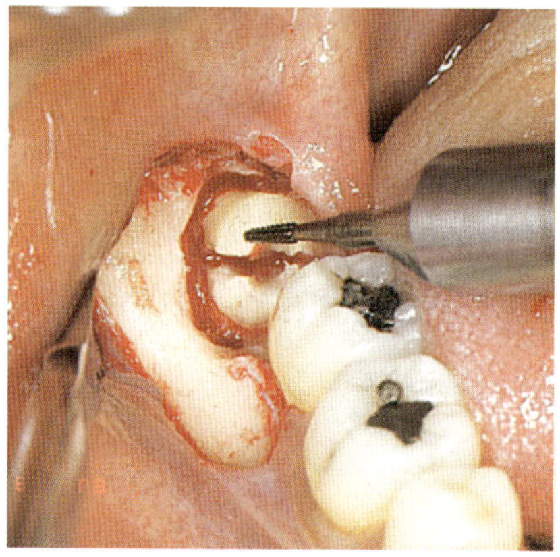

20-16.

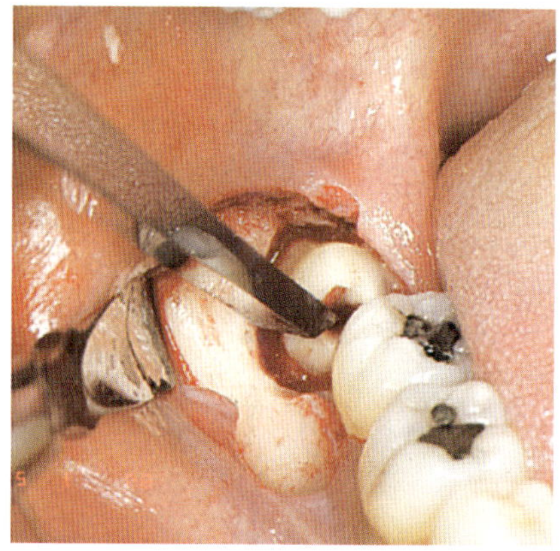

20-17.

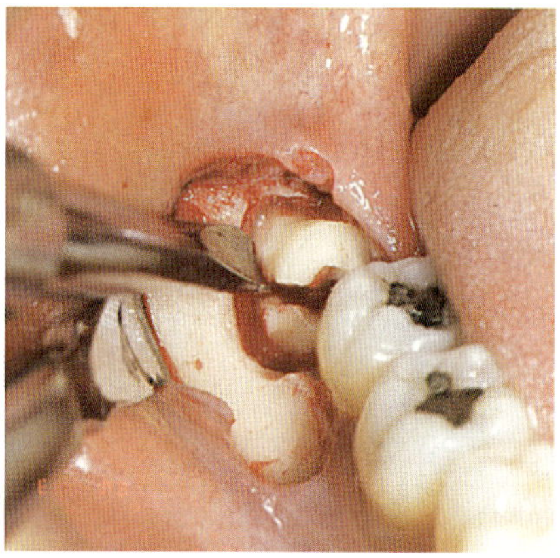

20-18.

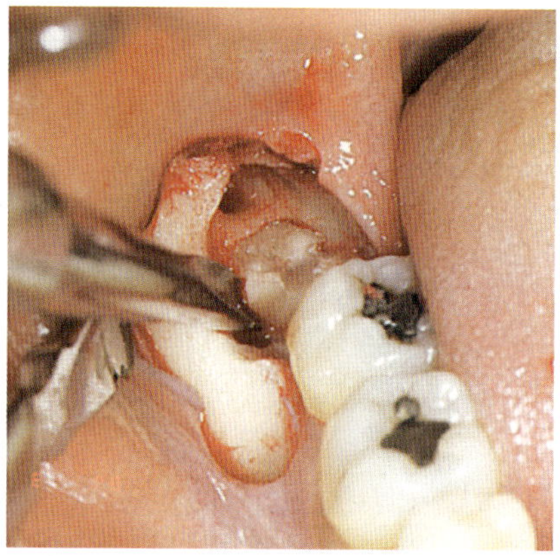

20-19.

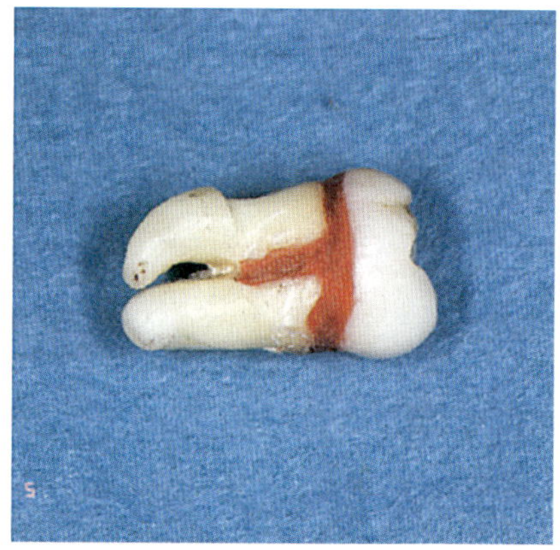

20-20.

단근이고 치근 전체가 비대해 있는 매복 제3대구치의 발치

협측과 원심측 골을 비대부까지 삭제한 증례

환자: 31세, 남성

8| 부위 둔통을 주소로 내원. 구강 내에서는 8| 치관이 관찰된다(20-6). 치과 방사선사진(20-7)에서 수평매복 제3대구치가 확인되고 치관 하방부에 골흡수가 관찰되었다. 구강 내 소견과 방사선 소견에 기초해 발치를 예측해 보자.

발치 예측

난이도: 매우 곤란

a. 매복 깊이 – 고위에 위치한 불완전매복치

b. 피복하는 골의 양 – 소량

c. 매복치의 치축방향 – 수평위

d. 치근 개수와 형태 – 2근이지만 유착되어 단근처럼 보이고 전체적으로 비대.

e. 하악관과의 관계 – 접해 있다

Flap 형성: 필요

골삭제: 다량으로 필요

치아 분할: 치경부에서 치관 분할

소요시간: 약 60분

술후 침습도: 크다

위의 예측에 기초해 하악공 전달마취하에서 발치하였다.

본 증례의 발치 술식을 소개한다.

술식

20-8. #15 메스로 8 원심치은과 7 협측 치은을 수직절개하고 #12 메스로 치주인대를 자른다. 이어 점막골막을 박리하고 골을 노출시킨다. 분할방법나 둥근 치즐로 치관을 피복하는 협측과 원심측 골을 삭제한 후 터빈버를 사용해 치경부에서 절단한다.

20-9. 각이진 치즐을 협측 절단부에 삽입, malleting해서 치관을 분할. 발치기자로 제거한다.

20-10. 이어 발치기자를 협측 치근막 공간에 삽입하고 치근의 탈구를 시도하지만 전혀 동요하지 않는다.

20-11. 식염수를 부어가면서 straight handpiece를 사용해 카바이드 4번 분할방법으로 협측과 원심측 골을 삭제한다.

20-12. 치근막 공간을 확대하듯이 비대부까지 골을 삭제해 공간을 마련하였다.

20-13. 다시 발치기자로 탈구를 시도하자 무리없이 발거할 수 있었다. 발거 후 골줄로 발카로운 부분을 부드럽게 한 후 발치와를 식염수로 세척하고 점막골막피판을 원위치시켜 봉합하였다.

20-14. 발거치. 치근 전체가 비대해 있다.

2근이고 원심근이 비대해 있는 매복 제3대구치의 발치

치근을 분할한 증례

20-15. 치과 방사선사진에서 원심근의 비대가 관찰된다.

20-16. 앞의 증례와 마찬가지로 치관을 분할제거한 후 발치기자로 치근 탈구를 시도했는데 동요하지 않았다. 그래서 주수하에서 straight handpiece를 사용해 피셔버(JET 카바이드버 HP702: Shofu)로 치근을 절단한다.

20-17. 각이진 치즐을 사용해 완전히 분할한다.

20-18. 치근간 중격이나 원심 치근막 공간에 발치기자를 삽입해 탈구시키고 우선 원심근을 발거한다.

20-19. 이어 근심근을 발거한다.

20-20. 발거치를 소개한다. 원심근의 비대가 뚜렷하게 보인다.

제 21 장

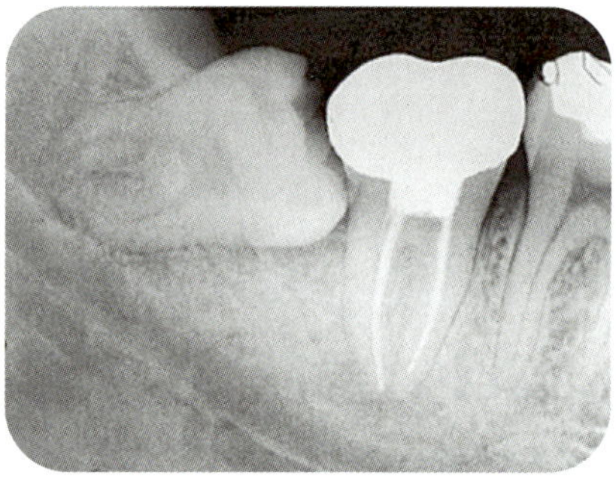

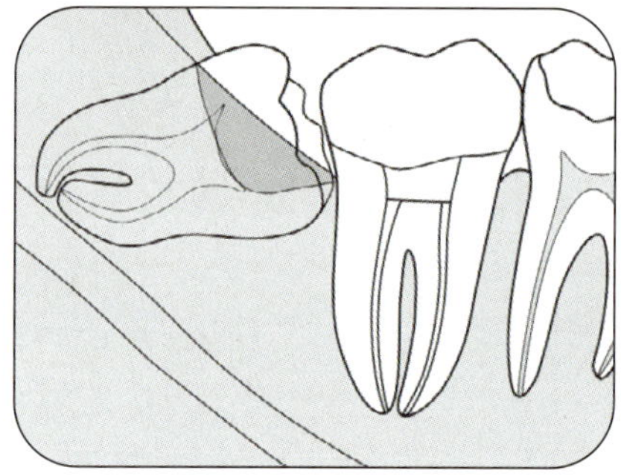

치근이 골을 감싸고 있는 매복 제3대구치

치근 이상 중에는 근심근이나 원심근이 만곡되어 서로 치근단이 근접하고 치근이 마치 도넛처럼 되어 치근간 중격 골을 감싸고 있는 경우가 있다. 이러한 증례는 흔하지 않지만 발치 술식 중에서 가장 까다롭다.

치근에 대해 다양한 방향에서 탈구조작을 시도하지만 전혀 동요하지 않고 탈구할 수 없는 원인을 도저히 알 수 없다. 따라서 시간만 소비하고 상당히 당혹스럽다. 결국 탈구되었다고 생각하면 치근파절이나 치조골 골절이 발생해 후처치를 위한 시간을 소비하기 쉽다.

따라서 술전에 방사선사진을 촬영해 치근이 골을 감싸고 있는 증례인지를 충분히 확인하는 것이 중요하다.

치근이 골을 감싸고 있는 하악 제3대구치의 분류

치근이 골을 감싸고 있는 하악 제3대구치를 형태적으로 분류해 보면 21-1과 같다.

① 근심근은 원심만곡, 원심근은 근심만곡되고 서로 근단이 유착되어 고리(루프)를 형성, 치근이 마치 도넛처럼 되어 치근간 중격의 골을 감싸고 있다(21-1-①)

② 근심근은 원심만곡, 원심근은 근심만곡되어 치근간 중격의 골을 감싸고 있으며, 서로 치근단은 떨어져 있다(21-1-②)

③ 근 · 원심근의 중격측에 함몰(concavity)이 있어 이 언더컷에 골이 들어가 있고 치근이 골을 감싸고 있다(21-1-③).

이번에는 증례를 검토해 보겠다.

치근이 골을 감싸고 있는 증례의 발치 술식

안고 있는 골이 소량이거나 빈약하다면 일반 발치술로 골은 파절되고 발거된다. 그러나 치근에 대해 다양한 방향에서 탈구조작을 시도해도 전혀 동요하지 않는 경우에는 분할방법을 중격 골의 위치까지 깊게 진행하고 그 상방 1/2까지 삭제한다. 이를 통해 중격골은 파절되어 발거할 수 있다. 그러나 이 방법으로도 탈구가 불가능하다면 피셔버(fissure bur)로 치근을 분할하고 우선 원심근을, 이어 근심근을 발거한다(21-9).

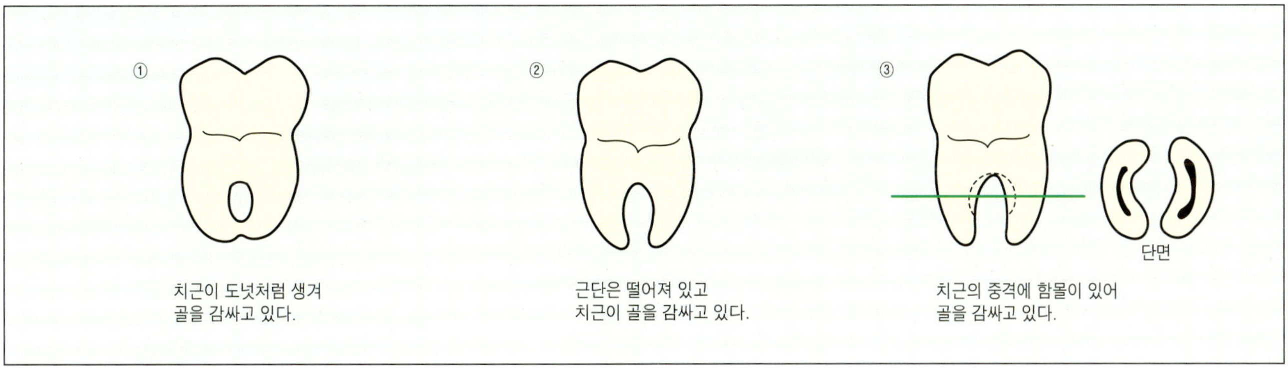

21-1. 치근이 골을 감싸고 있는 하악 제3대구치의 분류.

〔21-1-①의 예〕

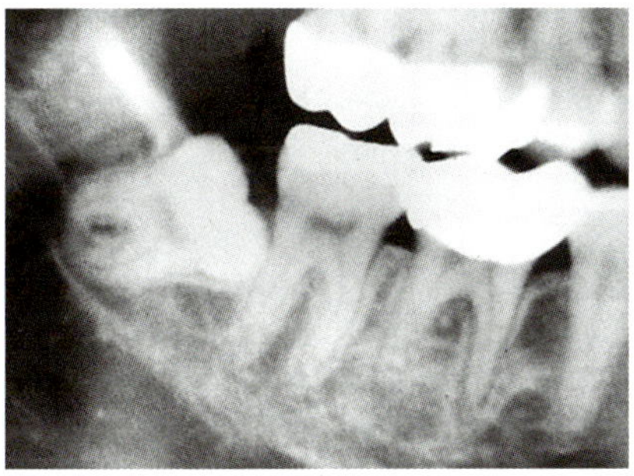

21-2.

판독

• 근심근은 원심만곡, 원심근은 근심만곡되고, 상호 치근단은 근접해 루프를 형성하고 있다.
• 치수강은 고리 형태이다.
• 치근간 중격은 골양투과상이며 치근이 골을 감싸고 있다.

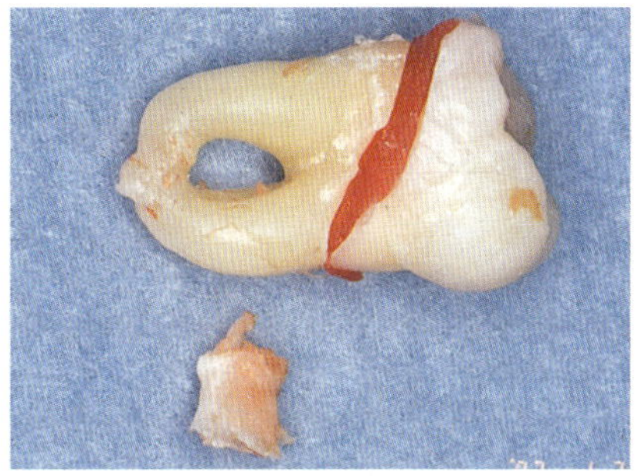

21-3. 발거치. 치근은 도넛 형태이고, 중격에 단단한 골이 들어 있었다.

〔21-1-②의 예〕

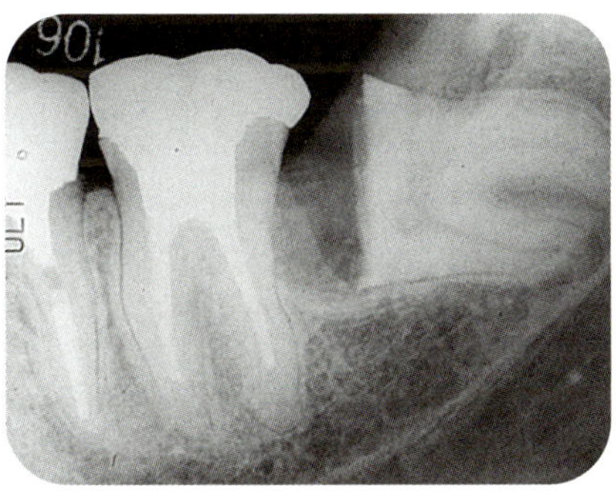

21-4. 원심근은 근심만곡되어 있고, 중격의 골을 감싸고 있다.

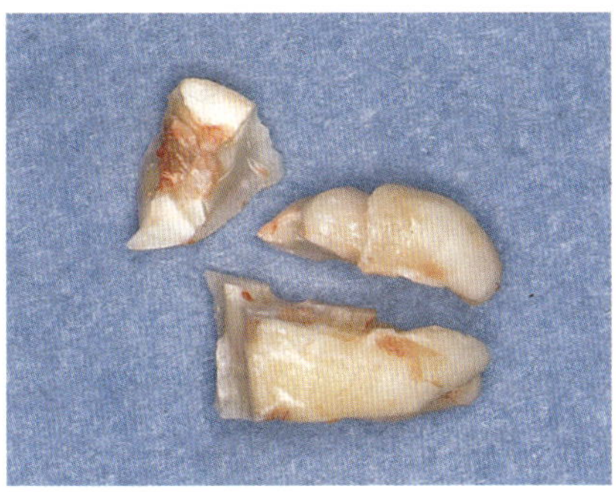

21-5. 발거치. 원심근은 근심만곡되어 있었다.

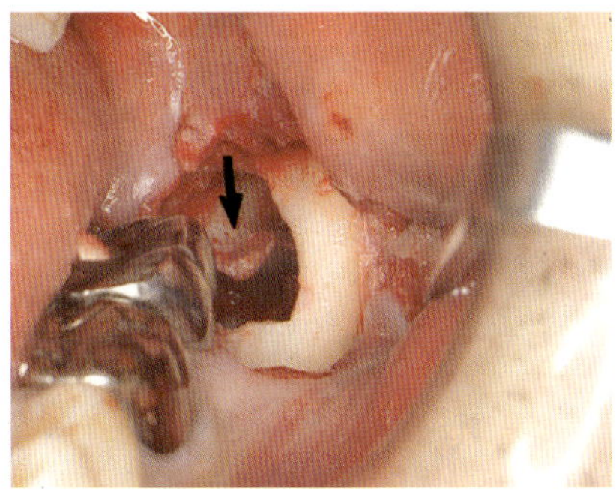

21-6. 중격의 골은 단단하고 견고한 상태였다(화살표).

〔21-1-③의 예〕

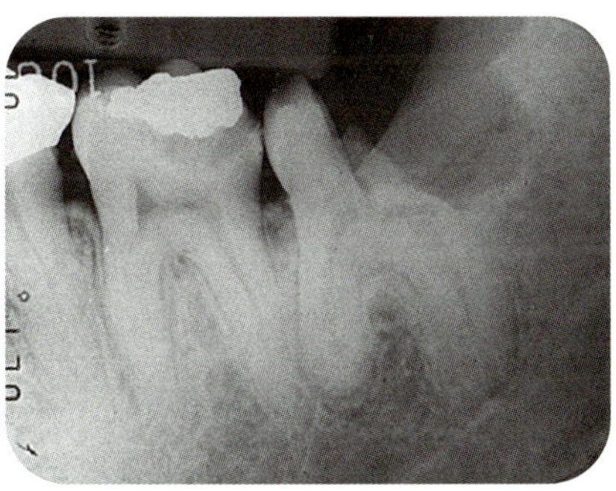

21-7.

판독

• 근심근은 다소 비대하고 치수강은 원심만곡되어 있다.
• 치근간 중격부의 치근막 공간은 사발모양이며, 치근면 함몰이 관찰된다.

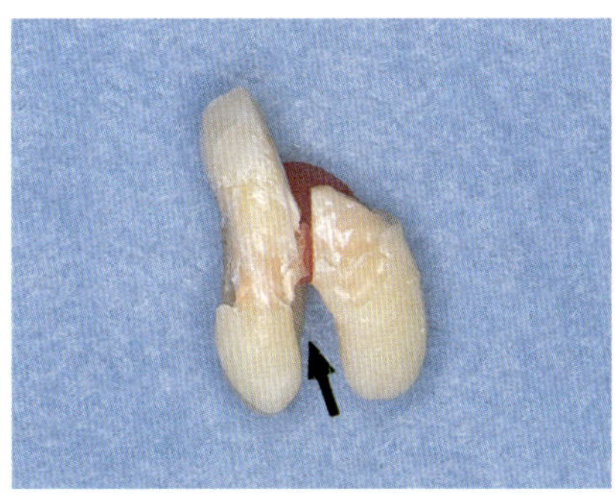

21-8. 발거치. 사발모양의 함몰이 있고 골이 들어 있었다(화살표).

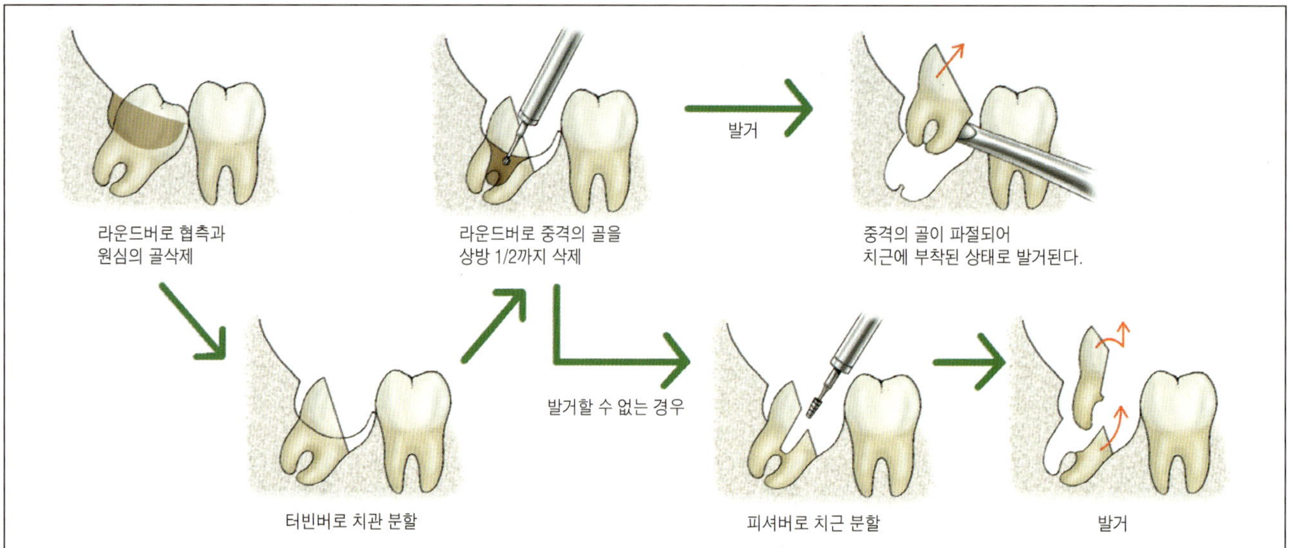

21-9. 치근이 골을 감싸고 있는 매복 제3대구치의 발치 술식.

치근이 골을 감싸고 있는 매복 제3대구치의 발치

환자: 23세, 여성

8| 부위의 불편감을 주소로 내원. 구강 내에서는 8| 치관의 일부가 노출해 있는 불완전매복(21-10)이고, 방사선사진에서는 수평매복 제3대구치가 확인되었다(21-11). 판독해 보면 매복 제3대구치는 2근이며 서로 근접해 있다. 이러한 방사선상을 보이는 경우는 단근치와 마찬가지로 발치가 비교적 용이한 경우가 많다. 그러나 여기에서 치수강의 형태에 주목하자. 근심근과 원심근의 치수강은 많이 만곡되고 근단부에서 접촉해 있다. 이러한 방사선상을 보이는 경우는 치근이 골을 감싸고 있는 증례 21-1-①에 해당되므로 주의가 필요하다. 구강내 소견과 방사선 소견에 기초해 발치를 예측해 보자.

발치 예측

난이도: 곤란
- a. 매복 깊이 – 고위
- b. 피복하는 골의 양 – 다량
- c. 매복치의 치축방향 – 수평위
- d. 치근 개수와 형태 – 2근이며 골을 감싸고 있을 가능성이 있다

Flap 형성: 필요

골삭제: 필요

치아 분할: 치관 분할

소요시간: 약 40분

술후 침습도: 크다

위의 예측에 기초해 하악공 전달마취하에서 발치하였다. 본 증례의 발치 술식을 소개한다.

술식

21-12. #15 메스로 8| 원심과 7| 협측 치은을 절개하고 #12 메스로 치주인대를 자른다(4-9-②의 절개). 분할방법으로 치경부를 피복하는 협측골을 삭제한 후 터빈버로 치관을 분할하고 제거한다.

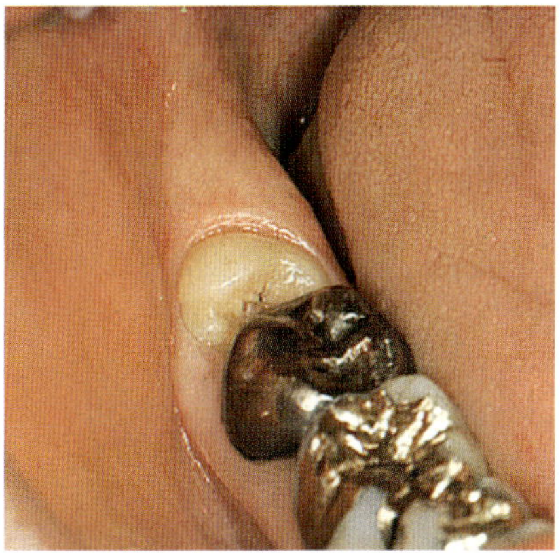

21-10.

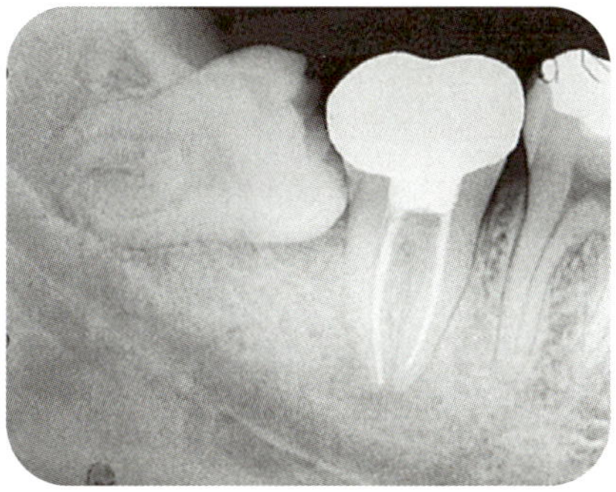

21-11.

판독

- 2근이고 근심근은 원심만곡되어 있다.
- 치수강에 주목하면 근심근과 원심근은 고리 형태이며, 치근만곡 정도가 강하다는 것을 시사하고 있다.
- 중격부는 흐릿한 투과상이 관찰되며 골을 감싸고 있는 것으로 생각된다.

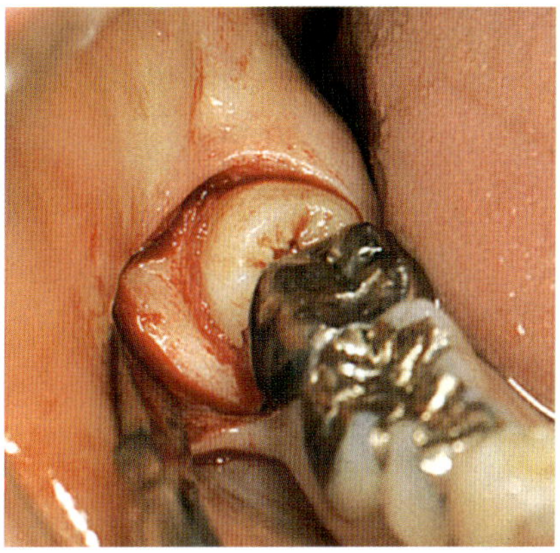

21-12.

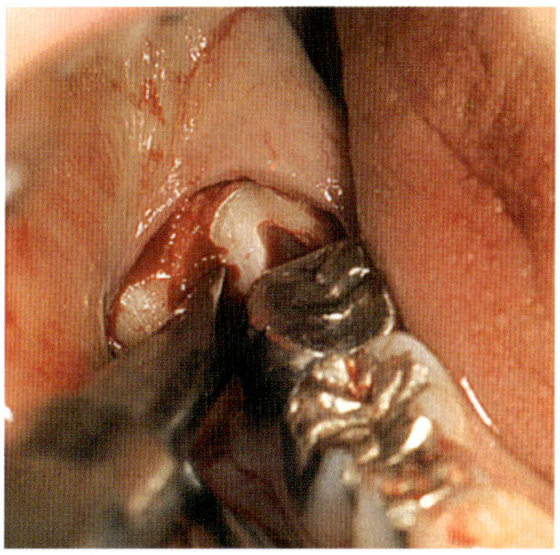

21-13. 발치기자로 탈구조작한다.

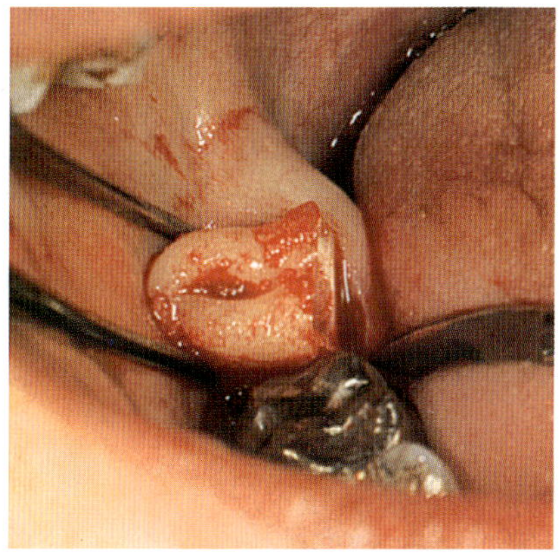

21-14. 설측 치조골이 파절되고 악설골근이 부착되어 있었기 때문에 메스로 잘랐다.

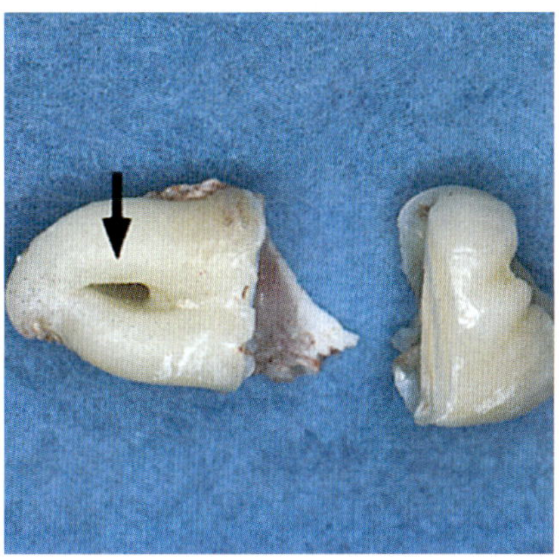

21-15. 협측에서 관찰한 상태. 화살표는 치근간 중격을 나타낸다.

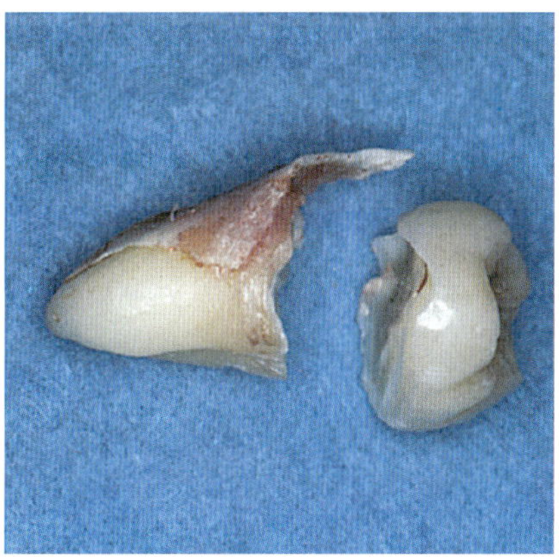

21-16. 위에서 관찰한 상태.

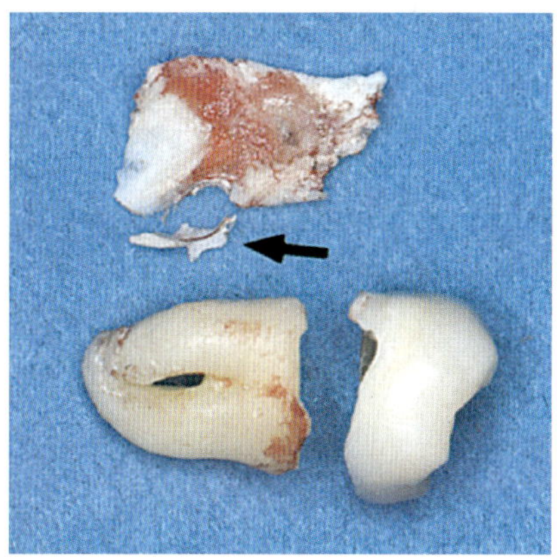

21-17. 설측에서 관찰한 상태. 화살표는 중격에 들어 있던 골.

21-13. 남은 치근부에 대해 발치기자를 협측 치근막 공간에 삽입해 탈구조작한다. 그러나 치근은 쉽게 동요하지 않고 '덜컹' 하는 감촉을 느낀 후에 탈구할 수 있었는데 설측 치조골이 골절되어 있었다.

21-14. 파절골에는 악설골근이 부착되어 있었다. 무리하게 당겨 찢어지지 않도록 유구 겸자(toothed forcep)로 잡고 #12 메스로 부착부를 자른다.

21-15. 발거치를 협측에서 관찰했더니 치근 중앙은 터널식으로 되어 있어, 골이 협측에서 설측으로 연결되어 있고 치근이 골을 감싸고 있었다.

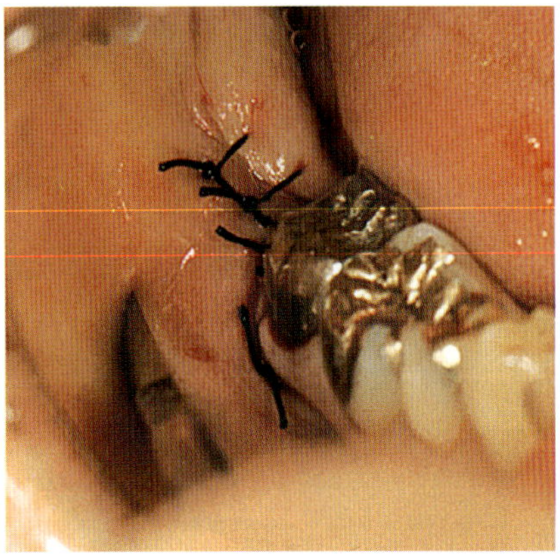

21-18. 발치시 우발사고로 설측 치조골이 파절, 골절된 경우에는 검지로 날카로운 골면이 없는지 확인한 후 강하게 압박한다. 그후 가능한 한 긴밀하게 봉합하는 것이 중요하다.

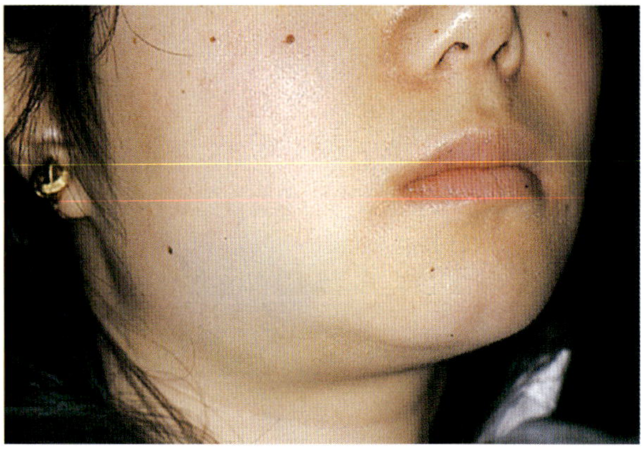

20-19. 다음날, 우측 하협부에서 악하부에 걸쳐 암자색 피하출혈반이 관찰되었다.

21-16. 상방에서 관찰했더니 설측 치조골은 매우 얇다는 것을 알 수 있다.

21-17. 설측에서 관찰했더니 골을 치근면에서 분리하려고 해도 쉽지 않아 터널 형태 부분으로 들어간 골이 파절한 후에 분리할 수 있었다.

21-18. 이어 가능한 긴밀하게 4군데 봉합하였다. 설측 치조골이 손상된 경우에는 술후 악설골근 · 내측익돌근 등의 침습으로 개구장애, 연하장애, 혈종이 발생하기 쉬우므로 주의한다.

21-19. 다음날 국소세척하기 위해 내원했을 때의 안모사진이며, 자발통은 없지만 개구장애와 우측 하협부에서 악하부에 걸쳐 종창과 검붉은 피하출혈반이 관찰되었다. 이러한 피부 변색은 3~4일 뒤에 황갈색으로 변하고 약 10일 후 소실되었다. 그냥 방치해도 자연스럽게 소실되지만 걱정되는 경우에는 지혈제를 투여한다. 다만 피부변색이 완전히 소실되기까지 어느 정도의 시간이 필요하지만 걱정할 정도는 아니라고 잘 설명한다.

본 증례처럼 치근이 골을 감싸고 있는 매복 제3대구치의 발치는 매우 까다로운 경우가 많다. 과거에 이것은 치근 형태 이상 중 만곡근의 일종으로 언급되어 왔는데, 필자들은 제3대구치의 발치를 정리하기 앞서 까다로운 발치의 원인이 되는 경우가 많고 발거하기가 매우 곤란하다는 점을 강조하기 위해 '치근이 골을 감싸고 있는 하악 제3대구치' 로 분류하였다. 그다지 학술적인 용어는 아니지만 치근의 이미지가 잘 떠오르고 임상에서도 이해하기 쉽다고 생각한다.

제 22 장

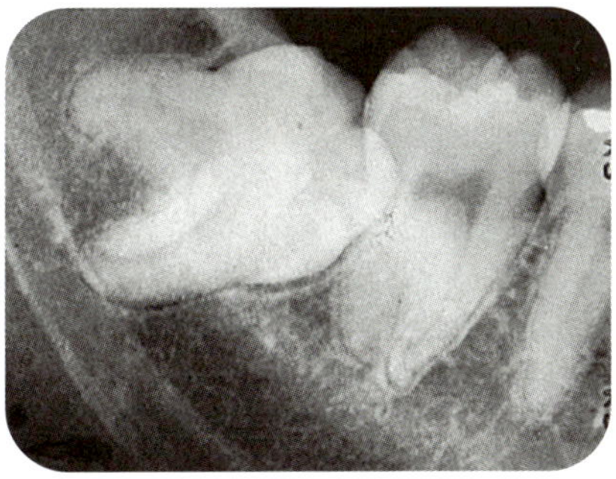

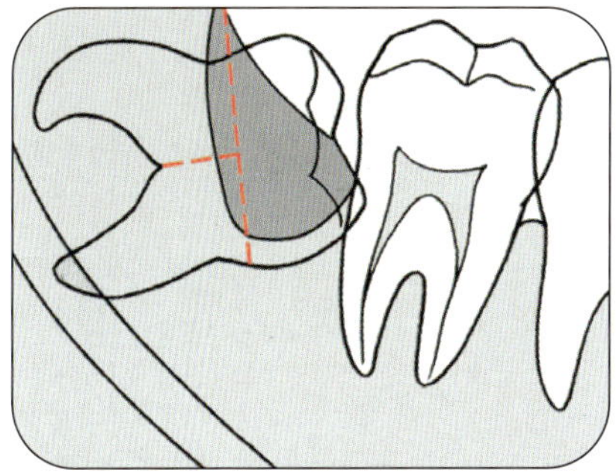

이개근을 갖는 매복 제3대구치

이개근(diverted root)을 갖는 수평매복 제3대구치의 발치

〔치아를 3분할해 발치한 증례〕

환자: 22세, 남성

8| 부위의 동통을 주소로 내원. 구강 내에서는 8| 부위의 치은에 압통이 관찰되었다. 탐침으로 8| 치관의 일부와 접촉해 있음을 알 수 있었다(22-1). 치과 방사선사진에서는 치근이 이개된 수평매복치가 관찰되었다(22-2).

그래서 구강내 소견과 방사선 소견에 기초해 발치를 예측해 보자.

발치 예측

난이도: 매우 곤란

a. 매복 깊이 – 저위, 7| 원심 언더컷에 8| 치관이 위치한다.

b. 피복하는 골의 양 – 다량

c. 매복치의 치축방향 – 수평위

d. 치근 개수와 형태 – 2근이며 심하게 이개되어 있다.

e. 하악관과의 관계 – 근심근이 근접해 있다.

Flap 형성: 필요

골삭제: 다량으로 필요

치아 분할: 필요

소요시간: 약 60분

술후 침습도: 크다

위의 예측에 기초해 하악공 전달마취하에서 발치하였다. 본 증례의 발치 술식을 소개한다.

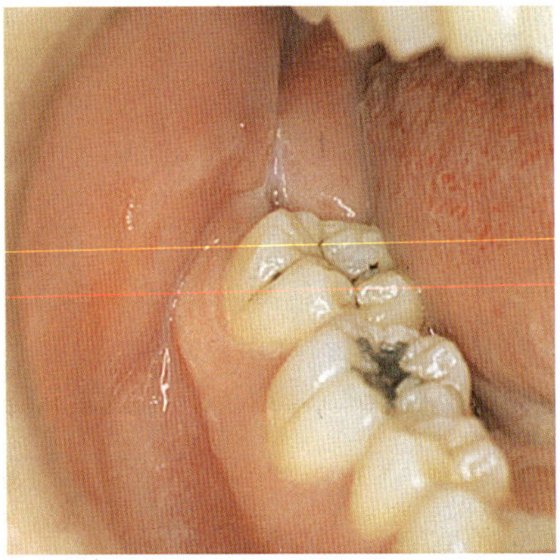

22-1.

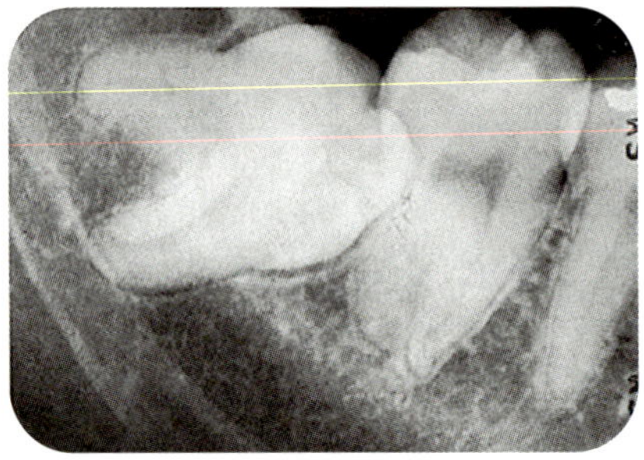

22-2.

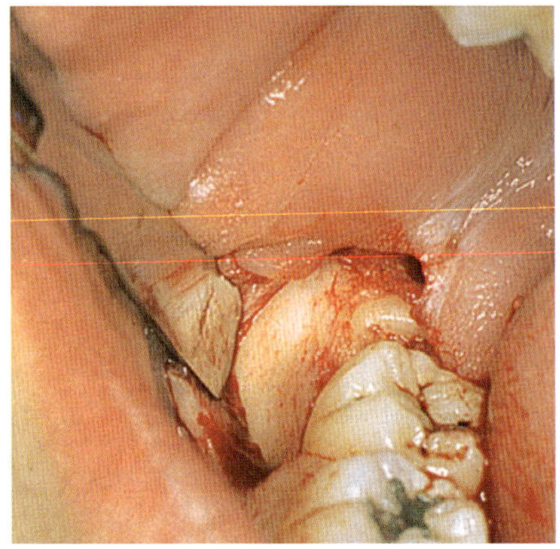

22-3.

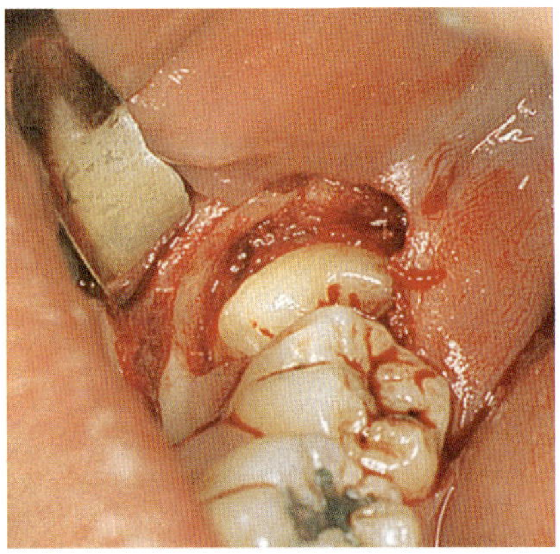

22-4. 라운드버로 원심과 협측 골을 삭제한다.

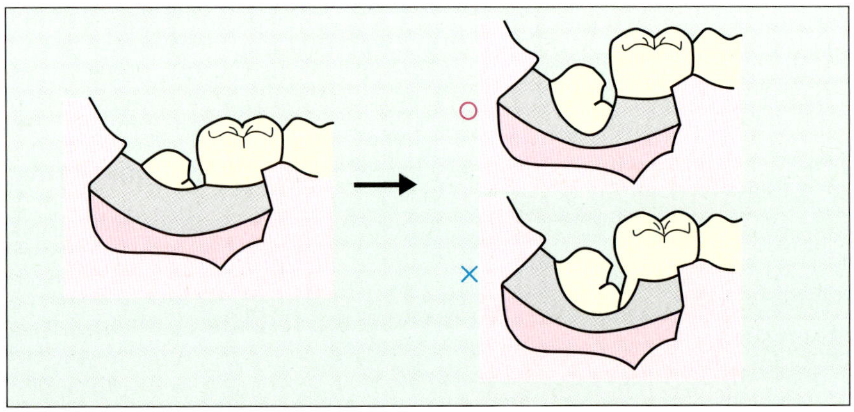

22-5.

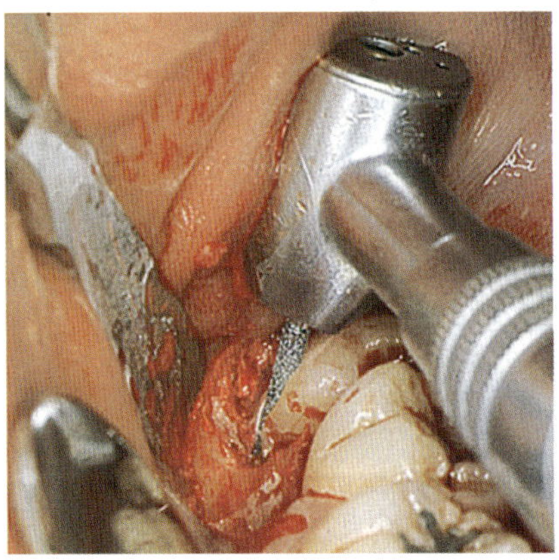

22-6. 터빈버로 치관 분할.

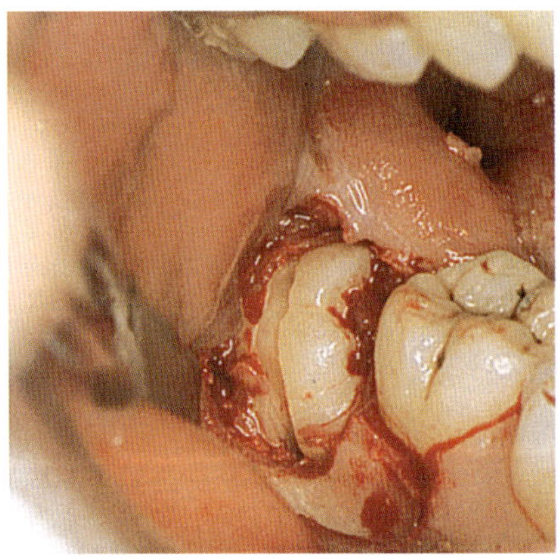

22-7.

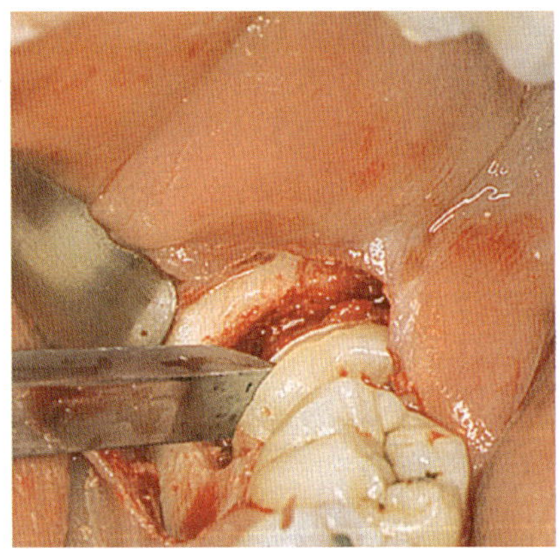

22-8. 각이 진 치즐로 분할.

술식

22-3. 기본적인 절개선(4-9-①)에 따라 점막골막피판을 박리하고 젖히자 치관의 대부분은 치조골에 피복되어 있었다.

22-4. 라운드버로 치관의 협측, 원심측 골을 삭제한다. 이때 치관부 언더컷을 남기지 않도록 최대 풍융부 이하까지 삭제한다. 골은 소량씩 제거하는 것이 아니라 한 덩어리로 제거하는 것이 바람직하다.

22-5. 피복골을 삭제할 때 필요 이상 삭제범위가 넓어지지 않도록 주의해야 한다. 발치하기 좋다는 이유에서 과도하게 삭제하면 술후 술후외상정도가 증가할 뿐만 아니라 발치와 치유부전, dry socket, 7|의 동요, 치주낭, 지각과민증, $\overline{6|}$과 7|의 contact 이개 등의 문제도 예측되므로 충분한 주의

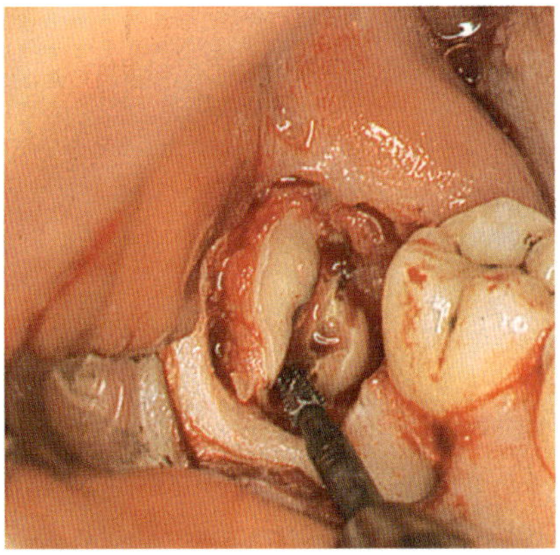

22-9. 피셔버로 치근을 분할한다.

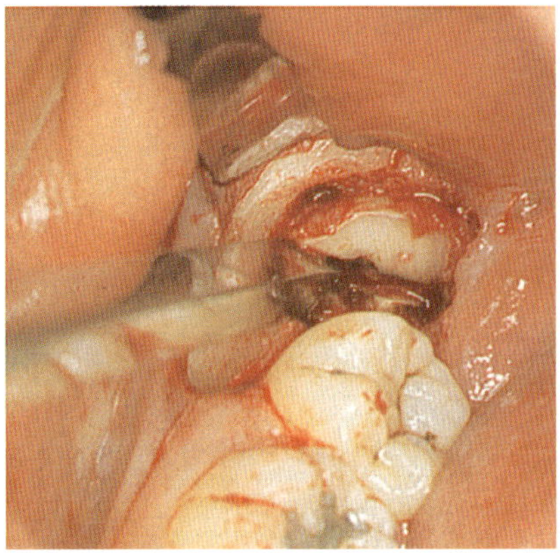

22-10. 각이진 치즐로 두드린다.

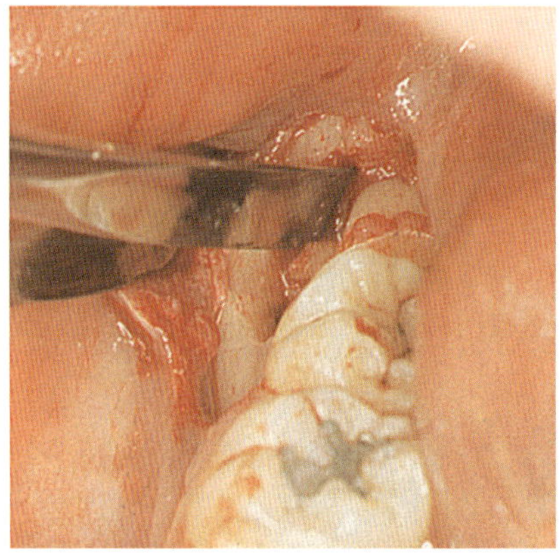

22-11. 발치기자를 원심근에 걸쳐 우회전한다.

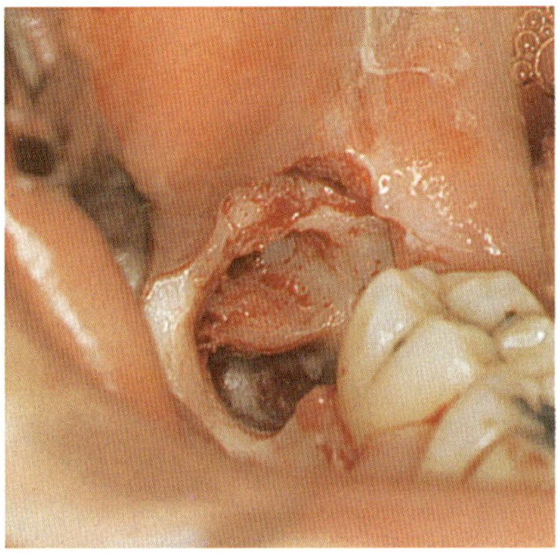

22-12. 발치와.

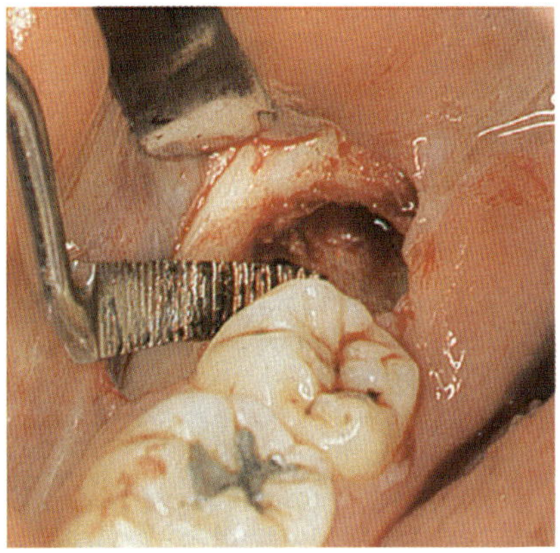

22-13.

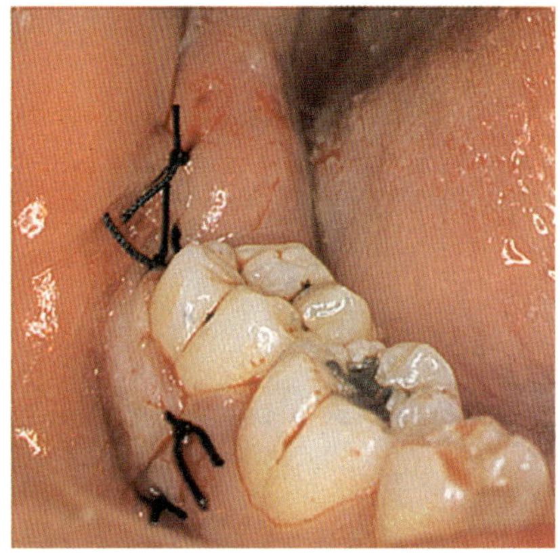

22-14.

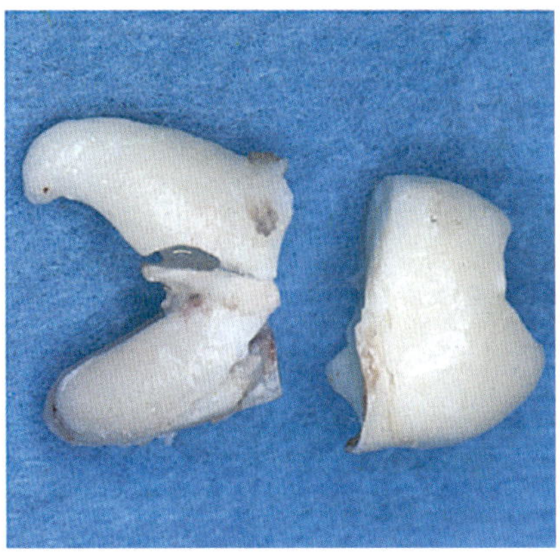

22-15. 3분할된 발거치.

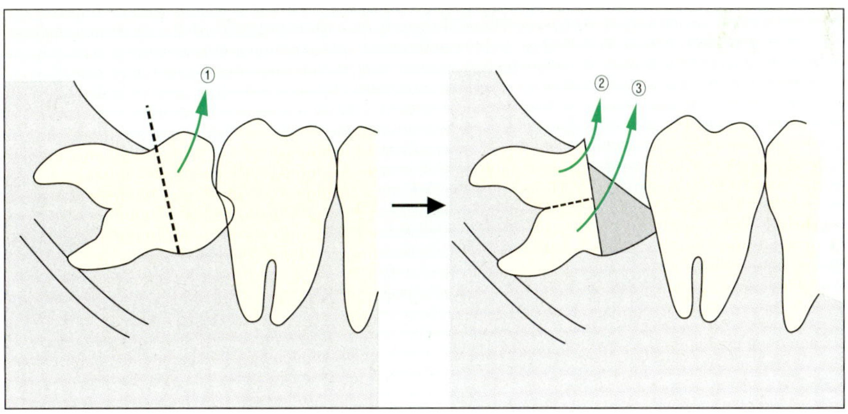

22-16. ①, ②, ③순으로 발거한다.

가 필요하다.

22-6. 점막이 말리지 않도록 주의하면서 터빈버를 사용해 치경부에서 치관을 분할한다. 골이 손상되지 않도록 치관 하부 약 1mm를 남기고 절단하는 것이 좋은데, 설측 하방부가 절단 부족인 경우가 많고 이것이 원인이 되어 이후 발치가 상당히 곤란한 증례가 되기도 한다.

22-7. 터빈버로 절단을 마친 상태.

22-8. 각이진 치즐로 협측에서 치관 하방의 남아 있는 부분을 파절하고 치관과 치근을 분할한다.

22-9. 발치기자로 치관을 제거, 치근에 탈구조작을 시도했지만 전혀 동요하지 않는다. 그래서 스트레이트용 피셔버(fissure bur)로 근심근과 원심근을 절단한다.

22-10. 각이진 치즐로 가볍게 두드려 2근을 확실하게 분할한다. 거의 절단되면 발치기자를 집어넣어 분할해도 좋다.

22-11. 발치기자를 치근의 분할부, 치근막 공간에 삽입하고 우선 원심근을 탈구시켜 발거한다. 근심근은 상방에 공간이 형성되었기 때문에 발치기자를 근심협측에 삽입하자 쉽게 발거할 수 있었다.

22-12. 71 원심부의 육아조직을 소파하고 발치와를 확인한다.

22-13. 골줄로 골 삭제부의 날카로운 부분을 부드럽게 하고 발치와를 식염수로 세척하고 절삭편을 제거한다.

22-14. 점막골막피판을 원위치시키고 봉합한다.

22-15. 3개로 분할된 발거치를 소개한다.

22-16. 이개근을 갖는 수평매복 제3대구치의 치아분할법을 소개했는데 순서는 ① 치관을 제거하고, ② 원심근을, ③ 근심근을 발거하였다.

본 증례처럼 완전매복 제3대구치의 발치는 골의 삭제, 치아 분할이 정확하게만 진행되면 발치할 수 있다. 그러나 분할방향이 잘못되거나 부족하거나 분할할 수 없다면 예상 외로 많은 시간을 소비하고 합병증을 야기하기 쉬우므로 주의해야 한다. 따라서 일반치과의가 발치할지 아니면 구강외과 전문의에게 의뢰할지를 결정하는 포인트는 치아분할에 있다고 해도 과언이 아니다.

Column

치관 분할은 치즐에서 터빈버로

발치 후 협측 종창은 반응성 염증으로 어느 정도 피할 수 없지만 그래도 유행성 감기에 걸린 것처럼 심한 종창이 발생하는 경우가 있다. 이 원인은 점막골막피판 형성이나 골삭제에 의한 출혈을 가장 먼저 생각할 수 있는데, 에어터빈에 의한 기종(氣腫)도 한 요인이 되므로 가볍게 생각해서는 안 된다. 그렇다고 해서 에어터빈을 사용하지 않고 끌만으로 매복 제3대구치를 발치하는 것도 달인이라면 모를까 치조골 파절이나 치관 분할방향의 불안정, 환자가 느끼는 공포감을 생각하면 피하는 것이 현명하다.

치과의사 입장에서는 끌의 사용에 익숙해지기보다 가장 친숙한 터빈버를 안전하고 확실하게 사용해 매복 제3대구치를 발치하는 것을 권한다.

최근 5배속 contra handpiece가 판매되었는데 토크가 있어 절삭효율도 좋고 기종(氣腫)의 발생을 피할 수 있어 필자들도 적극적으로 사용하는 데 권장할 만하다고 생각한다.

제23장

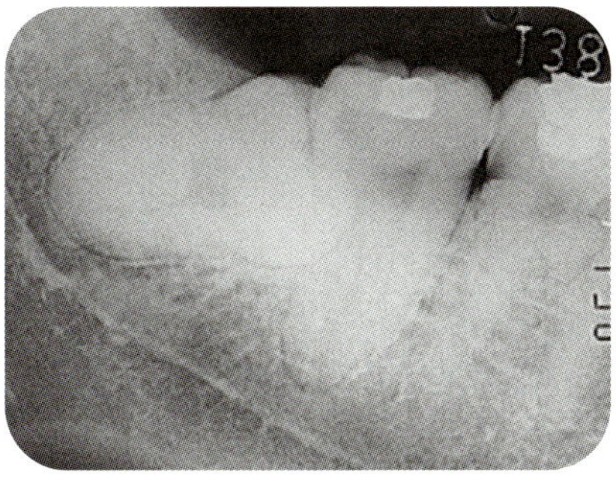

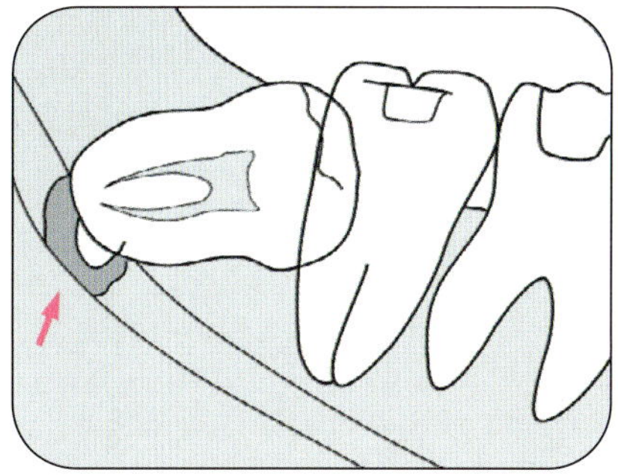

하악관과 접해 있는 매복 제3대구치

하악 제3대구치의 치근이나 치관이 하악관에 근접해 있는 경우에는 하악관의 손상에 주의하기 바란다. 술중 동맥성 출혈이나 술후 하순지각마비를 발현시킬 위험이 있기 때문이다. 방사선상에서 하악관과의 거리가 충분히 있는 경우는 그다지 주의할 필요가 없지만, 치근단과 교차하거나 근접해 있는 경우에는 치즐의 사용, 탈구시 치근단방향으로 무리하게 힘을 가하지 않도록 주의한다. 또한 저위의 수평매복, 역위매복으로 치관 직하에 하악관이 관찰되는 경우에는 손상되지 않도록 치관 분할할 때 터빈버의 사용에 주의할 필요가 있다.

하악관과 접해 있는 하악 매복 제3대구치

〔증례 1〕 31세, 여성

파노라마 방사선사진에서 제3대구치근단과 하악관이 교차해 있었기 때문에 상세하게 검토할 목적에서 원심에서 편심촬영법에 의한 치과 방사선사진을 촬영하였다(23-1, 2). 치근단주변에 투과상이 관찰되고 하악관을 나타내는 흰 선은 하방으로 굴곡, 일부 치조경선은 소실되어 있었다. 이상을 통해 제3대구치근단과 하악관은 근접해 있을 가능성이 높다고 생각해 신중하게 발치하였다. 발치와를 확인하자 하벽을 따라 횡주하는 하치조신경 · 혈관이 관찰되었다(23-5). 발거치를 보자(23-3, 4). 협측근과 설측근 중앙에 함몰이 관찰되고 하치조신경 · 혈관이 이 부분에 접해 있었다.

노출해 있는 하치조신경을 자극하지 않도록 주의하면서 근심측 불량육아를 제거하고 발치와 내부를 세척한 후 점막을 봉합하였다.

이 증례처럼 제3대구치근단부가 하악관 가까이 근접해 있거나 접촉해 있으면 발치조작, 발치후 소파시 하치조신경 · 혈관을 훼손하고 지각마비, 신경통양동통, 출혈을 야기할 수 있다. 따라서 술전에 방사선사진으로 치근 형태, 하관관의 위치, 치조골의 상태를 파악하고 발치조작에 의한 하악관의 손상을 피해야 한다.

〔증례 2〕 41세, 남성

파노라마 방사선사진에서 제3대구치의 치근중앙에서 하악관이 크게 교차해 있었다. 발치시 하악관 손상을 피하기 위해 CT검사를 하였다. CT사진에서 제3대구치근단의 설측에 하악관이 접촉해 있다. 8의 발치는 하악관의 손상을 피하기 위해 설측과 원심으로 탈구를 시도한 후 제거하였다. 발치와의 설측벽에 하치조신경이 관찰되었다(23-6~10).

(증례 1)

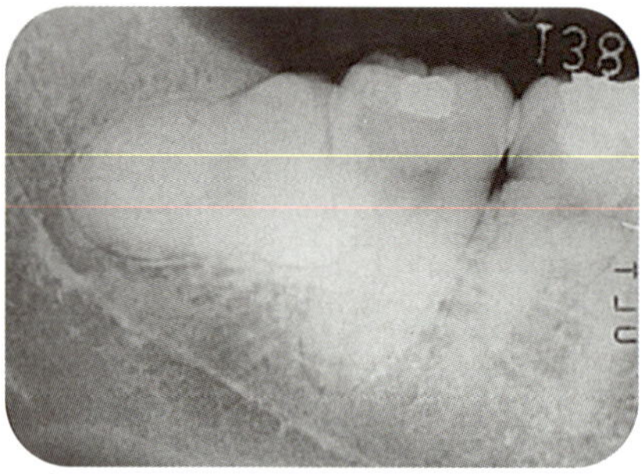

23-1. 치과 방사선사진.

판독

- 제3대구치 근단과 하악관은 교차하고 있어 하악관을 나타내는 흰 선이 하방향으로 굴곡되어 있다.
- 근단부 주변에 투과상이 관찰되고 근단의 치조경선이 소실되고 있다.
- 근단을 보면 2근 또는 비대?

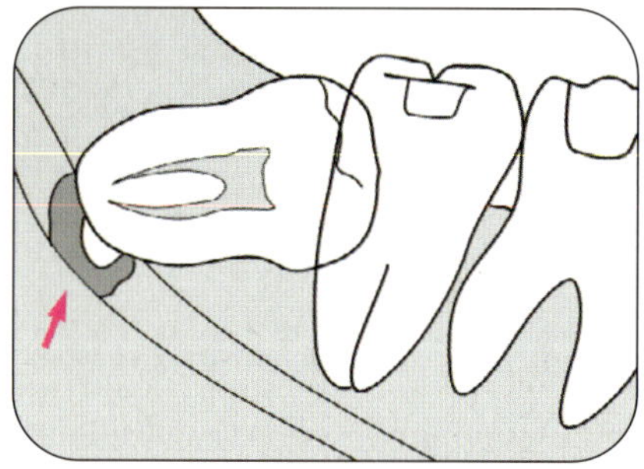

23-2.

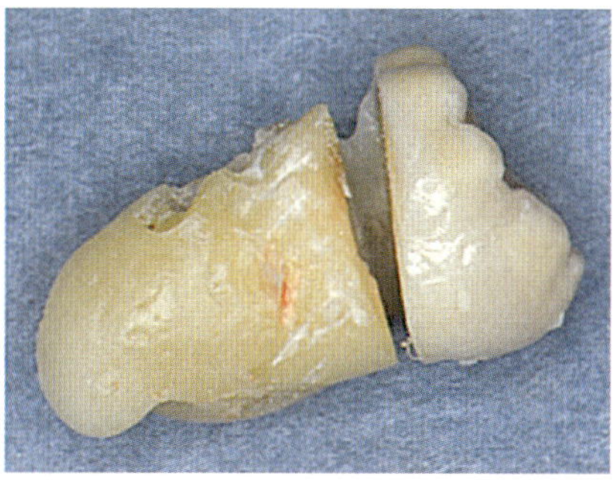

23-3. 협측.

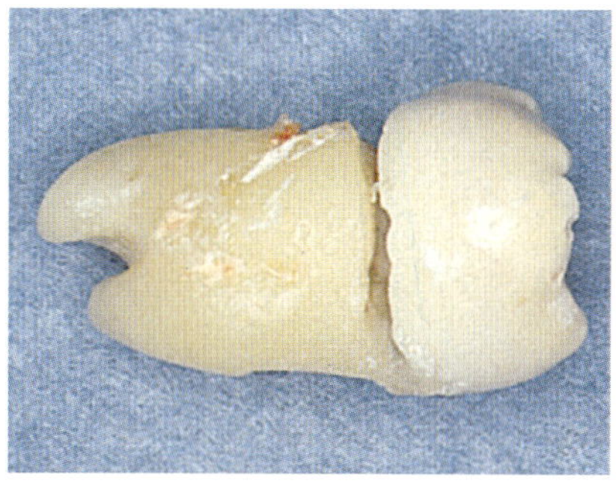

23-4. 아래에서 관찰할 상태. 협측근과 설측근의 중앙에 함몰이 있고 하지초신경 · 혈관의 주행부였다.

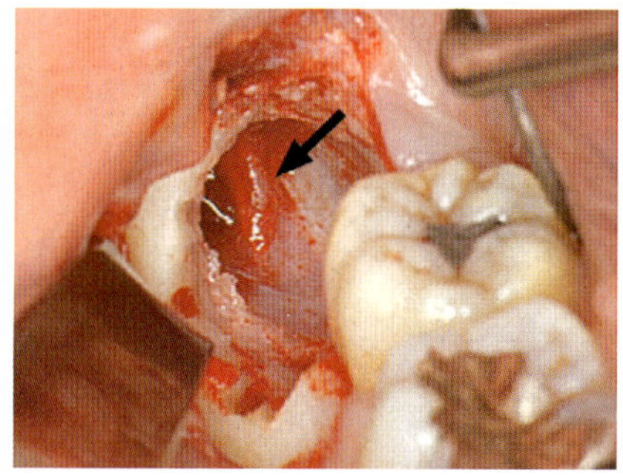

23-5. 발치와의 저부에 하치조신경 · 혈관이 노출되었다.

(증례 2)

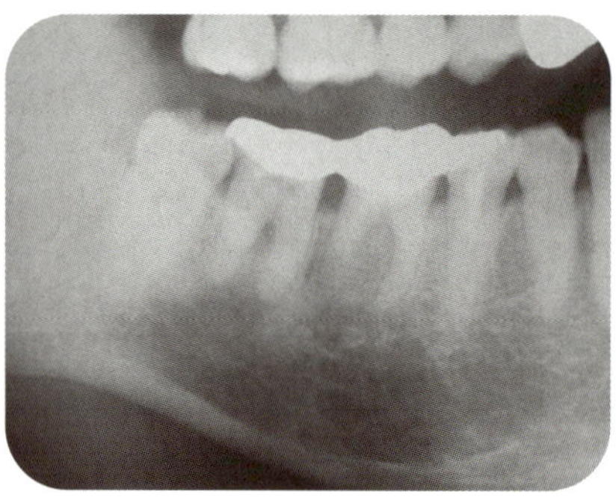

23-6. 파노라마 방사선사진.

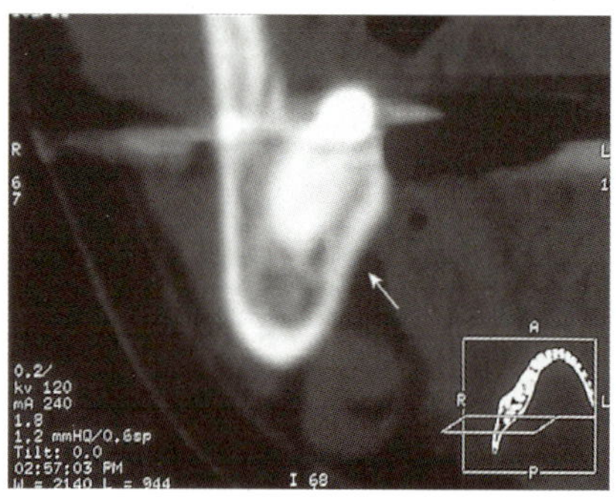

23-7. CT검사에서 근단 설측에 하악관이 접촉하고 있다는 것을 알 수 있다.

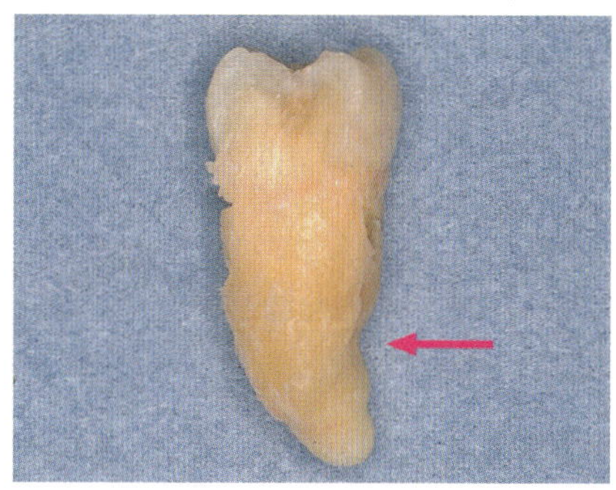

23-8. 근심에서 관찰한 상태. 치근의 설측에 함몰이 관찰된다.

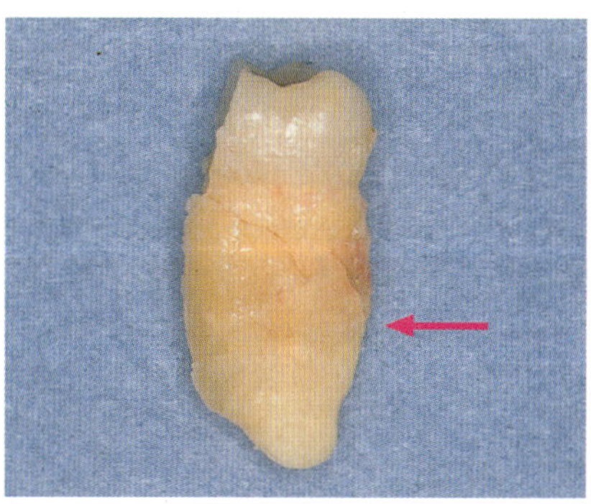

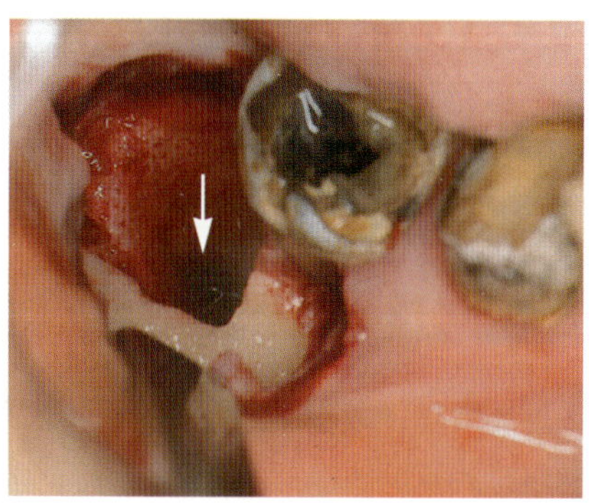

23-9 | 23-10

23-9. 설측에서 관찰했더니 치근 중앙에 횡주하는 함몰이 확인되고 하악관과 일치한다.
23-10. 발치와의 설측에 하치조신경이 관찰되었다.

〔증례 3〕

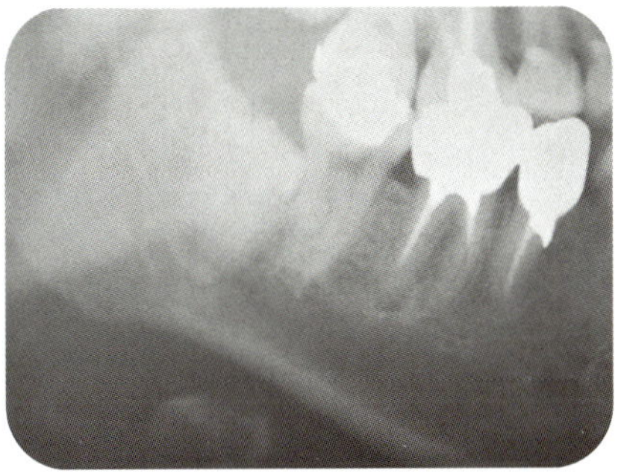
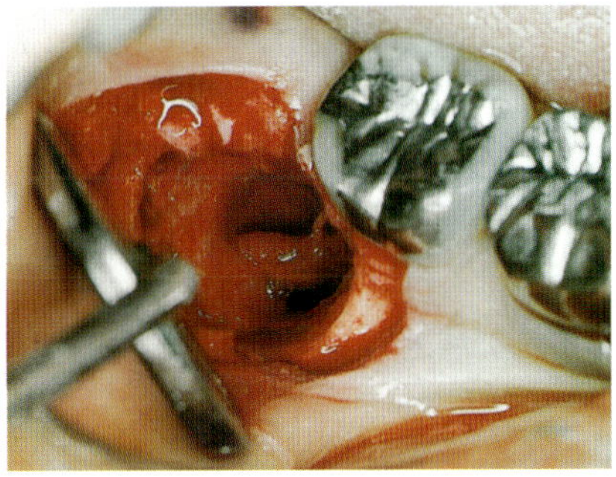
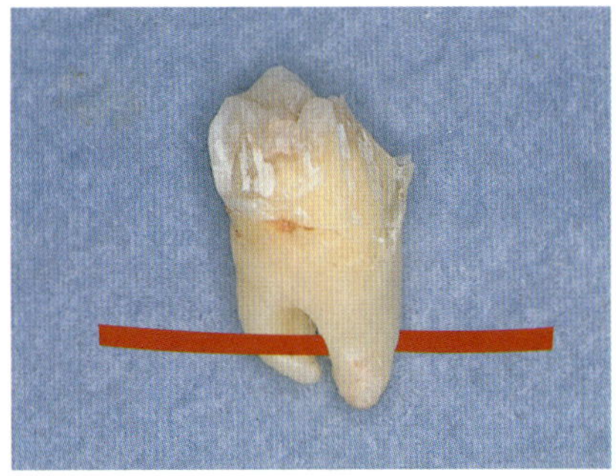
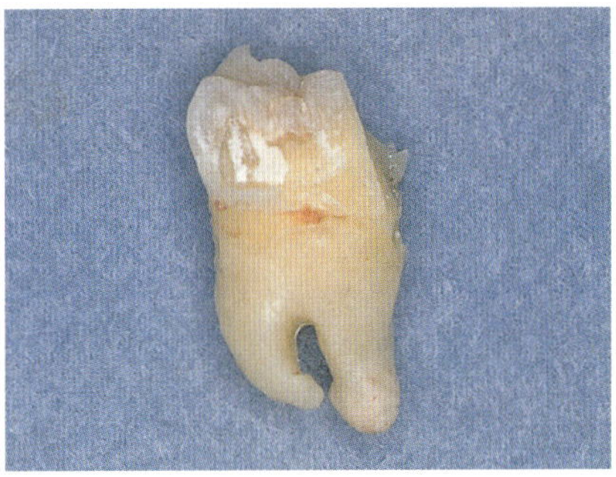

23-11	23-12	23-13
23-14		

23-11. 파노라마 방사선사진.
23-12. 발치와 중앙에 하치조신경 · 혈관이 통과하고 있었다.
23-13. 협측에서 관찰한 상태.
23-14. 원심에서 관찰했더니 근관 중격부를 하치조신경 · 혈관이 통과하고 있었다.

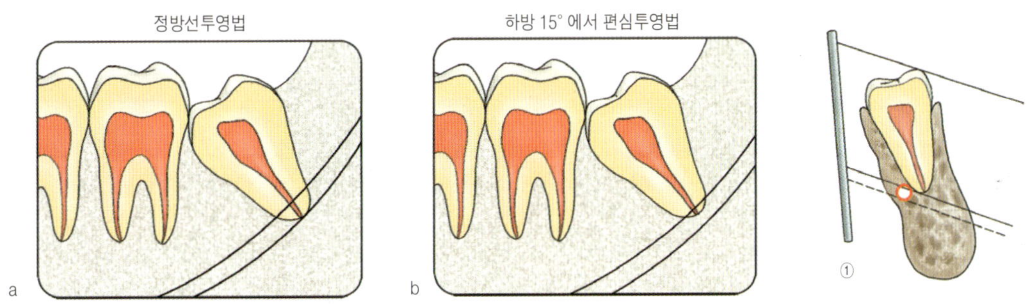

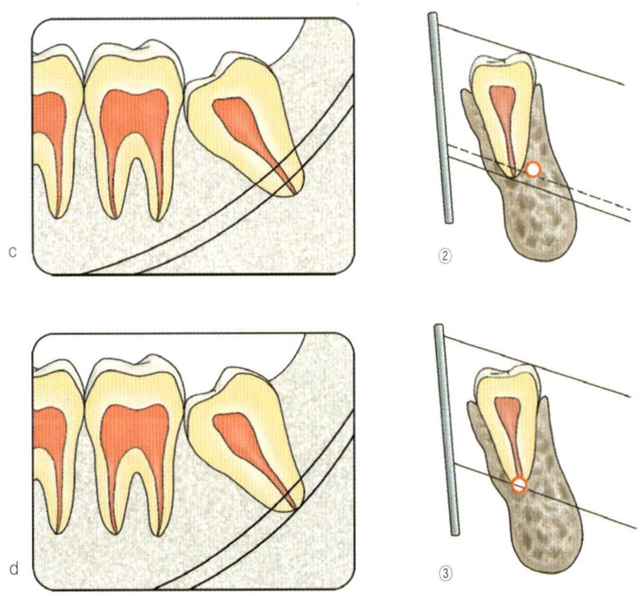

정방선투영법과 하방 편심투영법으로 촬영한 2장의 치과 방사선사진을 비교하면 하악관의 위치를 알 수 있다.

a: 하악관의 하연은 제3대구치 근단의 높이에 있다.
b: 하악관의 하연은 하방에 투영되어 있다.
  즉, 하악관은 설측에 위치하고 있다는 것을 알 수 있다.
c: 하악관의 하연은 상방에 투영되어 있다.
  즉, 하악관은 협측에 위치한다는 것을 알 수 있다.
d: 하악관과 근단의 높이에 변화가 없다면
  하악관은 근단에 위치한다.

23-15. 2장의 치과 방사선사진을 비교하면 근단과 하악관의 위치관계를 알 수 있다.

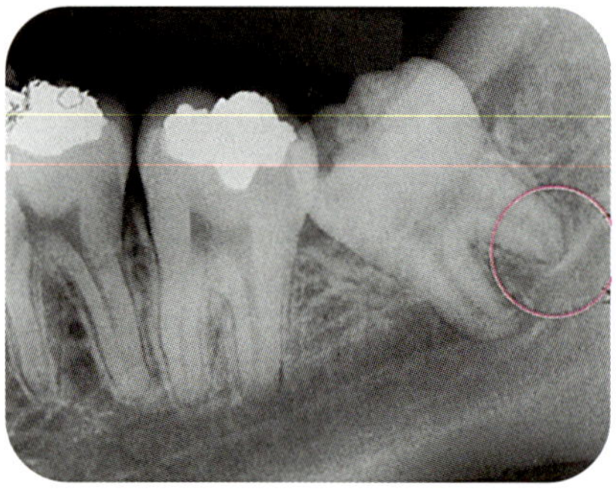

23-16. 정방선투영법.
치근단과 하악관이 교차되어 촬영되었고 하악관을 나타내는 흰 선이 구부러져 불규칙하다.

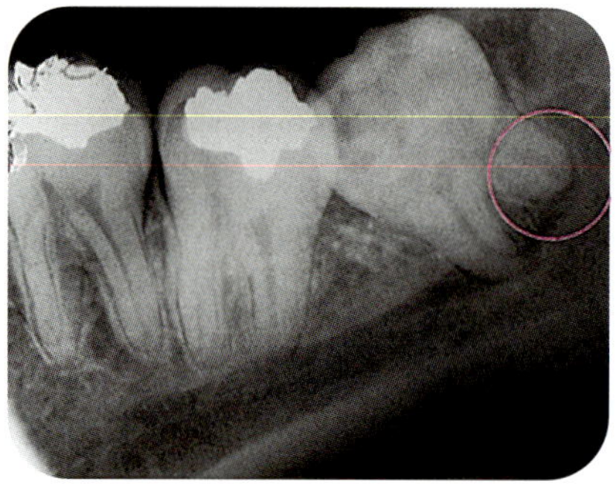

23-17. 하방에서 편심투영법.
제3대구치 원심 근단의 경우 하악관을 나타내는 아래의 흰 선이 23-16과 비교해 더 아래로 위치를 바꾸고 있다. 따라서 23-15-b①처럼 근단 설측에 하악관이 존재한다는 것을 알 수 있다.

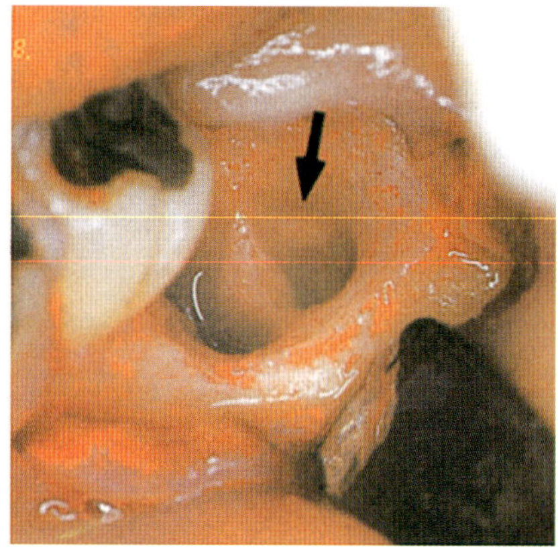

23-18. 발치와의 설측에 하치조신경 · 혈관이 관찰되었다.

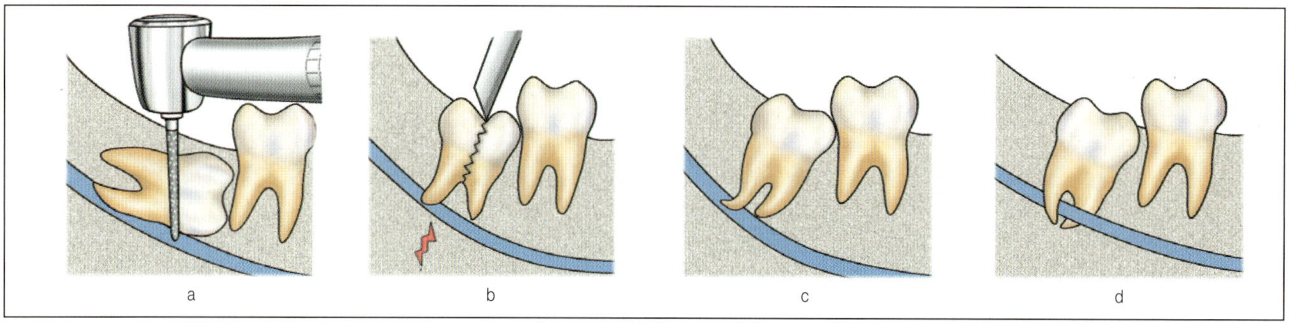

23-19.

〔증례 3〕 23세, 여성

술전 파노라마 방사선사진에서 제3대구치의 치근은 하악근과 중복되어 촬영되었다. 발치 후에 발치와 내부를 보면 중앙에 하치조신경 · 혈관이 관찰되었다. 발거치에서 확인하자 치근의 중격부를 하치조신경이 통과하고 있었다. 근원심 근단이 접합되지 않았기 때문에 그곳을 빠져 나와 발치할 수 있었다고 생각된다. 술후 다행히도 지각마비는 전혀 보이지 않았다(23-11~14).

제3대구치 치근단과 하악관과의 위치관계

천공된 경우 방사선상은?

방사선사진에서 치근단과 하악관이 중복되어 촬영되었을 때에도 위치적으로 협설적으로 편위되어 있어 하악관은 천공되지 않은 경우가 많다. 특히 치조경선이나 하악관의 벽을 구성하는 흰 선이 뚜렷한 경우는 천공되지 않은 것으로 생각해도 좋다. 그러나 치조경선이 하악관 부근에서 소실되거나 선명하지 않은 경우 근단에 투과성이 관찰되거나 하악관의 벽을 구성하는 흰 선에 소실, 함몰, 불규칙이 관찰되는 경우에는 천공되었을 가능성이 높다(23-1, 16).

하악관은 제3대구치근단의 협측 또는 설측을 통과하고 있는가?

하악관의 손상을 미연에 방지하기 위해 그 상호 위치 관계를 정확하게 숙지하는 것이 중요하다. 정방선투영법과 하방 15° 편심투영법 2장의 치과필름에 의한 상의 왜곡을 판독하는 방법으로 어느 정도 위치관계를 알 수 있다(23-15). 이 방법은 ①처럼 하악관이 중복되어 있는 근단의 설측에 있는 경우는 하방에 나타나고 ②처럼 협측에 있는 경우는 상방에 나타난다. ③처럼 하악관과 근단이 동일한 위치에 있는 경우는 변화 없이 나타난다.

23-16(정방선투영법)과 23-17(편심투영법)의 방사선사진을 비교해 보자. 이들 상의 왜곡은 23-15-①에 해당되며, 하악관은 매복 제3대구치 근단의 설측에 존재한다는 것을 알 수 있다. 검사 후 신중하게 발치했더니 발치와의 설측에 하치조신경이 관찰되었다(23-18).

방사선사진에서 제3대구치근단과 하악관이 교차되어 촬영된 경우 필자들의 경험상 하악관은 근단의 설측에 주행하고 있는 경우가 많다고 생각한다. 발치와 벽의 노출은 대부분 설측와벽이나 저부이다.

하악관의 손상은 어느 경우에 발생하나?

① 치관 분할시 잘못해 터빈버를 깊게 삽입해 근접해 있는 하악관을 훼손한다(23-19a).

② 발치조작이나 끌의 malleting 등으로 과도한 힘이 근단에 가해져 하악관벽을 손상시킨다(23-19b).

③ 근단이 가늘고 구부러져 있으면 탈구조작시 파절되어 하악관 내로 들어간다(23-19c).

④ 발치와를 소파할 때 실수해서 하치조신경을 훼손한다.

⑤ 매우 드물지만 치근단이 하악관을 감싸고 있는 증례도 있다(23-13, 19d).

술후 지각마비는 하치조신경이 부주의한 발치와내 소파, 치관 분할시 터빈버에 의해 절단된 경우를 제외하고는 몇 주 내에서 3개월 이내에 회복되는 경우가 많다. 그러나 회복기간을 단축하려면 항신경 비타민제(메티코발, 비타메딘), ATP 제제(아데호스) 등의 약물요법이나 온열요법, 저주파요법, 저출력 레이저요법이 있다.

최근에는 CT검사로 화상이 선명해지고 하악관의 위치를 단면으로 볼 수 있게 되었다.

술후 하순지각마비가 발생한 경우의 처방예

메타코발 500㎍ 3T
아데호스 40mg 3T
3회 × 14일분

증상에 따라 투여기간을 연장한다.

제24장

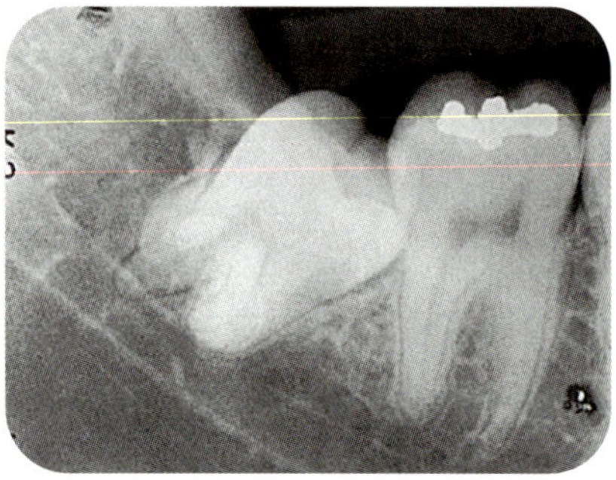

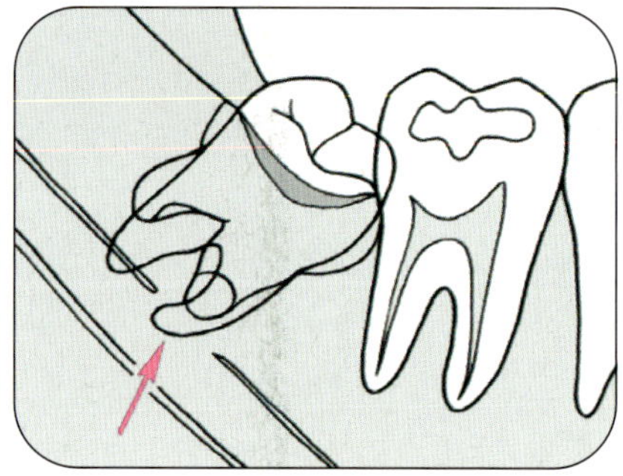

발치후 이상출혈의 처치

우리 교실에서는 당직의를 두고 야간, 휴일 응급환자를 접수받고 있는데 발치후 출혈 때문에 내원하는 환자가 의외로 많다(24-1). 이들 중에는 발치후 출혈이 있어 구급차로 내원하고 이상 출혈이 있어 말초혈액상을 조사한 결과 급성 골수성 백혈병이 있었던 증례도 있다. 그러나 전신적 질환에 유래하는 출혈은 극히 드물고 대부분은 국소의 정확한 처치가 이루어지지 않아 발치후 수시간이 경과한 후 이상 출혈이 시작되어 내원하는 증례이다.

따라서 임상의는 출혈에 대한 확실한 국소처치를 숙지할 필요가 있다. 소량의 출혈이라면 접은 거즈를 물려 약 20~30분 압박하는 것으로 충분히 지혈이 가능하다. 그러나 흐를 정도로 출혈이 심하다면 우선 거즈로 압박지혈하고 몇 분 후 조심스럽게 거즈를 제거해 치은에서 출혈하는지, 발치와에서 출혈하는지를 판단하는 것이 중요하다.

발치 직후에 하악관에서 이상출혈을 보인 증례

환자: 22세, 남성

음식물이 끼여 불편감을 호소하며 내원. 8| 불완전매복이

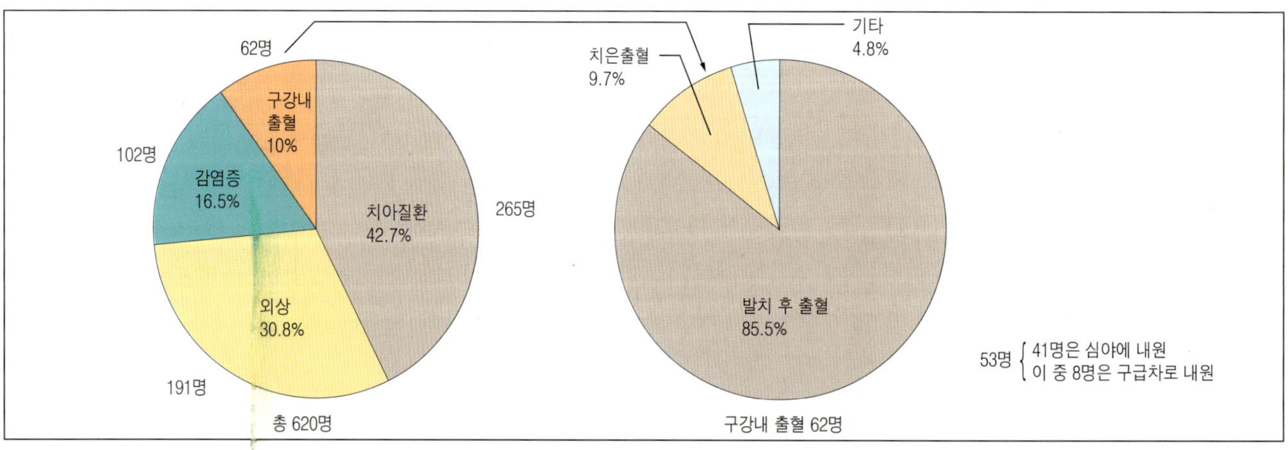

24-1. 과거 1년간 진료시간 외 응급환자의 현황(게이오대학병원 치과구강외과).

〔발치 직후 하악관에서 이상출혈이 발생한 증례〕

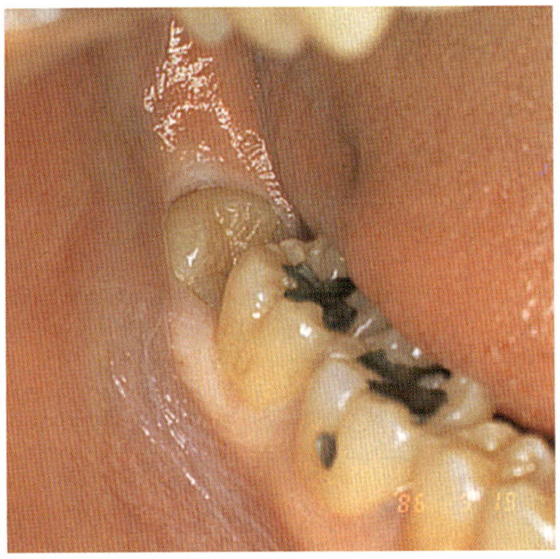

24-2.

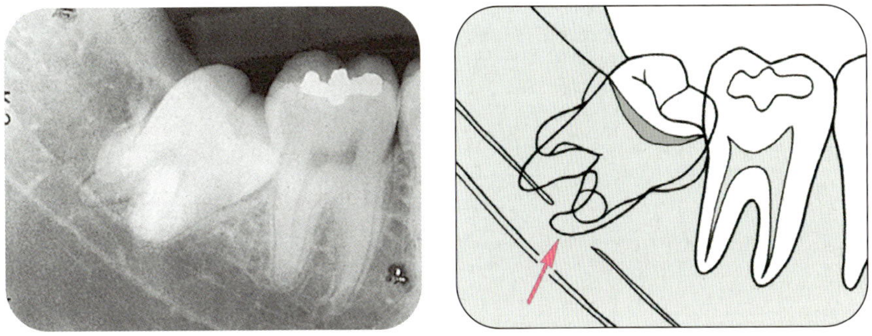

24-3, 4. 근심 치근단부에서 흰 선 불연속성이 관찰된다.

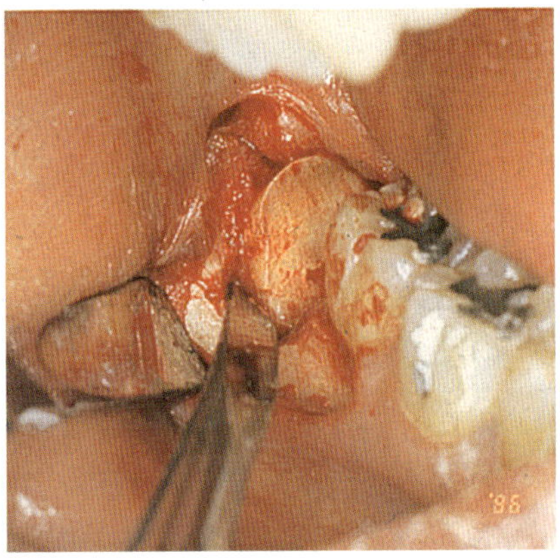

24-5. 발치기자를 삽입하고 탈구 · 발치하였다.

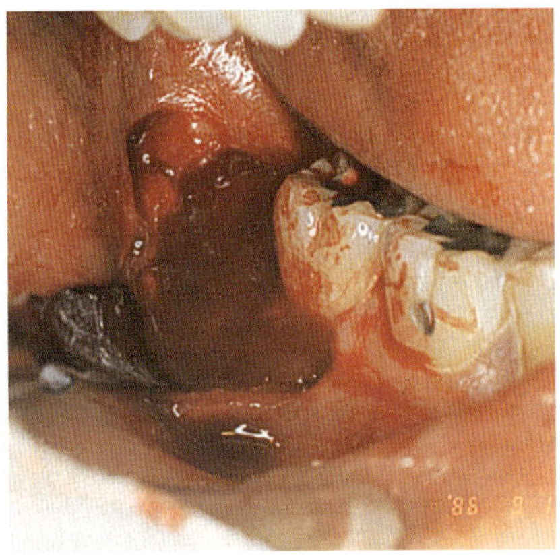

24-6. 하악관에서 동맥성 이상 출혈이 관찰되었다.

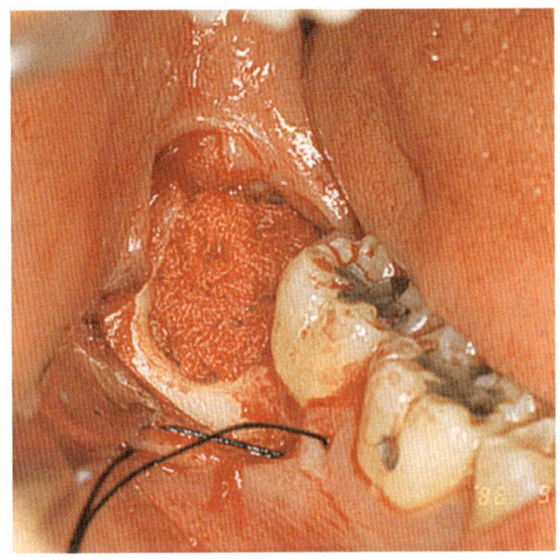

24-7.

있으며(24-2) 방사선사진에서 근심경사를 동반하는 매복 제3대구치가 확인되었다(24-3). 근심경사매복 제3대구치의 분류(5-1)에 따르면 B-②에 해당되며 소량의 골을 삭제해 치관을 분할하면 발치할 수 있으리라 예측되었다.

구강내 소견에서는 그다지 어려운 발치가 아니라 생각되는데 방사선사진에서 치근에 주목할 필요가 있다. 제3대구치는 보통 단근이거나 2근인데 본 증례는 4근이 예측되는 방사선상이며 더구나 근단이 복잡하게 구부러져 있는 것으로 예측되었다.

근심근의 근단 주변에는 하악관을 구성하는 치밀골을 나타내는 흰 선의 불연속성이 관찰되는데 원심근 근단에는 그렇지 않다. 즉 근심근 근단에서 하악관과 천공되어 있는 것으로 추측된다(24-4).

구강내 소견과 방사선 소견에 기초해 발치를 예측해 보자.

발치 예측

난이도: 곤란

- a. 매복 깊이 – 저위의 불완전매복
- b. 피복하는 골의 양 – 소량
- c. 매복치의 치축방향 – 근심경사
- d. 치근 개수와 형태 – 4근?이고 근단은 굴곡
- e. 하악관과의 관계 – 근심근에서 천공?

Flap 형성: 필요

골삭제: 필요

치아 분할: 필요

소요시간: 약 60분

술후 침습도: 크다

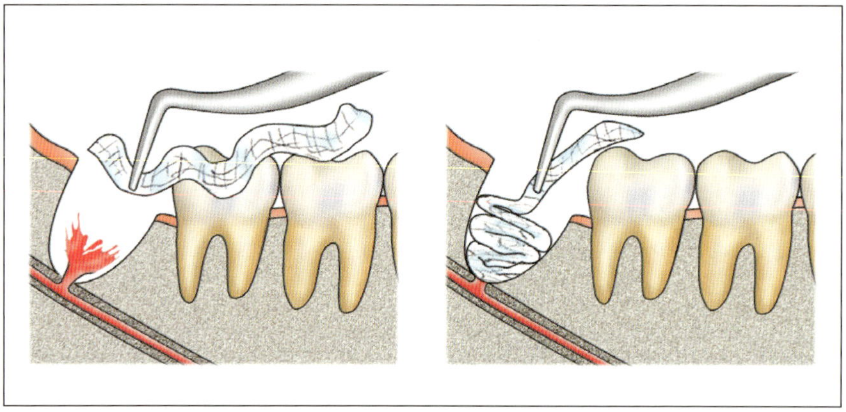

24-8. 하악관이나 와벽에서 발생한 동맥성 출혈에 대해서는 바라마이신연고를 도포하거나 리본 거즈를 발치와에 삽입해 압박지혈 시킨다.
거즈를 접어가면서 긴밀하게 삽입하는 것이 요령.

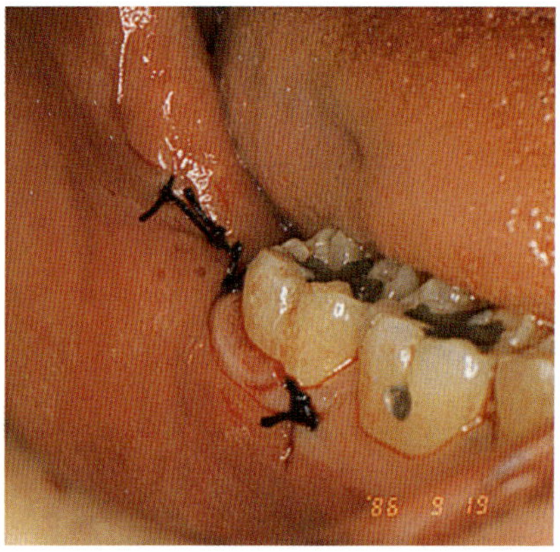

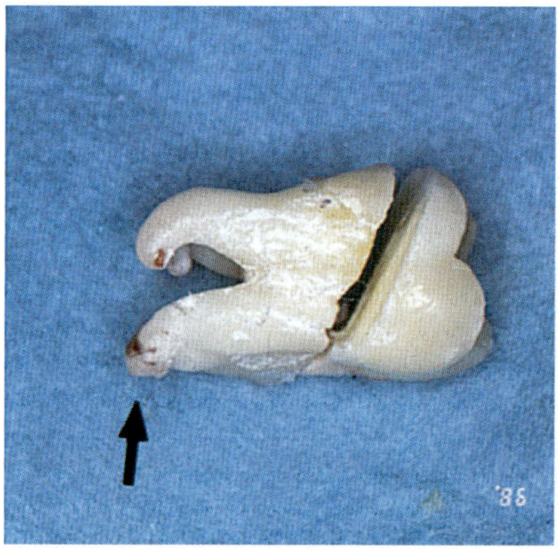

24-9 | 24-10

24-9. 거즈를 넣은 상태에서 치은을 긴밀하게 봉합한다.

24-10. 화살표는 하악관에 천공되어 있었던 근심 치근단.

위의 예측에 기초해 하악공 전달마취하에서 발치하였다. 본 증례의 발치 술식을 소개한다. 본 증례는 발치에 앞서 매복 제3대구치가 하악관에 근접해 있으므로 드물기는 하지만 출혈이나 하순의 지각마비가 발생할 수 있다는 것을 환자에게 잘 설명하는 것이 중요하다.

술식

24-5. 근심경사 매복 제3대구치의 기본 술식(6장)에 따라 시술한다. 절개하고 점막골막을 박리, 소량의 협측골을 삭제한 후에 터빈버로 치관을 분할해 제거한다. 발치기자를 협측 치근막 공간에 삽입해 탈구시킨다.

24-6. 치근을 제거한 직후 발치와에서 동맥성 이상출혈이 관찰되었다. 거즈를 환자에게 물려 압박지혈시키고 그동안 지혈에 사용할 기구를 준비하였다.

24-7. 몇 분 후 거즈를 살짝 제거했더니 동맥성 출혈은 그칠 것 같지 않다. 그래서 지혈제 3,000배 보스민액(혈관수축제, 보스민액: 제일제약을 멸균생리식염수로 3배 희석한 액)을 묻힌 거즈를 발치와에 강하게 집어넣어 압박지혈시켰다.

24-8. 몇 분 후 보스민액을 적신 거즈를 살짝 제거했더니 동맥성 격렬한 출혈은 진정되었다. 확실하게 지혈시킬 목적으로 바라마이신 연고를 도포하거나 리본거즈를 접어 발치와에 꼼꼼하게 채워 넣는다. 바라마이신 연고를 도포하는 이유는 골에 대한 자극을 약화시키기 위해서 그리고 며칠간 발치와에 넣어두기 때문에 오염을 방지하기 위해서이다. 리본 거즈를 접어 넣는 이유는 발치와 벽을 기밀하게 압박지혈하기 위해서와 제거할 때 얽히는 것을 방지하기 위해서이다.

24-9. 거즈를 발치와에 삽입한 상태에서 점막골막피판을 원위치시켜 긴밀하게 완전봉합하였다.

24-10. 발거치. 근심 치근단이 하악관과 천공해 있었기 때문에 그 부분에서 동맥성 출혈이 관찰되었다. 환자에게 거즈를 강하게 물려 압박하고 수술을 종료하였다.

항생제를 5일간, 진통제를 4일간 투여하였다. 다음날 국소세척과 소독을 실시하였다. 5일 후에 국소마취하에서 일부를 발사하고 삽입한 거즈를 조용히 제거. 지혈을 확인한 후에 점

절개선이 잘못되어 발생한 발치 후 이상출혈

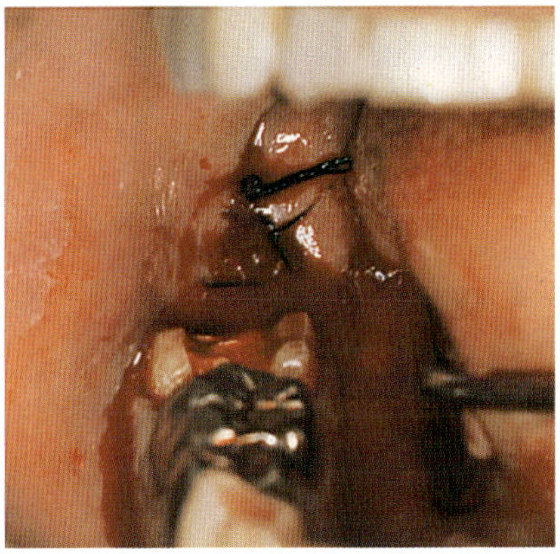

24-11. 본과 초진시.

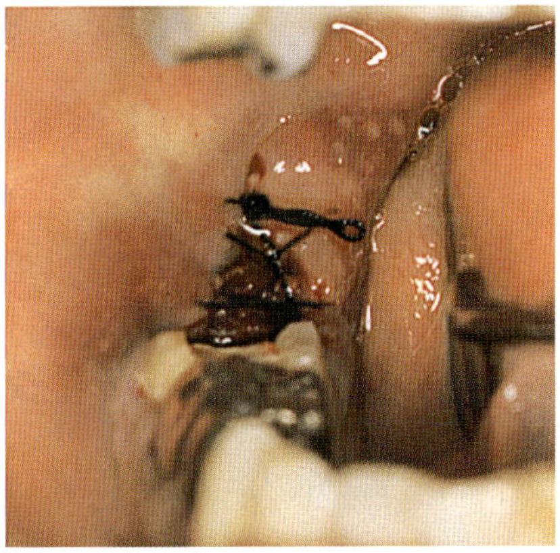

24-12. 에피네프린 함유 리도카인으로 침윤마취 하였다.

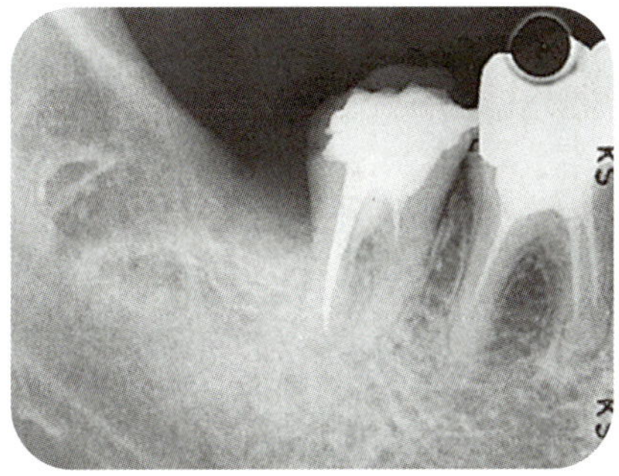

24-13.

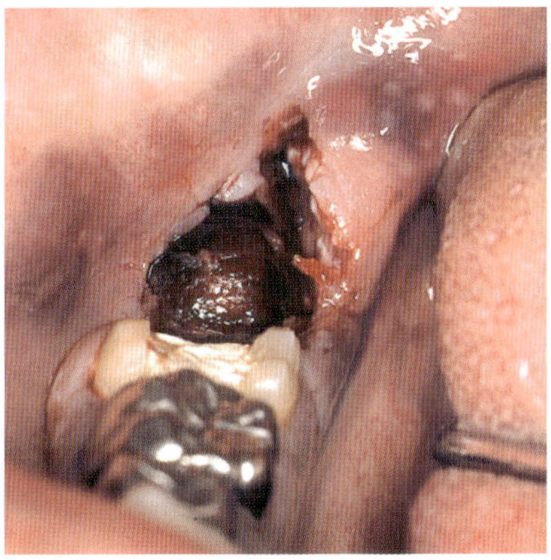

24-14. 발치와에 커다란 혈종이 관찰된다.

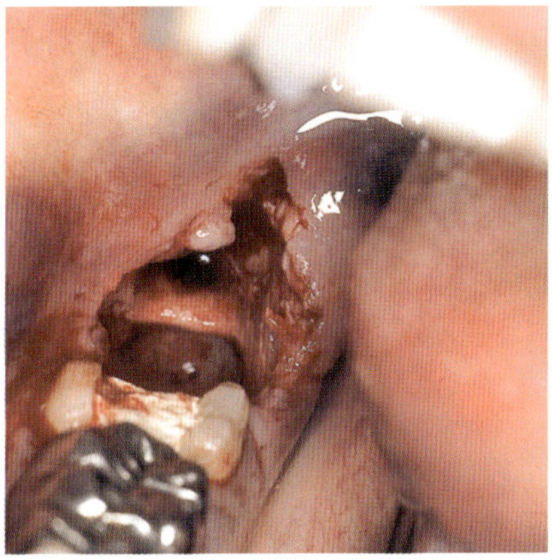

24-15. 원심절개가 하악지 내사선을 지나 내측까지 진행되었다.

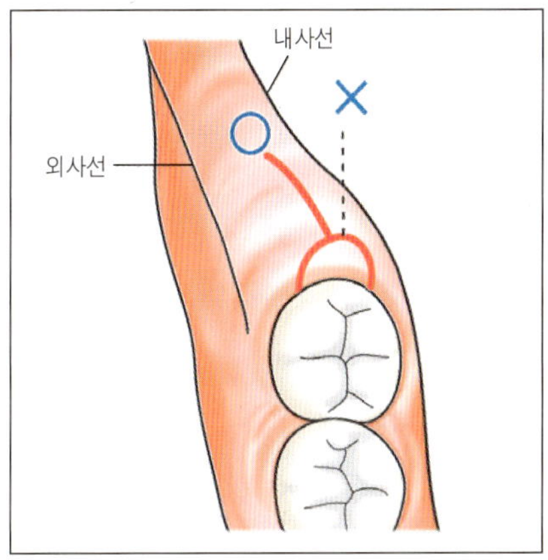

24-16. 원심절개선은 교합면 중앙구의 연장선이 아니라 협측에서 골면위에 온다.

막골막피판을 정상 위치에 설치해 재봉합하였다. 항생제를 3일간 추가 투여하고 1주일 후에 발사해 종료하였다.

발치와의 골벽에서 진행되는 출혈은 하악관에 기인하는 경우가 많고 하악 대구치의 발치, 특히 제3대구치 발치시 출현한다. 또한 고혈압증이나 당뇨병, 신부전증 같은 전신질환의 영향으로 발치와에서의 지혈이 곤란한 출혈을 보기도 한다.

발치와의 골에서 진행되는 이상출혈을 경험하기는 거의 드물지만 확실한 국소지혈법을 습득하는 것은 중요하다.

절개선이 잘못되어 발생한 발치 후 이상출혈

환자: 25세, 남성

타 치과에서 8⏌ 수평매복 제3대구치를 발치하고 6시간 후 오후 11시경에 지혈이 되지 않아 내원하였다. 내원시 거즈를 물고 압박지혈을 시도했지만 구강 내는 혈액으로 가득차고 쏟아지는 혈액을 수건으로 받쳐야 할 상황이었다. 협부 종창과 구개장애, 37.8℃ 발열이 있어 계속되는 출혈로 물이나 식사를 할 수 없어 환자는 초췌한 상태였다.

21-11. 세척 후 구강 내를 보니 8⏌ 발치창에서 다량의 출혈이 관찰되고 구강 내가 몇 초 만에 가득 찰 정도의 출혈량이었다.

술식

응급상태이며, 우선 환자에게 3,000배 보스민액(지혈제)을 적신 거즈를 물려 압박지혈 시켰다. 그동안 국소마취나 봉합수술에 사용할 기구를 준비한다.

24-12. 8만배 에피네프린 함유 2% 리도카인으로 발치창 주변을 침윤마취 시켰더니 함유되어 있는 지혈제의 작용으로 일단 지혈되었다. 발치창부위를 관찰하자 봉합은 연속봉합으

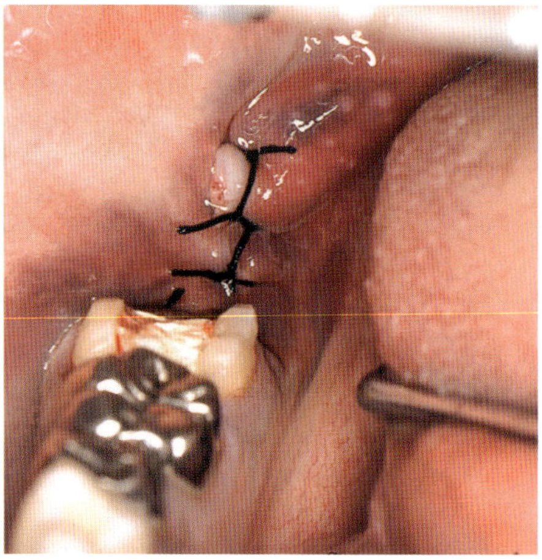

24-17.

로 진행되었지만 긴밀한 상태는 아니었다. 또한 창부 주변의 점막은 내출혈로 광범위한 암갈색을 띠고 있었다.

24-13. 발치와를 정밀검사하기 위해 치과 방사선촬영을 했지만 특별한 이상은 관찰되지 않았다.

24-14. 출혈부를 확인하고 지혈처치를 하기 위해 발사하자 점막하에 커다란 혈종이 관찰되었다.

24-15. 예리한 치근단 소파기로 혈종을 제거하고 발치와를 소파해 식염수로 세척하였다. 구강외과용 끝이 가는 흡입관으로 발치와, 점막하를 흡입하면서 잘 관찰하자 출혈부는 발치와가 아니라 원심 절개부임이 확인되었다.

24-16. 원심 절개선의 위치가 구치 교합면 중앙구의 연장선상에 있어 하악지 내사선의 내측에서 점막절개가 진행되고 설측에서의 혈관을 손상시켜 이상출혈을 유발한 것으로 생각되었다.

출혈부위는 원심절개의 후하방부 약 1.5cm 심부조직에 있었다. 지혈겸자를 사용할 수 있는 장소가 아니므로 3호 검은 견사(black silk)로 절개부 점막을 두껍고 깊고 긴밀하게 4군데 봉합하고 지혈처치 하였다.

24-17. 그리고 그 위에서 거즈를 대고 환자에게 약 30분간 물고 있게 해 지혈을 확인한 후 귀가시켰다. 다음날 내원시 개구장애와 협부 · 악하부 종창이 현저해졌지만 약 10일 후 거의 소실되었다. 항생제는 7일간 복용하고 7일 후 발사하였다.

결론

하악 매복 제3대구치를 발치할 때 원심 절개선은 하악지 내사선과 외사선 중간에 두고 반드시 손가락 끝으로 골면을 확인한 후 진행하지 않으면 안 된다. 원심 절개선을 머리속에서 그릴 때 아무래도 눈에 보이는 치열궁을 기준으로 연장선상에 절개하기 쉽다. 그러나 제2대구치 원심면에서 약 1cm 원심 점막하에 골이 없고 메스는 점막 깊이 들어가 이상출혈로 이어질 수 있으므로 충분히 주의하지 않으면 안 된다.

제 25 장

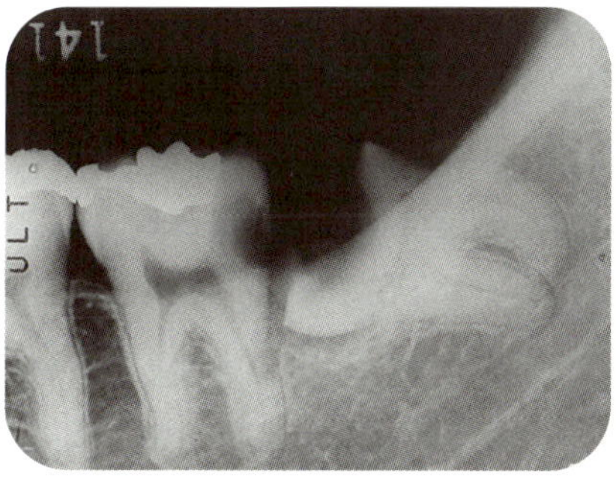

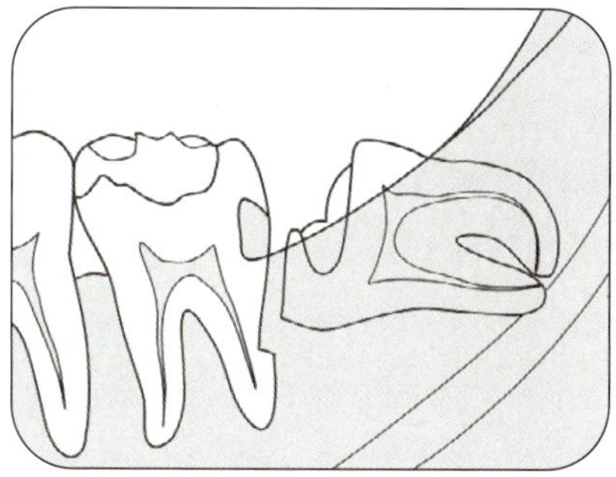

치조골이 파절된 경우

치근이 인두부로 들어간 경우의 처치

설측 치조골이 파절된 경우

치조골의 파절은 발치시 골삭제나 치관 분할이 부족했거나 비대, 만곡, 골성유착 등의 치근 이상을 동반하는 경우에 발생한다. 발치 후 동통이나 치유부전과 깊은 관계가 있으므로 예방과 발생했을 때 적절한 처치가 중요하다.

〔증례 1〕 27세, 남성

모치과의원에서 ⌈8 매복치의 발치를 시도했지만 중단, 3일 후에 의뢰되어 내원하였다(25-1). 구강 내에서는 ⌈8 치관이 분할제거되고, 치은은 1군데 봉합되어 있었다(25-2).

방사선사진의 판독

치과 방사선사진(25-3, 4)에서는 ⌈8 수평매복치가 관찰되고, 치근은 2근이며, 근심근은 곧은 형태이지만 원심근은 원심으로 부풀어 있으면서 근심으로 구부러져 있어 서로의 근단은 접촉해 있다. 원심근의 치수강도 동일한 소견이다. 치근으로 둘러싸인 중앙부는 치근부에서 방사선 투과성을 보이며 치근간 중격 골을 치근이 에워싸고 있다고 추측된다. 또한 치경부의 폭경보다 치근 최대 폭경이 더 크다. 다른 의원에서 ⌈8 치관을 분할했는데, 그때 ⌈7 원심근을 훼손했다고 생각되는 상이 관찰된다.

발치 술식

25-5. 하악공 전달마취하에서 ⌈8의 원심절개와 ⌈8 7 협측의 치주인대를 자른다. 이어 점막골막을 박리해 골을 노출시킨다.

25-6. 술전 방사선사진에서 치근이 중격의 골을 감싸고 있는 난발치증례, 발치 공간을 확보하는데 치관 분할이 부족하다는 것을 판단할 수 있다. 따라서 우선 라운드버로 ⌈8 협측, 원심측 골을 치근막 공간을 확대하듯이 깊이 약 3mm 삭제해 공간을 만들고, 터빈버(메리다이야 RA-10: 日向和田)를 사용해 ⌈8 근심 치관부를 절단하고 제거하였다.

25-7. 발치기자를 ⌈8 협측 치근막 공간에 삽입하고 탈구조작하자 소량 정출되었다. 그래서 강한 힘으로 탈구조작을 시도하자 '바삭' 하는 감촉이 느껴지면서 ⌈8 설측 치조골이 파절됨을 감지할 수 있었다.

25-8. ⌈8 치근과 파절골을 분리하려고 했지만 불가능해 골편이 부착된 상태로 치근을 제거하기로 하였다. 발치기자로 발거할 때 주의점은 왼손 검지를 ⌈8 설측에 대는 것이 중요하다. 이것은 ⌈8이 설측 연조직 내로 들어가는 것을 방지하고 파절된 치조골에 부착되어 있는 연조직의 긴장을 손가락으로

〔증례 1〕 27세, 남성

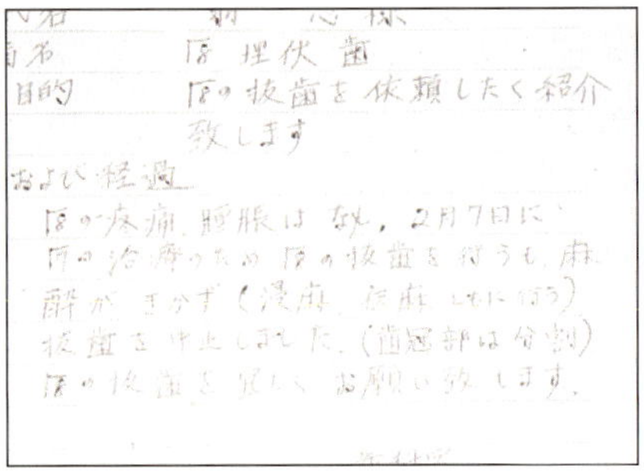

25-1. 의뢰의사에게 받은 발치의뢰서.

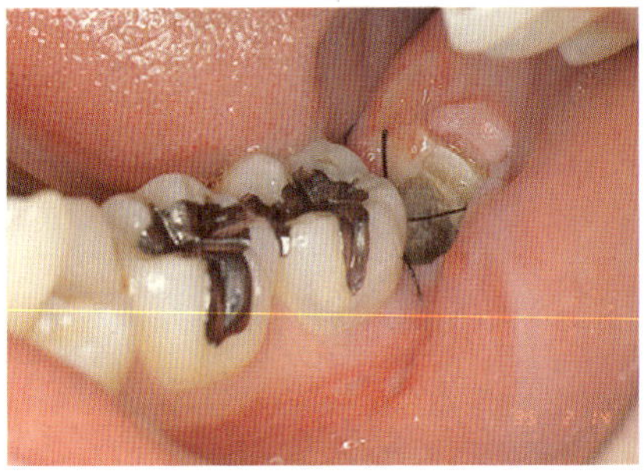

25-2. 본과 초진시.

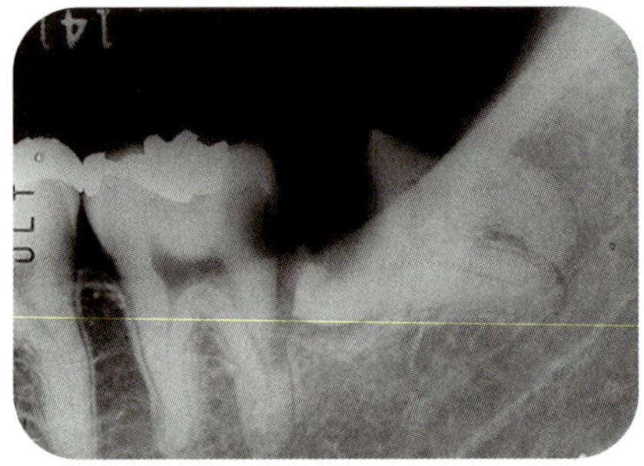

25-3. 치과 방사선사진.

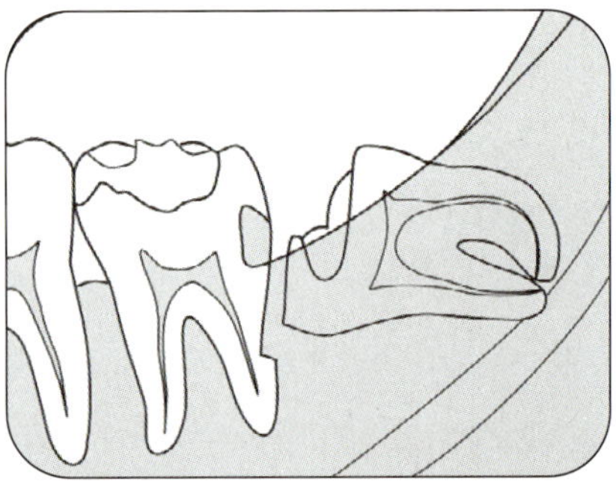

25-4. 원심근의 근심만곡, 치근간 중격부의 투과상에 주목하자.

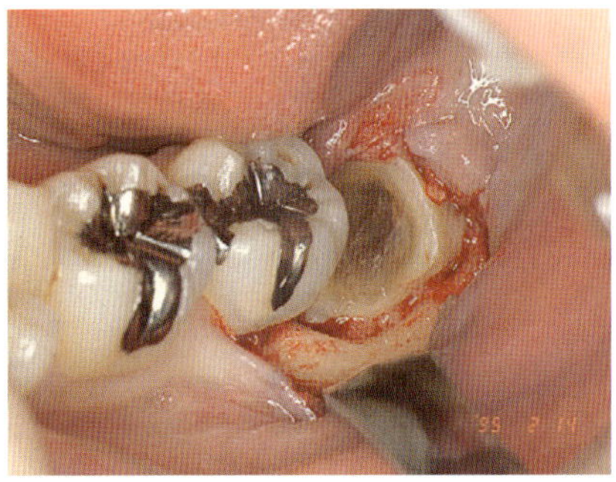

25-5. 점막골막피판의 형성, 박리.

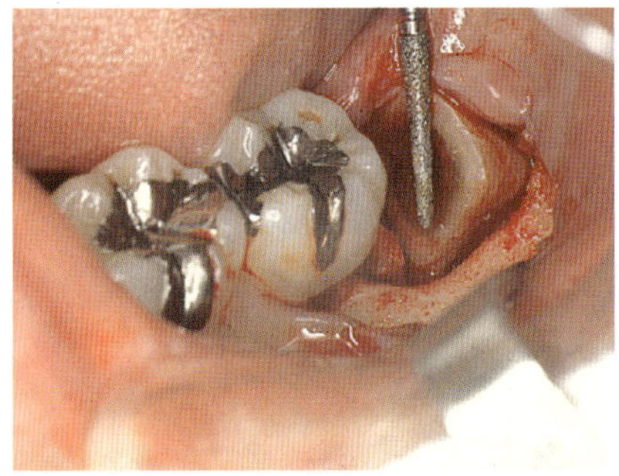

25-6. 터빈버로 잔존해 있는 치관을 절단.

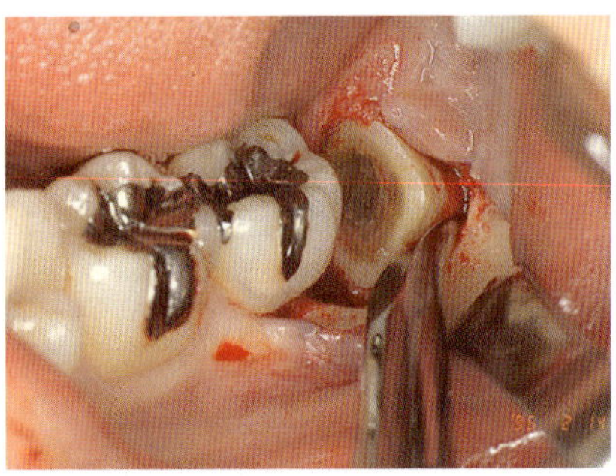

25-7. |8 설측 치조골이 파절된다.

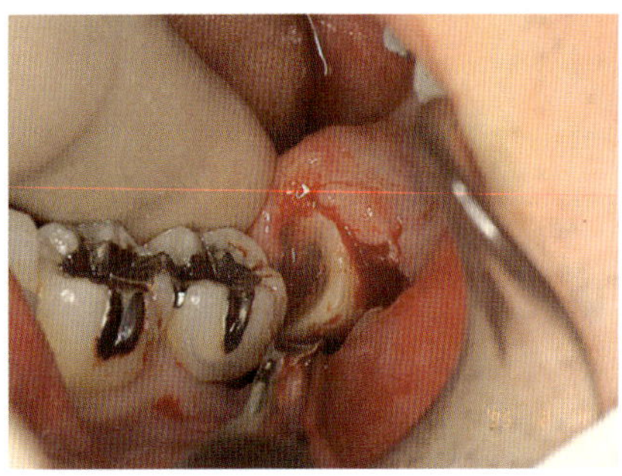

25-8. |8 설측에 왼손 검지를 갖다 댄다.

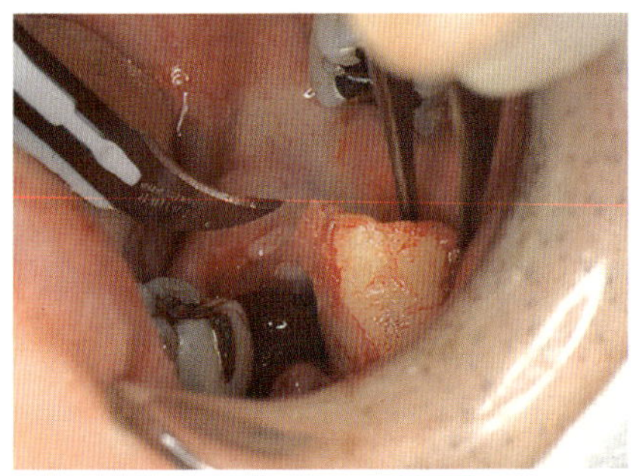

25-9. 파절골에 부착된 연조직을 메스로 자른다.

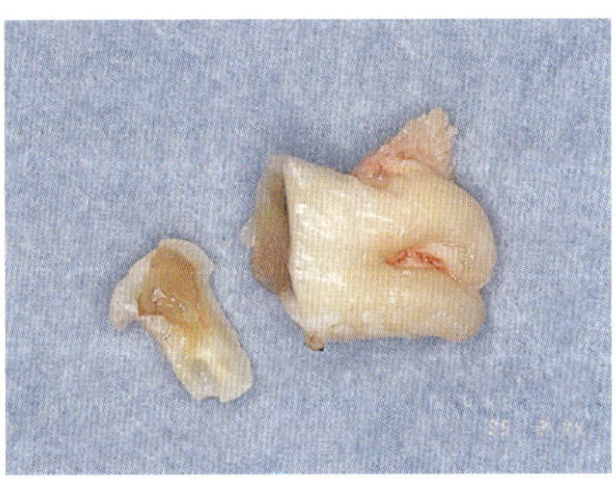

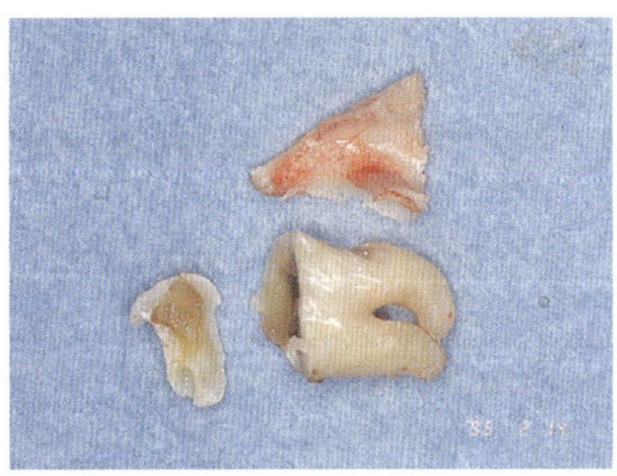

25-10 | 25-11

25-10. 협측.
25-11. 치근에서 파절골을 제거한 상태. 중격에 골을 감싸고 있었다.

느껴 찢어짐을 방지하기 위해서이다.

25-9. 탈구를 제거할 수 있었지만 치근에는 파절된 치조골이 접합된 상태였고 치조골에는 연조직(악설골근이나 치은측익골근의 일부)이 부착되어 있었다. 무리하게 당기면 깊은 위치에서 연조직이 함께 따라올 위험이 있으므로 유구겸자(toothed forcep)로 |8을 잡은 상태에서 메스로 부착부를 잘라 적출하였다. 그 후 왼손 검지로 파절부를 치은상에서 촉진하고 골예연이 확인되었기 때문에 가볍게 삭제하였다. 식염

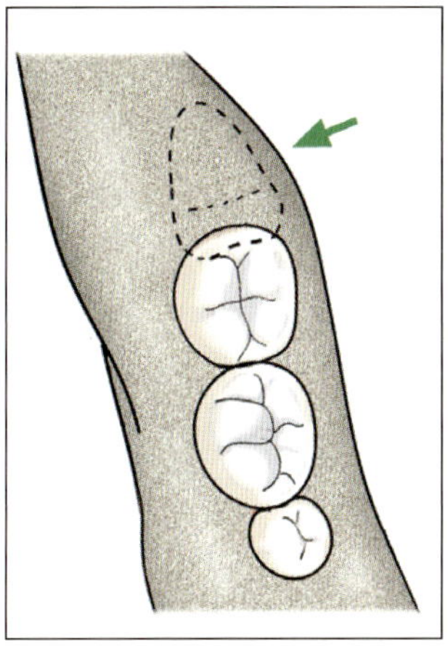

25-12. 하악 제3대구치의 설측 치조골은 매우 얇다.

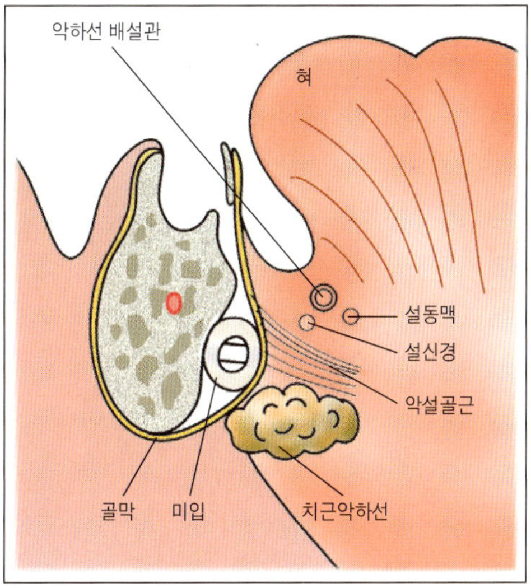

25-13. 하악 제3대구치부의 전두 단면도.

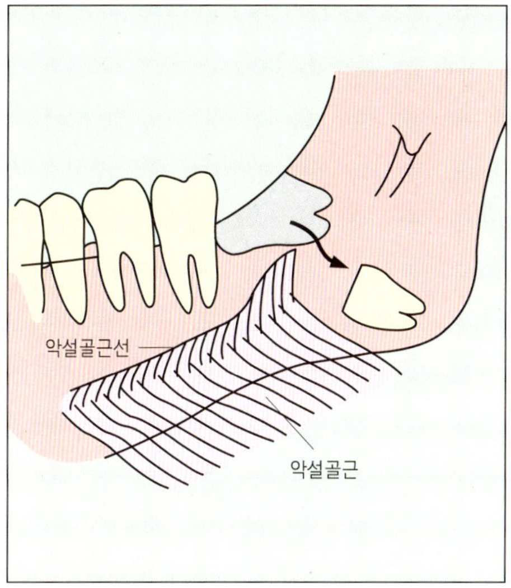

25-14. 설측에서 관찰한 미입부위.

수로 발치와를 세척한 후 점막골막피판을 덮어 4-0 검은 견사로 긴밀하게 치은을 두껍게 3군데 봉합하고 수술을 종료하였다. 항생제는 7일간, 진통제는 4회 투여하였다.

치조골이 파절된 원인과 처치

발거치를 관찰했는데 치근은 2근이고 원심근이 근심으로 크게 구부러져 있고 근 · 원심 근단이 접합되어 중격의 골을 에워싸고 있었다(25-10). 중격의 골을 제거해 보니 터널형이었다(25-11). 또한 원심근의 중앙이 원심으로 부풀어 구부러져 있고 치경부 폭경보다 치근 최대 폭경이 더 크고 탈구방향으로 언더컷 양이 많았다. 위와 같은 치근 이상이 원인이 되어 발치기자에 의한 탈구가 곤란하고 치아를 매개로 과도한 힘이 발치와 설측 치조골에 가해져 파절되었다고 생각한다.

처치는 유리골편이 있으면 제거하고 골막이 부착되어 있다면 남긴다. 그리고 치은상에서 촉지해 치조골의 날카로운 면이 없는지, 파절골이 발치와에서 외측으로 기울어 편위되지 않았는지 확인하고 전자라면 골줄로 가볍게 삭제, 후자라면 술자의 손가락으로 강하게 압박해 정복한다. 파절골을 편위된 상태로 두면 술후 동통, 치유부전을 초래하거나 며칠 후 치은에서 골이 돌출되어 동통의 원인이 될 가능성이 높고 주의가 필요하다. 봉합은 치은을 두껍게 바늘을 진행하고 평소보다 1~2군데 많이 긴밀하게 봉합한다. 이것은 편위된 골편을 덮어 고정하고 동통이나 출혈을 억제하기 위해서이다.

치근이 인두부로 들어간 경우

하악 제3대구치를 발치할 때 드물기는 하지만 치아가 하악골과 설측골막 사이에 들어가는 경우가 있다. 하악 설측치은은 골보다 박리되기 쉽고 설측 치조골은 매우 얇아 파절되기 쉬운 형태를 갖고 있기 때문이다(25-12).

특히 수평매복 제3대구치를 발치할 때 치관 분할이 충분하지 않았거나 치조골의 삭제가 부족하거나 치근의 만곡, 비대가 있어 무리하게 발치하려고 해 과도한 힘이 가해지면 종종 설측 치조벽이 파절되고 설측 골막과 골 사이에 들어가는 경우도 있다(25-13). 초조해하며 적출하려고 하면 할수록 들어간 치근은 인두부로 이동한다. 그리고 들어간 치근은 악설골근선의 하방 악설골근와 후방으로 이동한다(25-14). 이러한 경우에는 우선 파노라마 방사선사진으로 치아의 위치를 확인한 후 당황하지 말고 신중하게 처치하면 적출할 수 있다.

다만 하악 제3대구치 해당부의 설측에는 설신경이나 설동맥이 근접해 주행하고 있으므로 절대로 설측골막을 훼손하지 않도록 주의해야 한다.

〔증례 2〕 28세, 남성

모치과의원에서 8| 수평매복치의 발치를 시도해 치관을 분할, 제거할 수 있었지만 치근을 발거할 때 잘못해 설측 연조

〔증례 2〕 28세, 남성

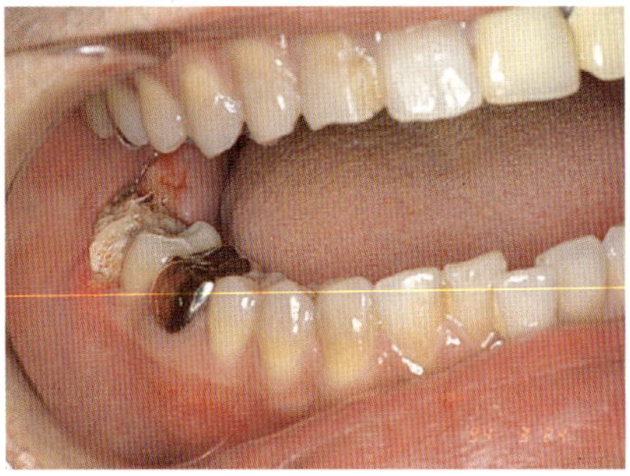

25-15. 본과 초진시.

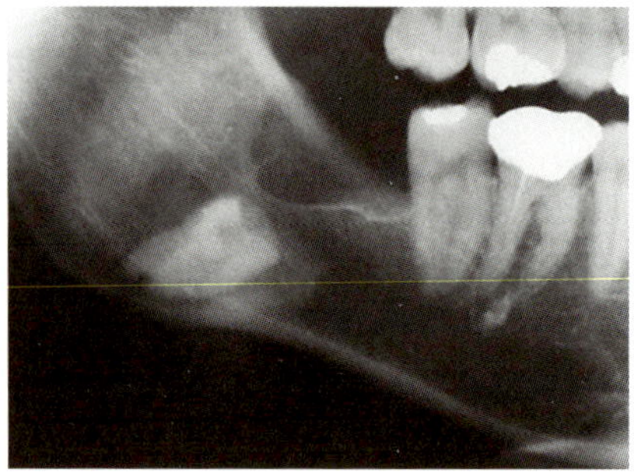

25-16. 초진시 파노라마 방사선사진.

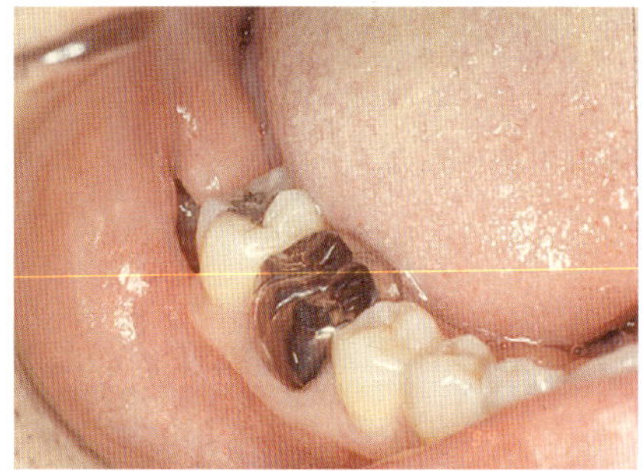

25-17. 14일간 소염 후 구강내.

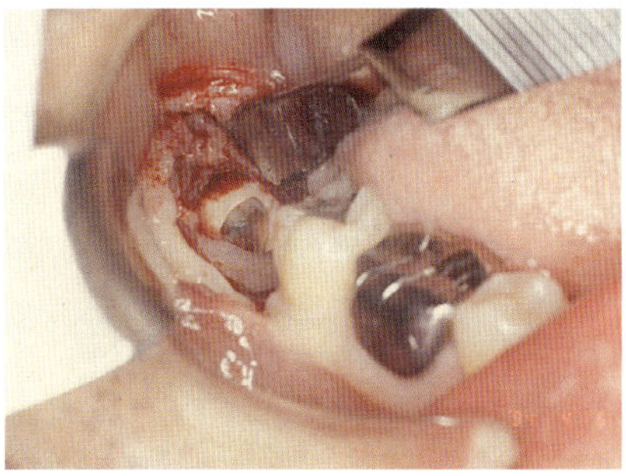

25-18. 설측골 파절부분에 함입된 치근이 관찰된다.

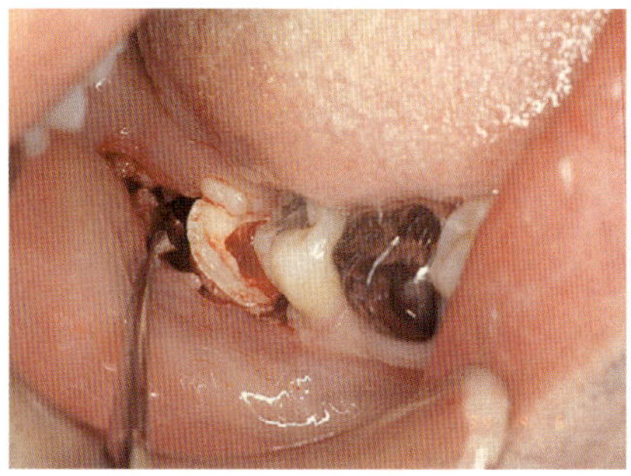

25-19. 전치용 예리한 치근단 소파기를 사용해 적출한다.

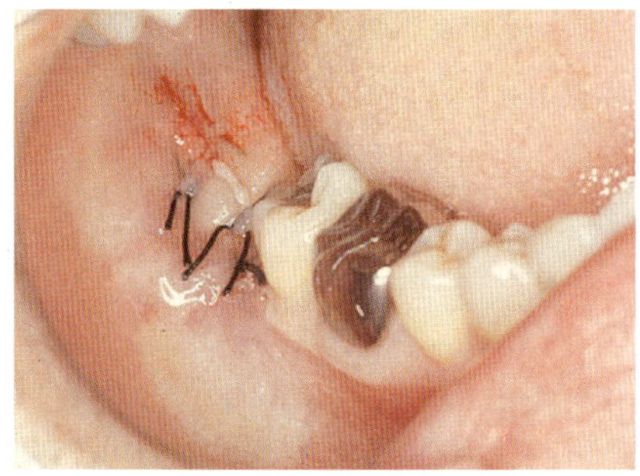

25-20. 완전봉합.

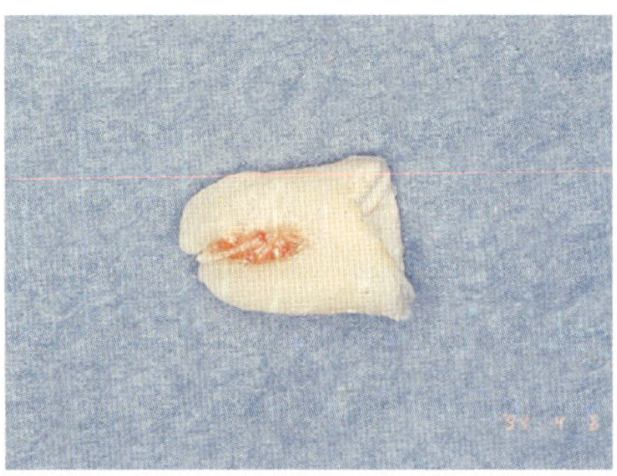

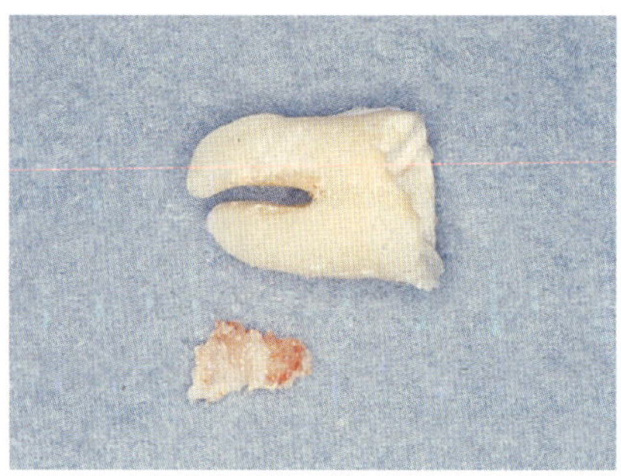

25-21 | 25-22

25-21. 치근이 중격의 골을 감싸고 있다.
25-22. 중격의 골을 제거한 상태.

직 내에 들어가 버렸다. 약 1시간에 걸쳐 적출을 시도했지만 적출할 수 없었다. 술후 창면에서 출혈이 8시간 계속되고 연하통도 심하였다. 다음날도 적출을 시도했지만 역시 불가능하였다. 발치 3일째 우측 협부에서 구강저에 걸쳐 종창이 관찰되고 동일한 측의 두통이 3~4일간 계속되고 있다. 항생제와 진통제를 투여한 후 7일 후에 의뢰되어 내원하였다.

현재 증세는 체온 37.2℃의 발열, 개구장애(+) 14mm, 연하통(+), 우측 악하 임파절은 대두크기 정도의 종창(+), 압통(+)이었다. 구강 내에서는 8| 발치와에 거즈를 끼우고 그 위에 외과용 팩 처치를 하였다(25-15). 파노라마 방사선사진에서 8| 수평매복 발치와의 후하방에 8|의 치근이 관찰된다(25-16).

초진에서 발치 전 경과

초진시 발치 후 감염이 발생해 개구장애가 현저하고 구강내 복잡한 처치는 곤란하기 때문에 국소 세척과 약물요법으로 소염을 시도하였다. 8| 부위의 외과용 팩과 거즈를 제거하고 발치와를 식염수로 잘 세척하였다. 그리고 항생제 오젝스 150mg×3T/일과 구강소독제 이소진가글 30ml을 처방하고 펜트시린 2g/일, 연속 8일간 점적정주 하였다.

발열은 다음날부터 사라지고 개구장애는 서서히 개선되어 5일째에 개구영역 22mm가 되어 술자의 오른손 검지로 8| 설측 구강저를 촉진하자 치근이라 생각되는 단단한 것이 느껴졌다. 14일째 개구영역은 34mm가 되고 들어간 치근의 적출을 시도하였다(25-17).

발치 술식

25-18. 하악공 전달마취하에서 8| 부위 원심절개와 7| 원심협측에 수직절개하고 점막골막을 박리해 골을 노출시킨다. 발치와의 육아조직을 예리한 치근단 소파기로 소파하고 식염수로 세척한다. 발치와의 설측벽 하방을 잘 관찰하자 파절되어 있었다. 술자의 왼손 손가락으로 우측 악하부 설측을 눌러 올려 오른손 검지로 8| 설측 하부를 더듬자 치아 같은 단단한 것이 느껴졌다.

25-19. 전치용 예리한 치근단 소파기나 지혈겸자를 사용해 설측 치조골 파절부에서 치근을 적출하였다.

25-20. 식염수로 발치와, 함입부를 잘 세척한 후 술자의 오른손 검지로 설측 치조골 파절부를 발치와 방향으로 강하게 눌러 정복시키고 4-0 검은 견사로 긴밀하게 3군데 봉합하고 수술을 종료하였다.

25-21, 22. 적출한 함입치근의 중격에는 골이 들어 있었다.

고찰

발치하지 못하고 인두부로 함입된 원인은 증례 1과 동일하며 치근 이상이었다. 이렇게 치근이 골을 감싸고 있는 하악 수평매복 제3대구치의 발치는 탈구가 매우 곤란하며 무리한 힘이 치아를 매개로 발치와 설측 하벽에 가해져 치조골 파절을 초래하고 그 사이 인두부로 치근이 함입되었다고 생각한다.

이러한 합병증을 예방하려면 신중하게 탈구조작하고 동요가 별로 없는 경우에는 주위 치조골을 충분히 삭제하면 예방할 수 있을지도 모른다.

본 증례는 본 과에 의뢰되기까지 7일이 경과해 발치 후 감염이 바로 일어나고 개구장애로 인해 조기에 함입치근을 적출할 수 없었다. 인두부에 치근이 함입되었다고 생각된 경우에는 우선 파노라마 방사선사진으로 확인하고 당황하지 말고 신중하게 적출을 시도한다. 적출하지 못한 경우에는 가능하면 당일에 구강외과 병원에 의뢰하는 것이 좋다.

합병증은 가능한 한 피하고 싶다. 어떻게 하면 피할 수 있는지 지식을 습득하고 발생했을 때 구체적인 대처법, 또는 전문기관에 소개하는 것이 중요하다.

제 26 장

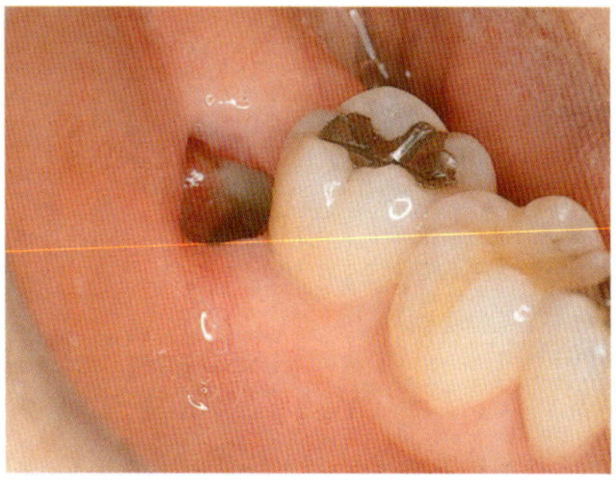

Dry socket의 처치

Dry socket이란 발치와의 혈병이 결여되어 골면의 노출, 발치창의 치유부전을 일으킨 상태를 말하며 강한 지속성 동통을 동반하는 경우가 많다(26-1). 처치는 발치와를 세척하거나 소파해 출혈을 촉진한 후 진통제 · 항생제 연고를 도포하고 외과용 팩으로 발치창을 보호해 자연 치유되기를 기다린다.

그러나 외과용 팩은 쉽게 탈락하거나 창면을 압박해 역으로 동통을 증가시키는 경우가 종종 관찰되므로 실제는 응용하기가 곤란하다. 또한 연고도 헹구거나 식사할 때 쉽게 제거되므로 효과가 적다.

Dry socket의 처치법

필자들은 다음과 같은 방법으로 임상에서 좋은 결과를 얻고 있어 소개하겠다.

① 식염수로 발치와에 있는 음식물을 세척한다(26-2).
② 부패물이 있는 경우는 예리한 치근단 소파기로 가볍게 제거하고 다시 세척한다.
③ 발치와 내 수분을 거즈, 외과용 흡입관으로 제거한 후 국소마취제 연고(프로네스파스타: 일본 치과약품, 아네스테진파스타)를 스폰젤(山之內제약)에 묻혀(26-3) 연고가 골면에 들러붙도록 아래를 향해 도포한다(26-4, 5).

이 조작을 3일에 한 번씩 3~4회 반복하면 대부분의 증례에서 조기에 통증이 해소되고 치유되어 간다.

이 방법에서는 스폰젤이 발치와 내에서 흡수 팽창해 고이므로 음식물이 와 내에 들어오는 것을 방지하거나 국소마취제 연고를 골면에 장시간 작용시킬 수 있으므로 창면 안정이나 진통효과를 기대할 수 있다.

또한 통원시 발치와에 음식물, 부패물이 많이 들어있는 경우에는 멸균식염수와 10ml 주사기를 제공하고 가정에서 1일 아침 · 저녁 식사 후 2회 정도, 발치와를 청소하도록 지도하는 것도 효과가 있다(37-9).

전신적으로 항생제와 진통제를 병용한다. 또한 2주일 이상 경과해도 동통증상이 개선되지 않는 경우는 발치와에 부패물, 부패한 골이 원인이 될 가능성이 있어 국소마취하에서 발치와를 재소파하는 것이 바람직하다.

이상으로 발치와에 발생한 dry socket의 처치법을 소개했는데 간단한 방법이므로 도움이 되기를 바란다.

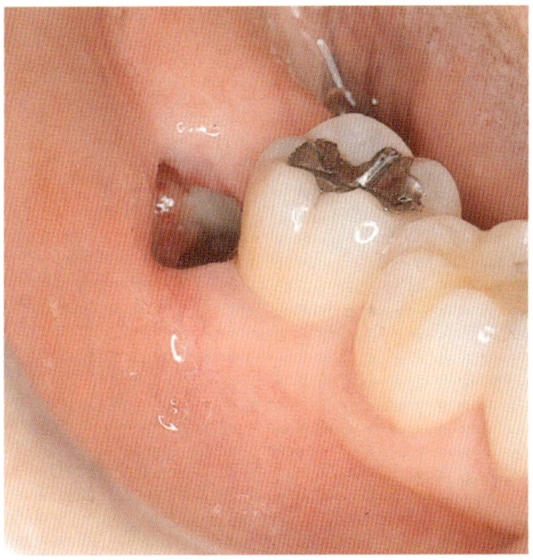

26-1. 발치와에 혈병은 없고 골면은 노출해 지속성 동통이 현저하다.

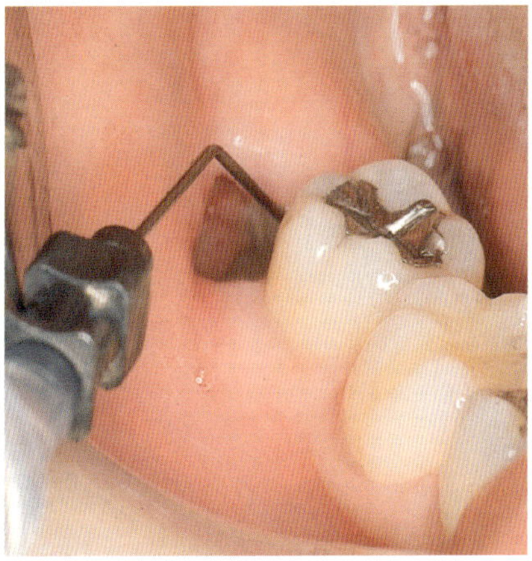

26-2.

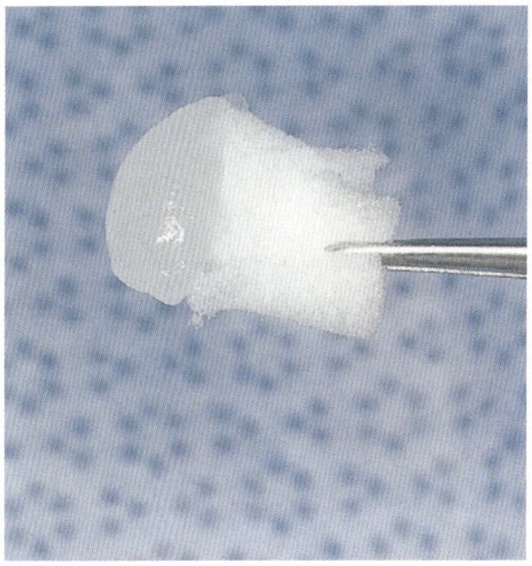

26-3. 스폰젤® 어깨에 프로네스파스타를 도포한다.

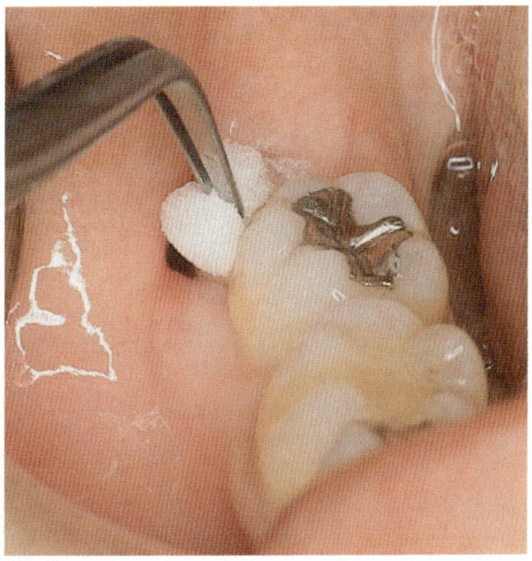

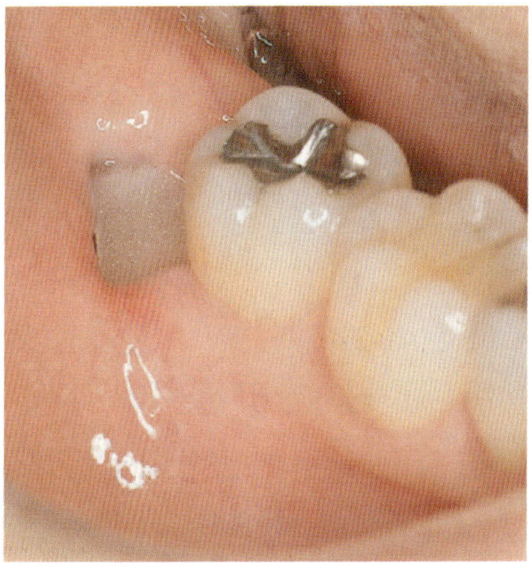

26-4. 프로네스파스타®를 발치와저에 들러붙듯이 충전한다.

26-5. 충전 후 구강내 사진. 3일에 1번 2회 통원으로 동통은 소실되고 치유되었다.

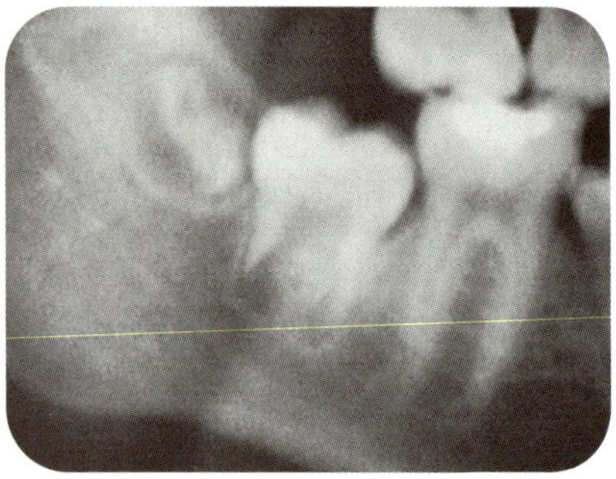

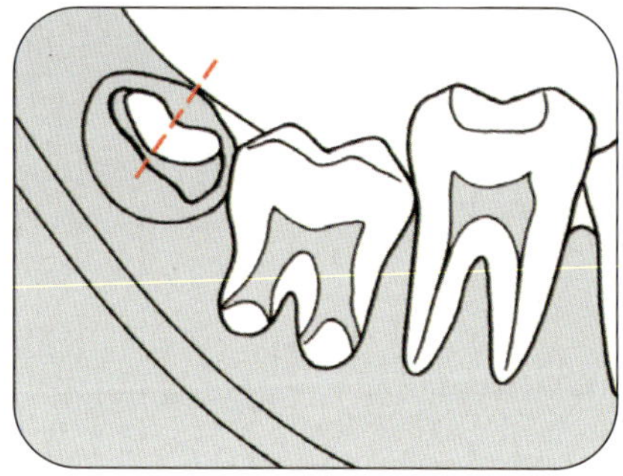

제 27 장

Germectomy
치배 제거

하악 제3대구치는 맹출 공간이 부족해 매복 제3대구치가 되기 쉽고 맹출장애를 동반하는 제3대구치 주위염 등의 자각 증상이 출현하는 20세 전후에 발치되는 경우가 많다. 그러나 제2대구치 원심면의 우식이나 치근흡수, 비가역적 치주낭의 형성, 전치의 총생이나 제2대구치의 협설적 경사 등 돌이킬 수 없는 경우도 많다.

이러한 장애가 발생하기 전에 조기에 하악 제3대구치를 제거할 수 없을까?

Germectomy란

장차 하악 제3대구치의 맹출 공간이 확실히 부족하고 맹출 이상이 발생할 가능성이 있다고 예측되면 치배단계에서 소파하거나 석회화 초기단계에서 제거하는 것을 말한다. 치배단계에 있는 제3대구치는 골 표면 근처에 존재하며 성인의 매복 제3대구치 발치에 비해 놀라울 정도로 간단하며 외과적 침습도 적다. 적용 연령은 7~11세경이다.

치배단계에서 하악 제3대구치의 매복 가능성을 진단한다

Dr. R. M. Richetts는 두부방사선 계측사진(cephalometry)을 응용하고 하악의 성장 예측에 관한 그의 호상성장이론(archal growth method)를 이용하면 성장 종료 10년 이상 전에 하악 제3대구치가 노출할지, 매복될지를 높은 확률로 예측할 수 있다고 한다.

Dr. P. Turley는 이 이론을 연구한 결과 27-1처럼 자이포인트(Xi point)에서 제2대구치 원심까지의 거리가 가장 중요한 열쇠가 되며 성장 종료 10년 전 예측치와 성장 종료시 실측치 간에 확률곡선을 소개하며 신뢰도 90%를 보고하고 있다.

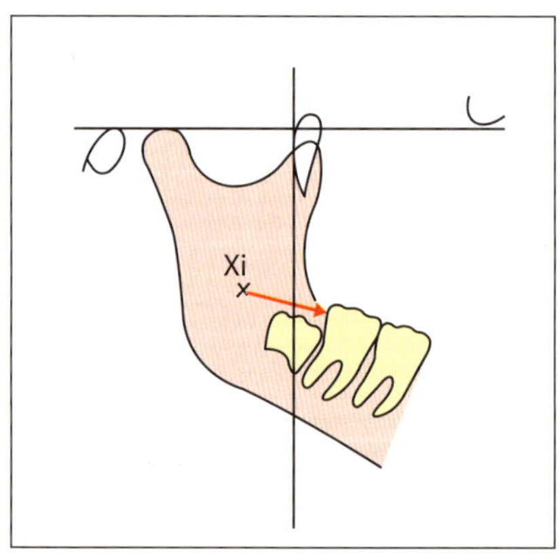

27-1. Xi point.
Xi point는 작도상에서 하악지 중앙에서 거의 하악공과 일치하며 하악골 성장의 중심점이라 할 수 있다.

〔증례 1〕 11세, 여성

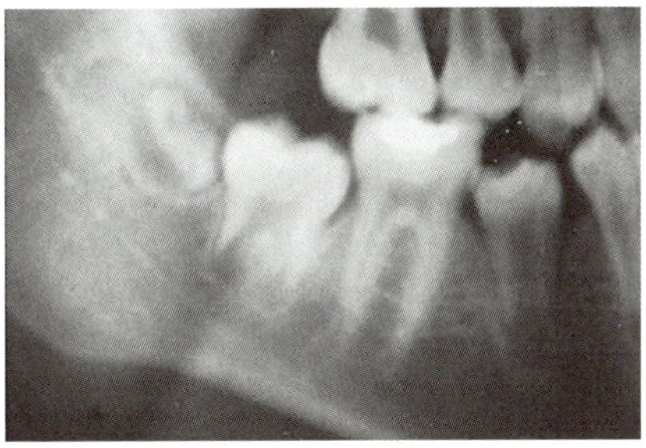

27-2. 증례 1: 11세, 여성.

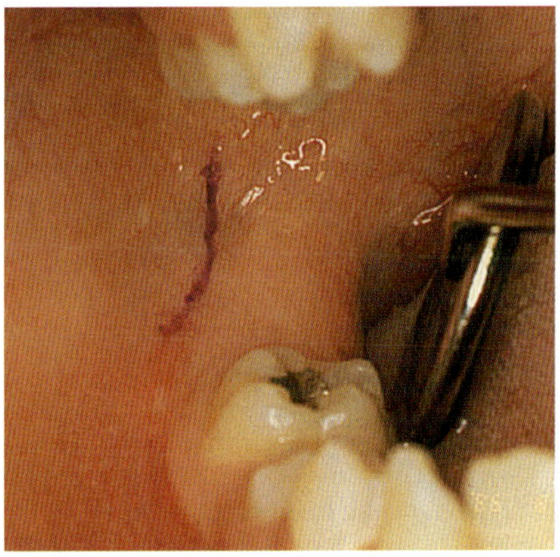

27-3.

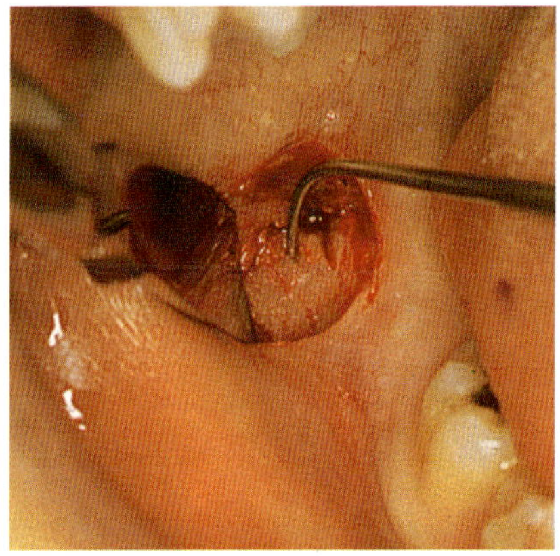

27-4. 탐침으로 확인한다.

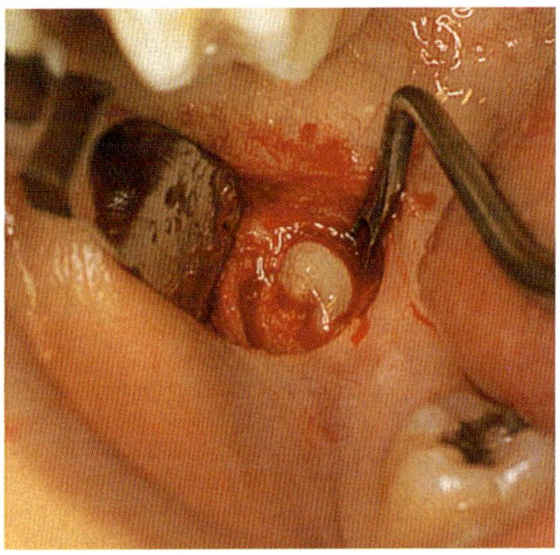

27-5.

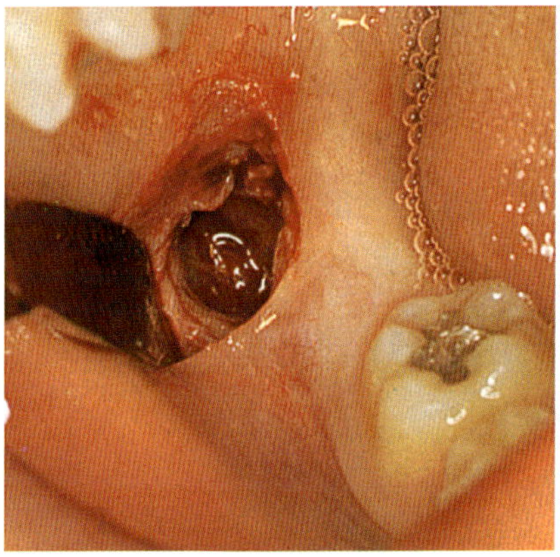

27-6.

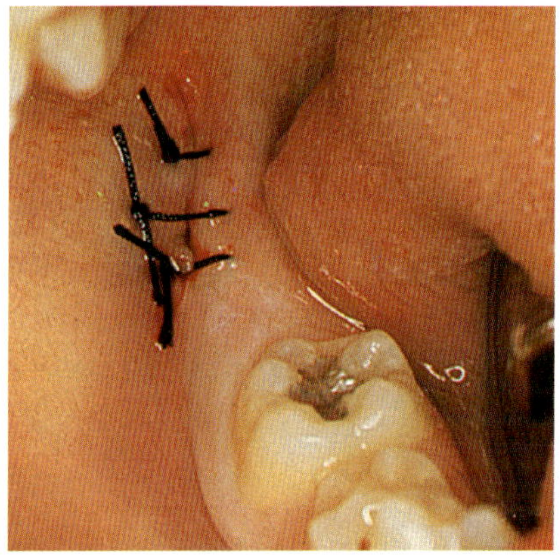

27-7.

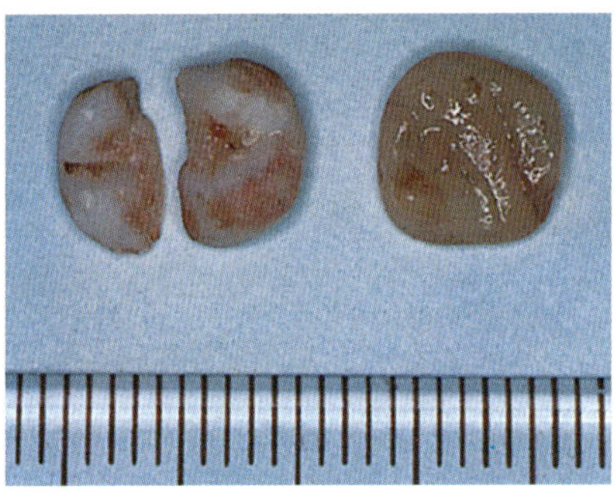

27-8. 치관과 치배.

발치 예측

난이도: 용이

a. 매복 깊이 – 하악지내

b. 피복하는 골의 양 – 소량

c. 치근 – 미형성

골삭제: 소량 필요

치아 분할: 필요

소요시간: 약 30분

술후 침습도: 적다

Germectomy(치배 제거)의 증례

〔증례 1〕 11세, 여성

환자는 8세 때 골격성 반대교합으로 교정치료를 받았는데 재발 경향이 관찰되어 교정의로부터 germectomy를 의뢰받아 내원. 파노라마 방사선사진에서 석회화 초기단계인 제3대구치의 치배가 확인되었다(27-2).

위의 예측에 기초해 침윤마취하에서 발치하였다. 본 증례의 발치 술식을 소개한다.

〔증례 2〕 8세, 여성

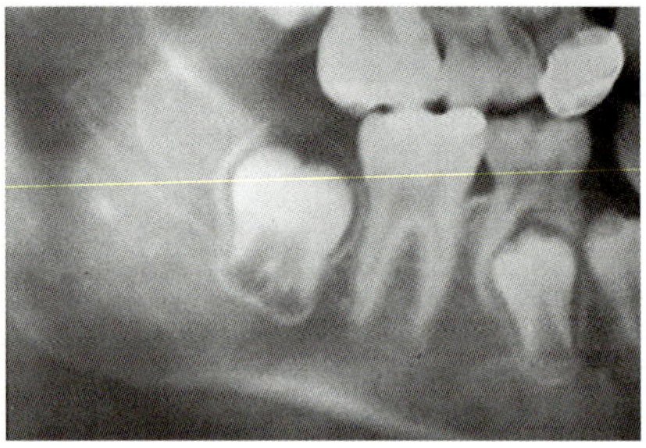

27-9. 증례 2: 8세, 여성.

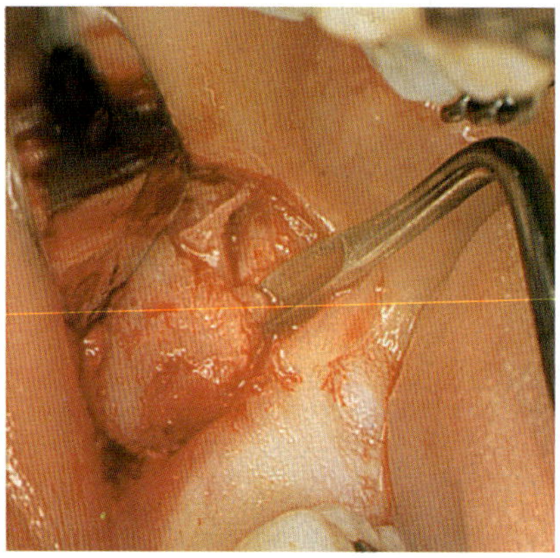

27-10.

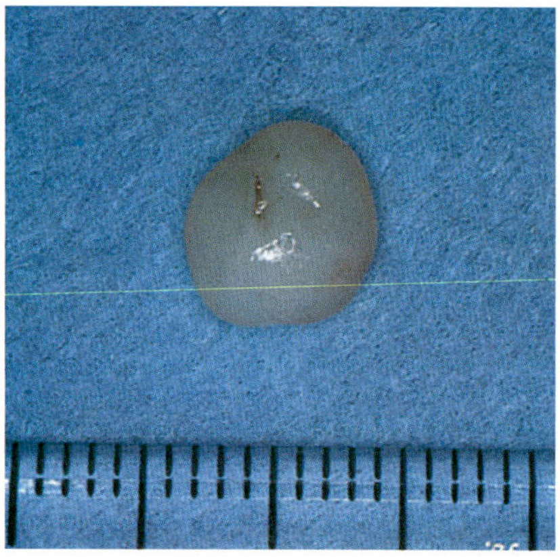

27-11.

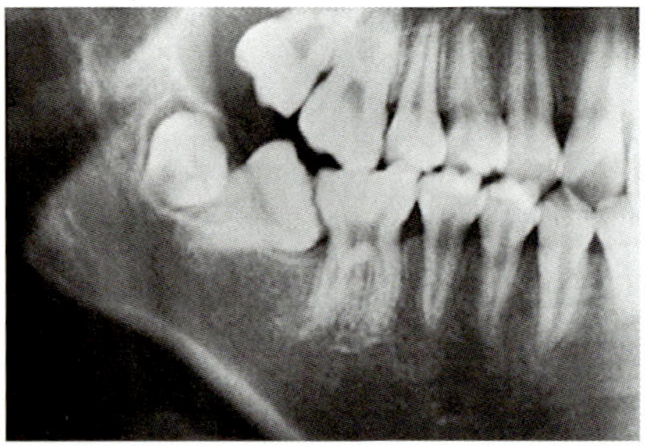

27-12.

술식

27-3. #15 메스로 $\overline{8|}$에 해당하는 점막을 호상으로 절개한다.

27-4. 골막박리자로 점막골막을 박리해 골을 노출, 탐침으로 얇은 골부분을 확인한다.

27-5. 치배를 피복하는 한 층의 골을 예리한 치근단 소파기나 라운드버로 제거하고 개창한다. 예리한 치근단 소파기로 치소낭과 치수를 소파하고 이어 치관부를 제거하려고 했는데 개창범위가 좁아 무리가 있었다. 그래서 5배속 콘트라앵글을 사용해 피셔버로 2분할해 제거하였다.

27-6. 발치와를 식염수로 가볍게 세척한다.

27-7. 점막골막피판을 원위치시켜 3군데 봉합한다.

27-8. 2분할한 치관부와 치배이다.

〔증례 2〕 8세, 여성

방사선사진에서는 제3대구치의 석회화가 관찰되지 않는다(27-9). 절개는 처음 환자와 동일하게 진행했는데 골은 삭제할 필요가 없고, 예리한 치근단 소파기로 치배를 간단히 적출하였다(27-10). 소요시간은 약 15분이고 외과적 침습이 거의 없다고 생각되었다. 제거한 치배를 보여주고 있다(27-11).

하악 제3대구치가 제2대구치 맹출장애에 영향을 주는 경우(27-12), 부정교합의 교정치료에 있어서 발치, 비발치의 경계에 해당되는 경우, 교정치료 중이나 치료 후 재발이 의심되는 경우, 골격성 반대교합 증례에서는 하악 제3대구치의 조기 제거가 치료 성과를 높이는 의미에서 권장되어도 좋을 것 같다.

또한 매복 제3대구치의 맹출력에 기인한다고 생각되는 하악 제2대구치의 협설적 경사 이상도 종종 관찰된다. 때로는 balancing contact을 유발하거나 악관절증 원인이 되기도 하며 이러한 이유에서 치배제거는 의미가 있다고 생각한다.

제28장

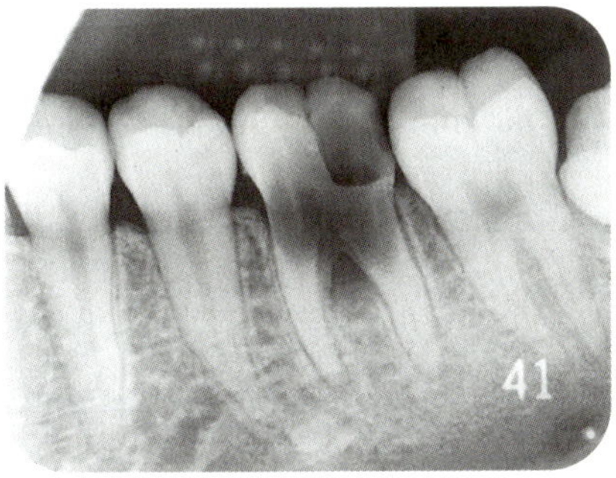

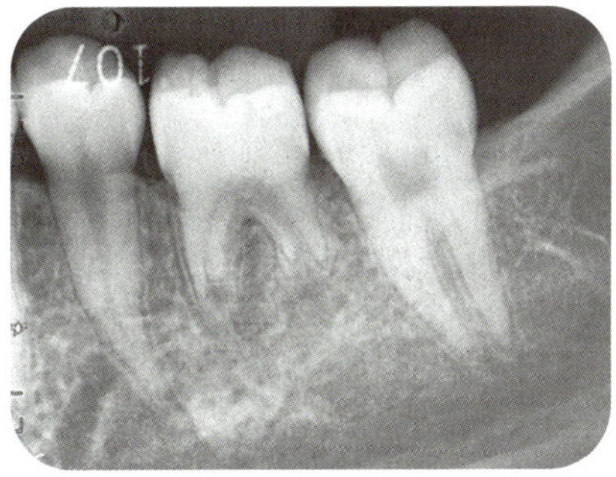

제3대구치의 자가치아이식

제3대구치를 발치할 때 발거할 필요가 있는 치아가 있거나 결손이 있는 경우에 제3대구치의 이식을 고려할 수 있다. 제3대구치는 발치 적용이 되는 경우가 많고 공여치(donor)가 되기 쉽다. 그러나 반면 매복 상태나 치근 형태의 이상으로 발치시 치아를 훼손하거나 치근막이 크게 손상되어 이식에 부적합한 경우도 있다.

그래서 제3대구치 이식 전 중점 사항을 소개하겠다.

제3대구치 이식 전 중점 사항

- 이식의 적응증인지 판단
- 이식 술식(발치와 이식 socket의 형성)
- 치내요법이 필요한지 감별진단
- 치내요법의 시기와 방법
- 예후관찰시 무엇을 보나?
- 예후가 불량한 경우 원인과 대처법

준비 도구

- 제3대구치 발치를 위한 난발치 세트(37-1)
- 이식 socket 형성을 위한 버(28-4)
- 식염수를 넣는 멸균 용기
- 이식치 고정용 레진이나 와이어

이식 술식

수술 시야를 0.1% 염화벤잘코늄 면구로 청소, 소독한 후 하악공 전달마취와 침윤마취를 실시한다. 수용측 치아를 발치하고 발치와 내 불량육아를 소파한 후 발치와를 잘 확인한다. 이식 공여치(donor)가 되는 제3대구치를 치근막이 훼손되지 않도록 제거하고, 이식 socket에 합치하는지 시적한다.

제3대구치가 socket에 잘 들어맞지 않을 때는 발치한 제3대구치를 일단 식염수가 들어 있는 용기에 넣어 보존한다. 그리고 socket을 버로 측벽이나 중격골을 삭제해 골형성을 한다. 발치와에 대한 적합은 치근막을 훼손시킬 수 있으므로 너무 딱 맞지 않도록 주의한다.

또한 대합치와의 공간이 있도록 구강 외에서 삭제한다. 이때 식염수를 적신 거즈로 치근을 감싸고 치근막이 훼손되지 않도록 한다.

고정할 때는 이식치와 인접치간 인접면을 레진으로 접착하거나 외과용 철사로 고정하거나 교합면에 봉합사를 감아 치아를 압하시키듯이 고정한다. 또한 치은의 봉합은 혈병을 보호하기 위해 긴밀하게 진행한다. 술후 치과 방사선사진을 촬영해 이식치의 위치, 치축을 확인하고 종료한다.

항생제는 7일분, 진통제는 4일분을 처방한다. 이식 다음날 세척하고 7일 후에 발사한다. 2~4주 후에 고정한다. 최근 많

제3대구치를 이식한 경우 근관치료법과 경과기록

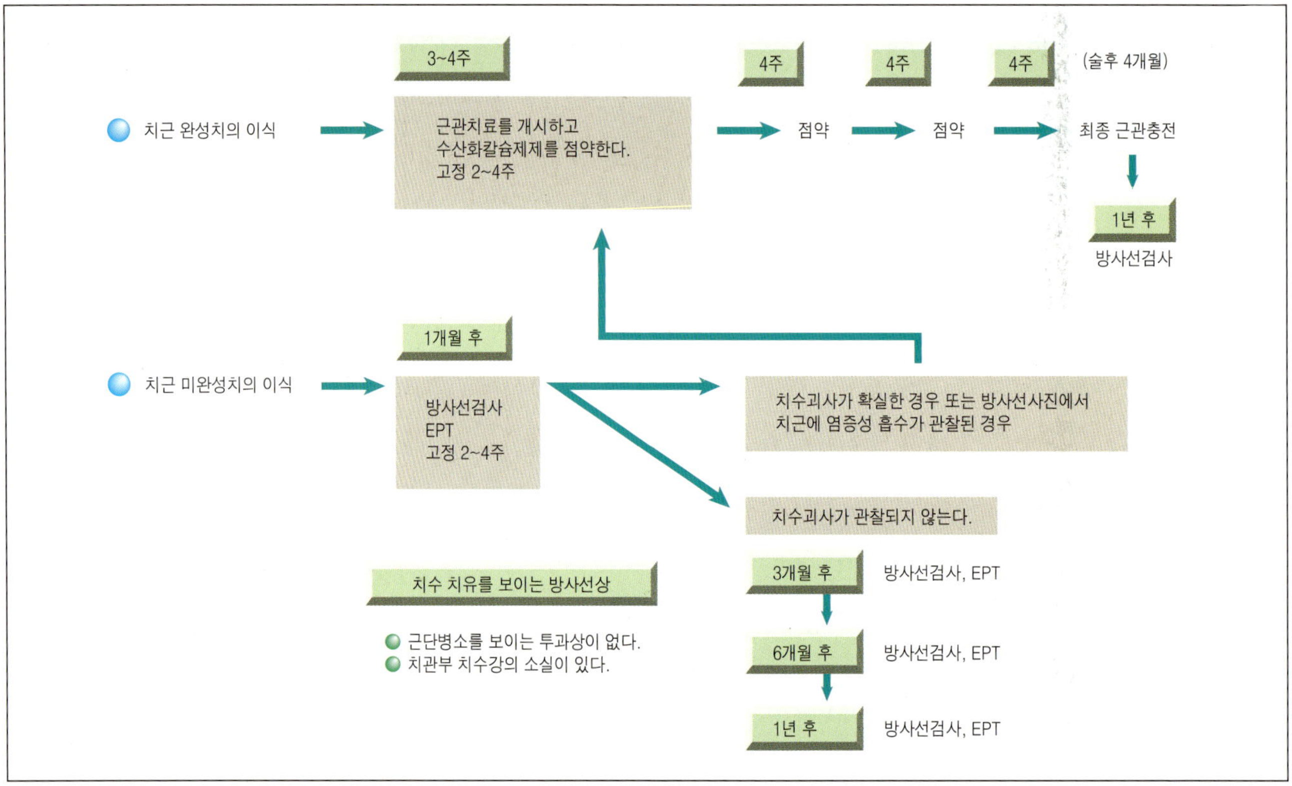

28-1.

이 동요하더라도 조기에 고정을 해제하는 것이 치환성 흡수나 골성 유착을 방지할 수 있다고 한다.

이식 후 치내요법

치근 완성치

치수는 생존할 가능성이 낮고 염증성 흡수를 방지하기 위해 이식한 지 2~4주 후에 치내요법을 실시한다. 점약에는 수산화칼슘제제를 사용한다. 그 후 1개월에 한 번, 수산화칼슘제제를 교체하고 이식한 지 4개월 후에 최종 근관충전 한다.

염증성 흡수가 진행된 부분은 산포스파타제활성이 높아 있어 파골세포의 활동이 매우 활발하므로 알카리포스파타제 활성을 높이는 수산화칼슘의 적용은 염증성 흡수를 억제하는데 효과가 있다고 한다.

Dr. Andreasen이 임상결과를 통계적으로 정리한 데이터에 따르면 염증성 흡수는 이식 후 4~8주간 가장 많이 발생하므로 염증성 흡수에 대한 걱정이 사라진 시기에 최종 근관충전을 실시하는 것이 좋을 것이다.

치근 미완성치

치수는 생존 가능성이 있으므로 임상소견 확인과 방사선검사, 전기치수진단(EPT)을 정기적으로 진행하고 경과를 관찰한다. 치수괴사가 확실한 경우, 방사선상에서 염증성 흡수가 관찰된 경우는 치내요법을 개시하고 수산화칼슘제제를 사용한다.

Dr. Andreasen은 치근 미완성치이고 근단부가 1mm 이상 떨어져 있다면 약 90%의 치수는 치유된다고 보고하고 있다. 치수가 치유되었다는 방사선상의 특징은 근단병소를 나타내는 투과상이 없고 치관부 치수강의 소실을 들 수 있다(28-17).

어쨌든 치내요법을 생략한 이식치는 치수가 언제 괴사할지 모르기 때문에 염증성 흡수를 피하기 위해서도 정기검사는 피할 수 없다(28-1).

〔증례 1〕 27세, 여성

초진시 소견: ⌐7 8의 발치 의뢰로 내원. ⌐7의 우식은 현저하

(증례 1) 27세, 여성

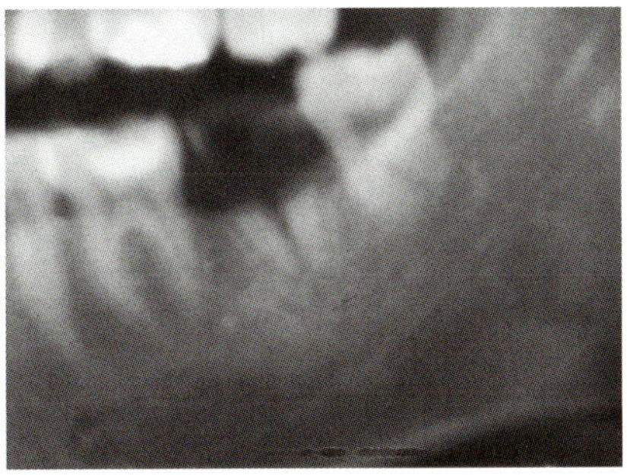

28-2. 초진시 파노라마 방사선사진.

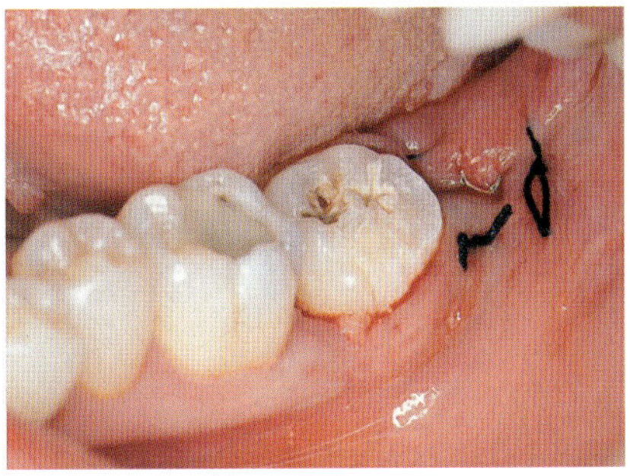

28-3. 이식 직후 구강내사진. 인접면을 레진으로 고정하고 있다.

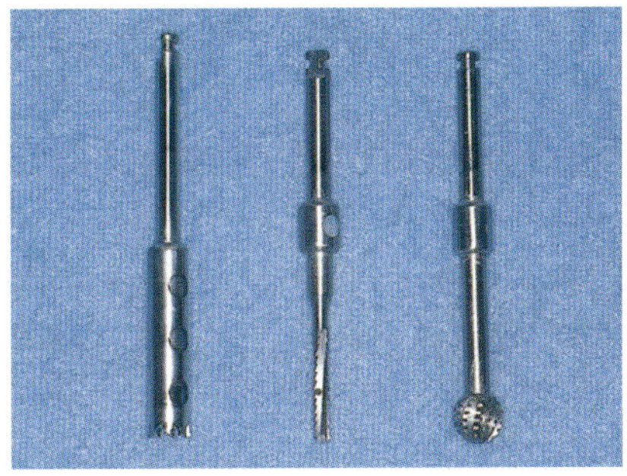

28-4. Socket 형성용 버(日機裝)

28-5 | 28-6

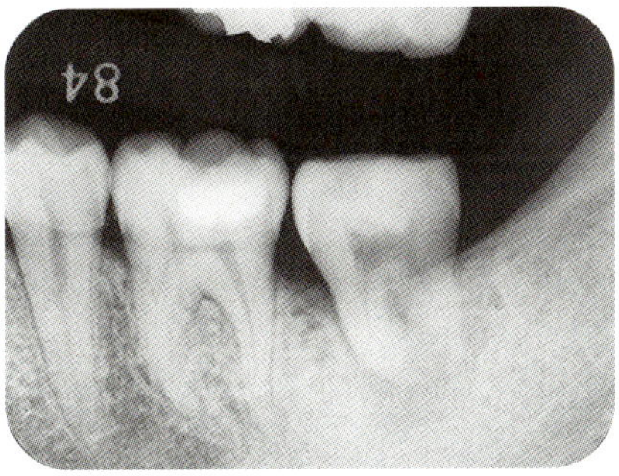

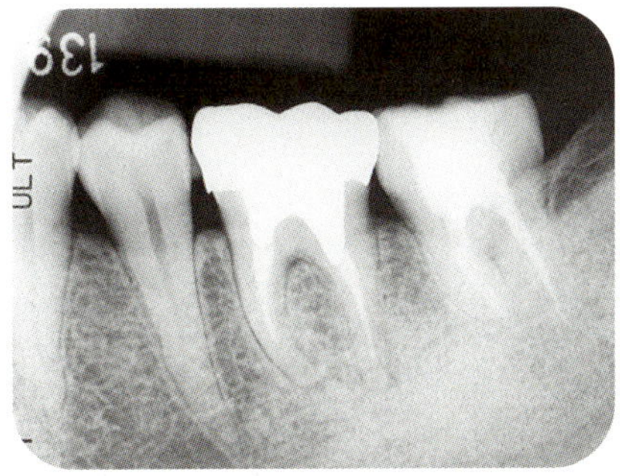

28-5. 술후 4주된 방사선사진. 근관치료를 개시한다.
28-6. 이식 후 6년 2개월된 방사선사진. 염증성 흡수는 관찰되지 않고 경과는 양호하다.

며 보존 불가능하다. |8은 반매복이고 일부 치관이 나와 있다. 이식 적응증이라 판단해 환자의 양해를 구한 후 자가치아이식을 진행하기로 한다(28-2).

이식수술

하악공 전달마취 후 |7 8을 발치하고 |8을 식염수 용기에 넣어 보존한다. |7 발치와의 중격골을 삭제해 socket을 형성한다(28-8). |8을 |7 부위 socket에 시적한다. 교합면이 높기 때문에 구강 외에서 교합면을 삭제한 후 이식한다. 치은을 봉합한 후에 contact을 레진으로 고정하였다(28-3).

술후 4주가 되자 치내요법을 개시하고 수산화칼슘제제(칼비탈: 네오제약)를 점약, 1개월에 1회 교환한다(28-5). 술후 5개월에 근관충전하였다.

술후 6년 2개월 후 염증성 흡수는 관찰되지 않고 생리적 동요도 없어 경과가 양호하다(28-6).

(증례 2) 25세, 남성

초진시 소견: 8|의 발치 의뢰로 내원. 방사선사진에서 보면 7| 원심의 우식은 골연하에까지 진행되어 매복되어 있는 건전한 8|을 자가치아이식 하는 것이 좋다고 판단해 환자의 양해를 구하였다(28-7).

이식수술

증례 1과 동일한 술식으로 8|을 7| 부위에 이식하였다(28-8). 이식 후 4주째 근관치료를 예정했는데, 환자의 사정으로 내원하지 않았다.

1년 후 내원시 EPT(+) vital이고, 경과가 양호했기 때문에 근관치료를 하지 않고 경과를 관찰하기로 하였다. 2년 후도 EPT(+), 3년 후에 냉온수통(+), 타진통(+)이 되었기 때문에 발수하였다. 4년 후 방사선상에서는 치조경선과 치근막 공간이 관찰되었는데 치근흡수도 없고 생리적 동요도 있어 경과가 양호하다(28-9~12).

(증례 3) 16세, 여성

초진시 소견: |6 8의 발치 의뢰로 내원. 방사선사진을 보면 |6의 우식은 보존이 불가능하다고 판단되어 |8을 |6 부위에 자가치아를 이식하기로 하였다(28-13).

〔증례 2〕 25세, 남성

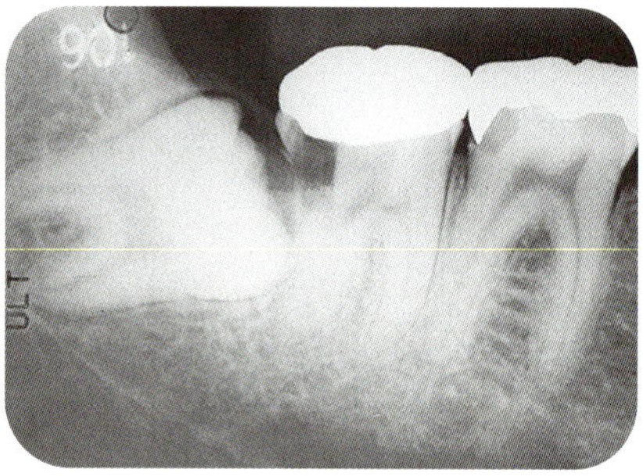

28-7. 초진시 방사선사진.

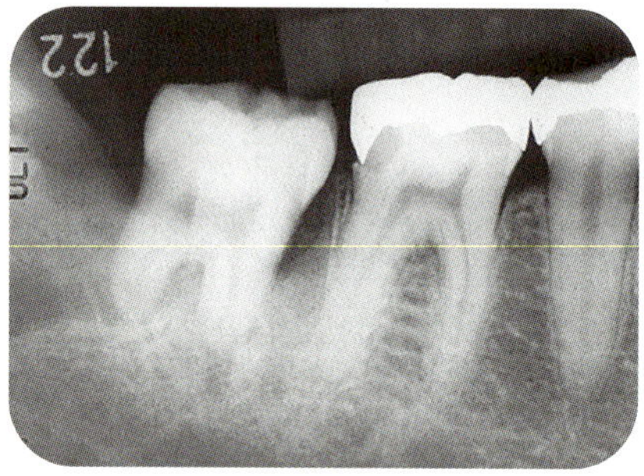

28-8. 이식 직후 방사선사진.

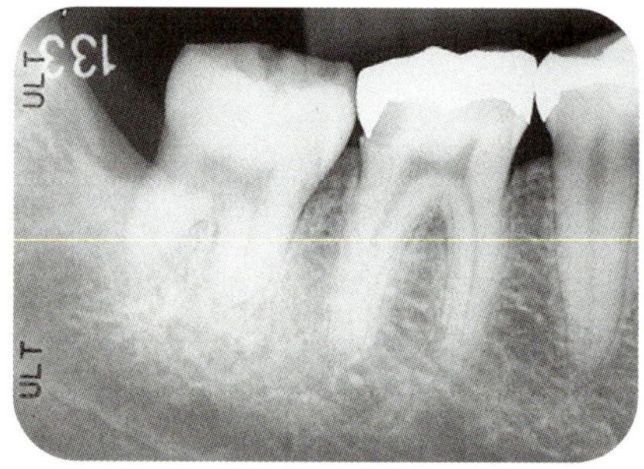

28-9. 이식 1년 후 방사선사진.

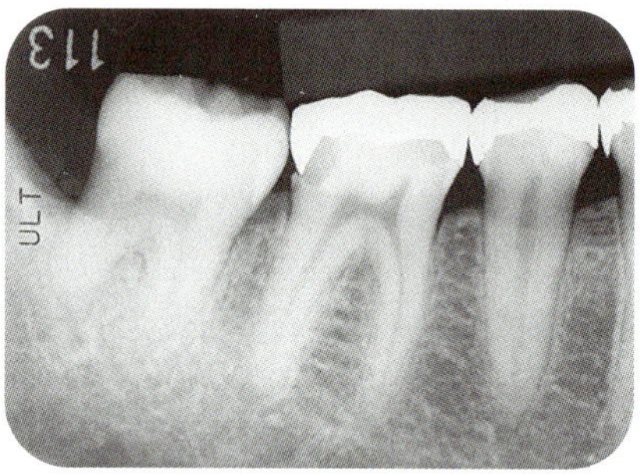

28-10. 이식 2년 후 방사선사진. $\overline{8|}$의 EPT(+).

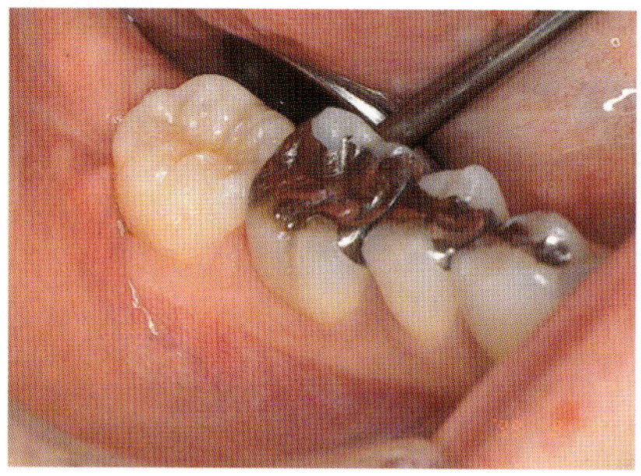

28-11. 이식 2년 후 구강내사진.

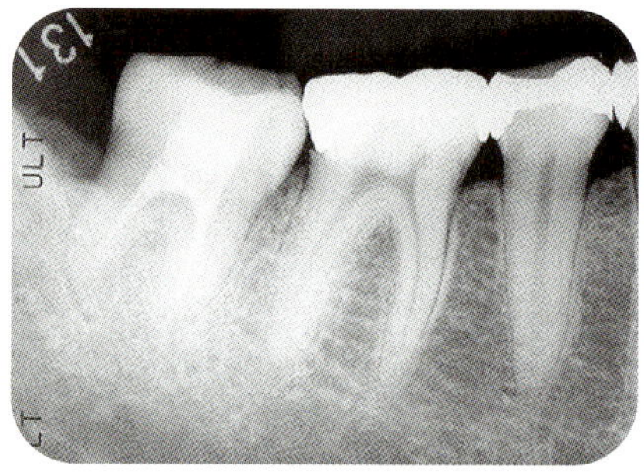

28-12. 이식 4년 후 방사선사진. 냉온수통(+), 타진통(+)이고 발수해 근관을 충전하였다. 치조경선과 치근막 공간도 관찰되며 경과는 양호.

〔증례 3〕 16세, 여성

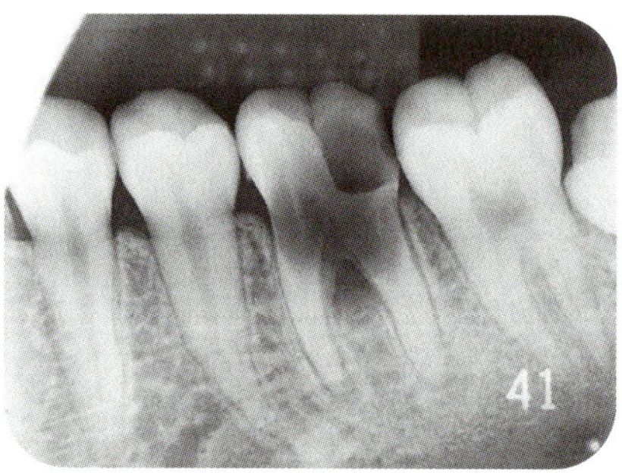

28-13. 초진시 방사선사진.

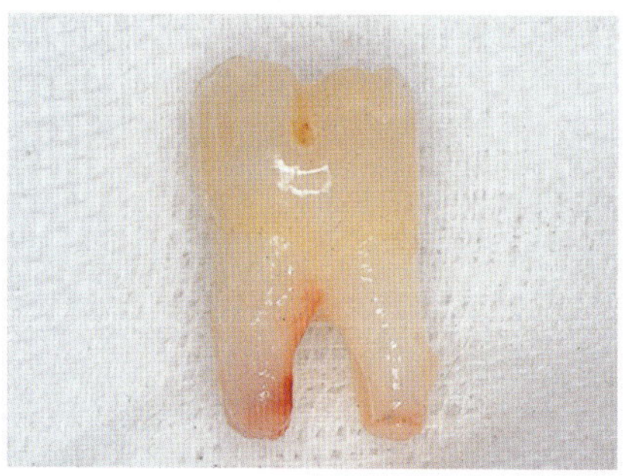

28-14. 발치된 $\overline{|8}$. 근단부는 1.5mm 벌어져 있다.

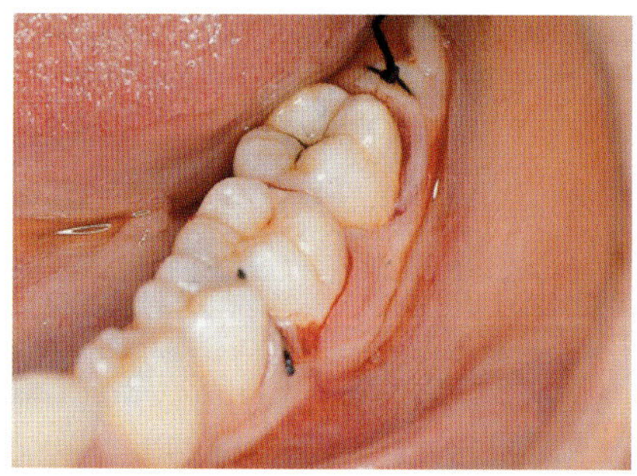

28-15. 이식 직후 구강내사진.

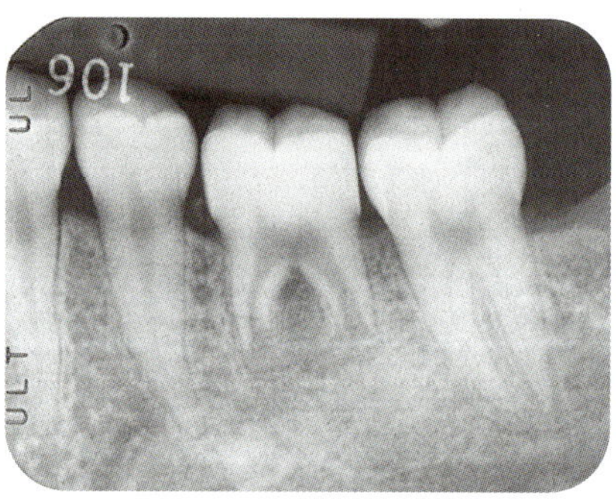

28-16. 이식 후 4개월 된 방사선사진. EPT(-).

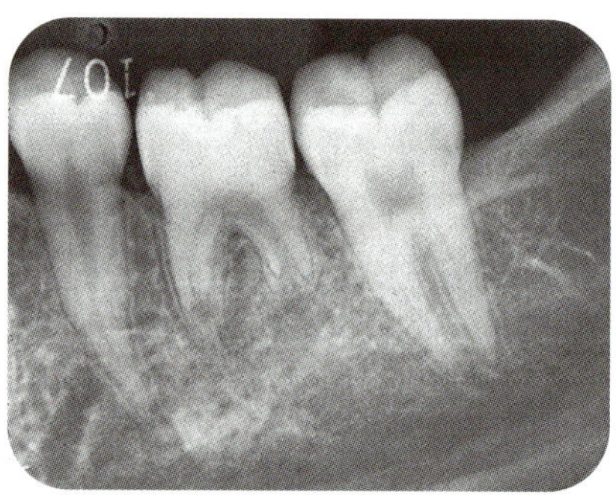

28-17. 이식 후 1년 된 방사선사진. 치관부 치수강은 소실되고 치조경선과 치근막 공간이 확실히 관찰되며 경과는 양호.

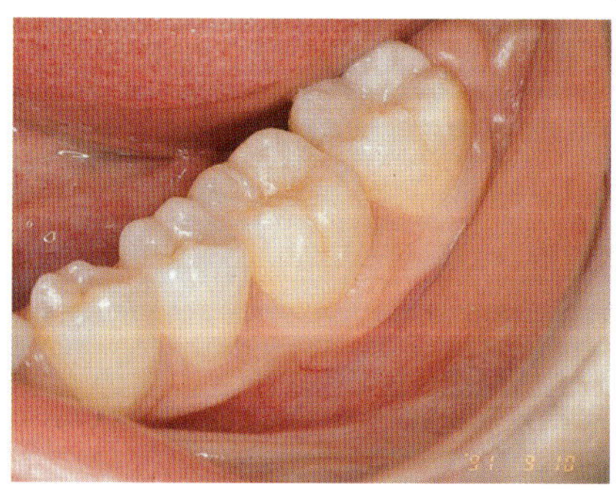

28-18. 이식 후 1년 된 구강내사진. EPT(+).

치근흡수

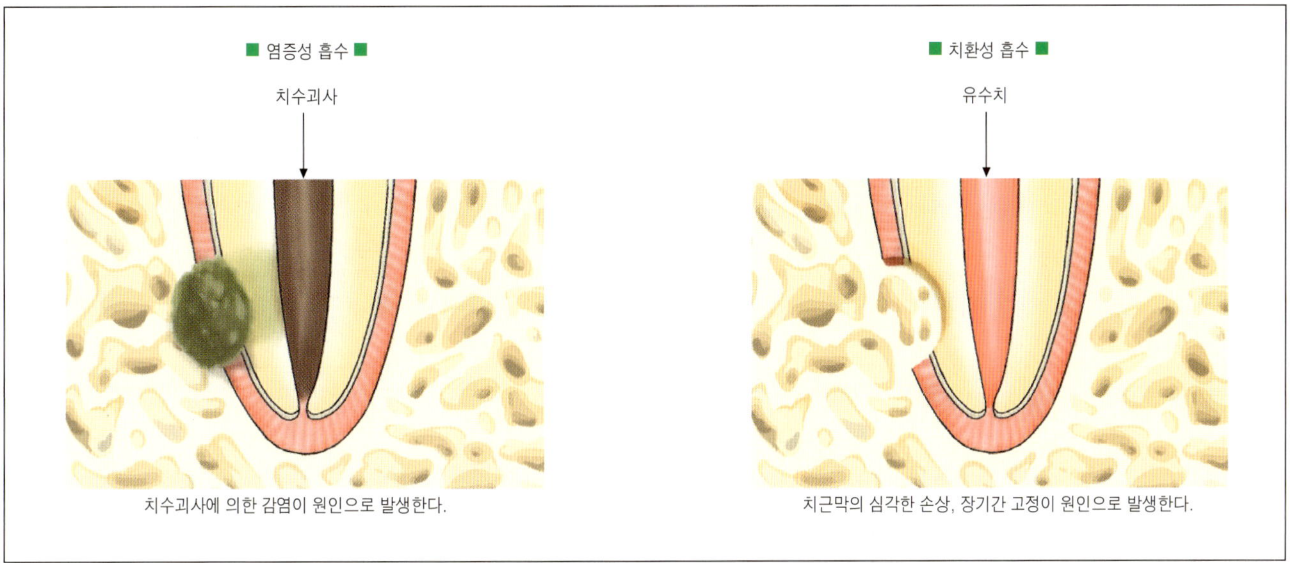

28-19. 염증성 흡수와 치환성 흡수.

이식수술

⌈6을 발치하고 육아조직을 소파한 후 발치와를 확인하였다. ⌈7 원심을 절개하고 점막골막을 박리해 치관을 피복하는 있는 골을 삭제한 후 ⌈8을 발치하였다.

⌈8은 치근 미완성 치아이며, 근단부가 1.5mm 떨어져 있었다(28-14). 환자는 20세 이하이고 ⌈8은 치근이 미완성된 치아이므로 치수가 치유될 가능성이 높다고 예측하였다.

⌈6 발치와를 골버로 socket 형성한 후 ⌈8을 이식하고 contact을 레진으로 고정하였다(28-15). 4개월 후 ⌈8은 EPT(−)였는데 6개월 후에 EPT(+) vital이 되었다. 1년 후 EPT(+), 방사선상에서 근단병소는 없고 치조경선도 치근막 공간도 확실하게 보여 치수가 치유되었음을 나타내는 치관부 치수강의 소실도 관찰되어 경과는 양호하였다(28-16~18).

이식과 치근흡수

제3대구치는 발치되는 경우가 많은데 발치만으로 종료하는 것이 아니라 이식 공급치로서 적용한다면 유치, 영구치에 이어 세 번째 치아로서 유효하게 이용하는 것이 환자 입장에서 바람직한 치료법일 것이다.

제3대구치 이식의 예후를 고려하는 데 있어서 중요한 점은 치근흡수를 유발해서는 안 된다는 점이다. 치근흡수에는 염증성 흡수와 치환성 흡수가 있다(28-19).

염증성 흡수는 근관이 세균감염을 일으켜 상아세관 내까지 이르고 나아가 치근막이 손상된 곳에 파급됨으로써 발생한다. 이 흡수를 방지하고 확대하지 않도록 하기 위해 치수사강을 조기에 진단하고 치내요법을 개시해 수산화칼슘제제를 점약한다.

치환성 흡수는 치근막에 대한 커다란 손상이 원인이 되어 발생한다. 구체적으로 발치시 손상이나 이식 socket 골벽에 치근이 강하게 접촉한 상태로 고정되었을 때 발생한다.

고정은 너무 강하지 않고 약간 동요하는 정도가 좋으며, 이식한 지 1개월 반이 경과하면 적극적으로 교합에 관여시켜 생리적 동요를 촉진하는 것도 치환성 흡수를 방지하는 데 필요하다.

필자들의 병원 구강외과에서는 연간 600개 이상의 제3대구치를 발치하고 있으며, 본 증례처럼 제3대구치의 자가치아이식을 예지성 높은 치료법으로 앞으로 적극적으로 진행할 생각이다.

참고문헌

下地勲: 入門・自家歯牙移植, 理論と臨床, 永末書店, 東京, 1995.

제29장

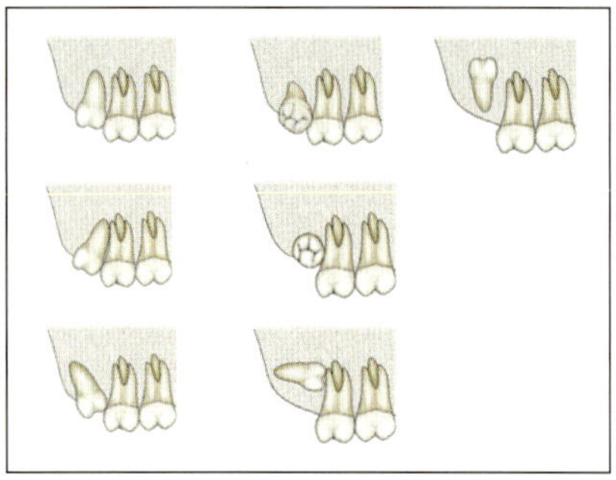

상악 제3대구치의 발치

분류

상악 제3대구치의 발치는 기본적으로 상악 대구치에 준하지만 대부분의 치아가 단근이며(29-1), 치근길이가 짧기 때문에 상악 대구치에 비해 용이한 경우가 많다. 그러나 보통 똑바르거나 살짝 원심으로 구부러져 있는 치근이 많은데 드물게 방사선상에서 판정이 곤란한 만곡을 보이는 치근, 다수근, 비대근, 통상근(樋状根) 등 복잡한 형태를 갖는 증례도 있으므로 그러한 경우 발치에 충분한 주의가 필요하다.

상악 매복 제3대구치의 분류

상악 매복 제3대구치는 수직, 원심경사, 근심경사, 협측경사, 설측경사, 횡위, 수평위, 역위으로 분류할 수 있다(29-2). 하악에 있어서 발현빈도가 높은 수평매복 제3대구치는 상악의 경우 상악결절과 제2대구치 원심간 공간부족으로 인해 발현되는 경우는 드물고 하악과 마찬가지로 역위치도 적다. 발치의 난이도는 전술한 것 중에서 뒤로 갈수록 곤란한 경우가 많다. 또한 매복 깊이에 따라 고위, 저위, 현저한 저위로 분류할 수 있다. 저위가 될수록 피복하는 골이 증가하고 골삭제가 많아져 난발치를 예측할 수 있다(29-3).

치근 개수	발현빈도
1근	73.7%
2근	13.1%
3근	13.1%

29-1. 상악 제3대구치의 치근 개수.

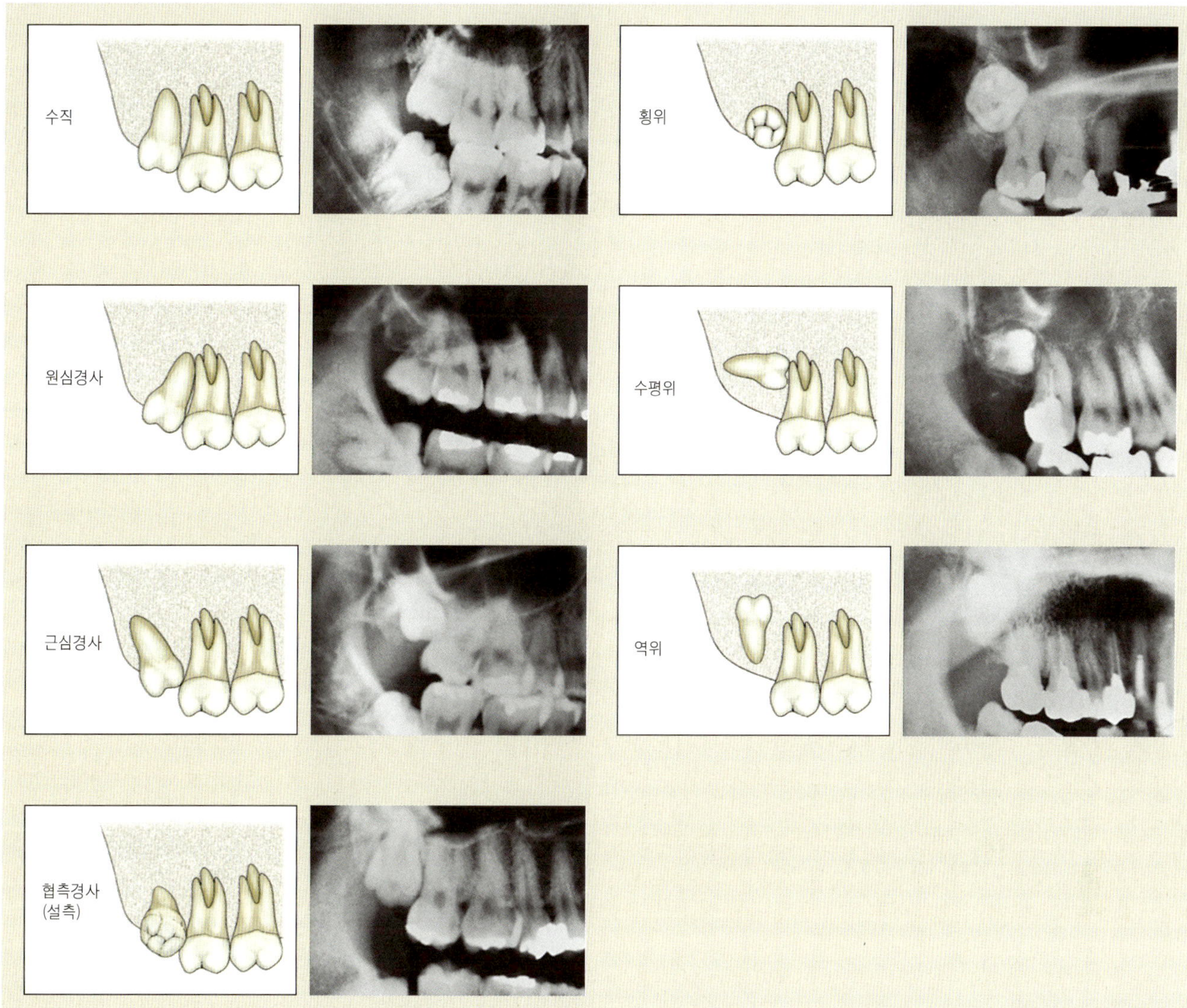

29-2. 상악 매복 제3대구치의 분류.

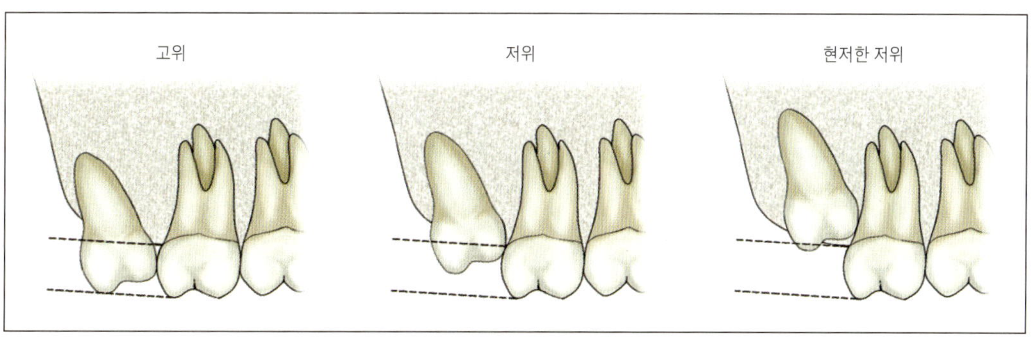

29-3. 매복 깊이에 따른 분류.

제30장

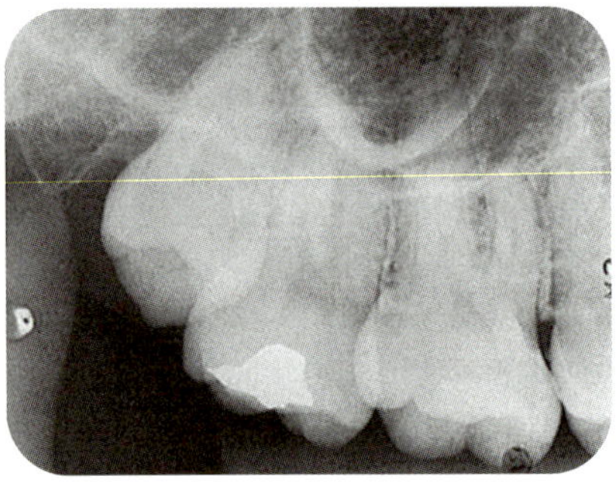

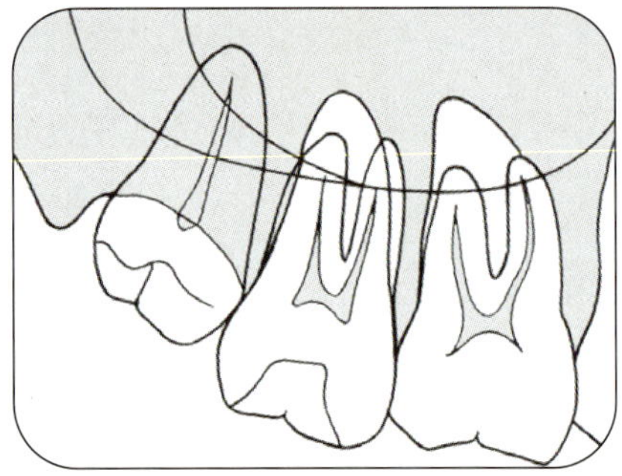

상악 수직매복 제3대구치

상악 제3대구치를 발치할 때 특히 하악의 경우와 달리 주의할 점을 소개하겠다.

- 시야에 두고 수술을 진행하기 곤란하며 손가락 감각으로 진행하는 경우가 많다.
- 환자에게 입을 크게 벌리도록 하면 근돌기가 전방으로 이동해 방해가 되고 기구를 생각처럼 조작할 수 없다. 따라서 손가락 마디 한 개 정도로 개구시키면 협측에서 접근할 수 있다.
- 상악 결절부의 골은 매우 얇고 탈구조작시 무리한 힘을 가하면 파절되기 쉽다
- 상악동의 발달이 양호한 증례, 저위의 매복치에서는 치근이 상악동 내에 전위될 위험이 있다.

상악 제3대구치 발치의 요령

① 환자의 자세는 하악 발치시와 비교해 진료의자는 올리고 등판은 내린다(발치시 자세를 참조).

② 구각에 파마이신 연고나 바세린, 코코아버터를 바른다. 구각과 발치기자와의 마찰이 감소해 쉽게 신전하고 구강 손상도 예방할 수 있다.

③ 입을 살짝 다물고(손가락 마디 한 개) 곡형 발치기자(curved elevator)를 제3대구치 근심 협측 치근막 공간에 삽입한다.

④ 이때 구각을 더 신전시키듯이 발치기자를 외측으로 기울이고 흔들면서 가능한 한 깊게 치근막 공간에 삽입하는 것이 요령이다.

⑤ 제3대구치를 원심으로 기울이듯이 발치기자를 회전해 탈구시킨다. 제2대구치 원심면을 발치기자의 고정원으로 삼지 않도록 한다. 발치기자 끝이 치근막 공간에 확실하게 들어가지 않았거나 외측으로 바짝 기울이지 않으면 제3대구치에 작용하지 않아 탈구하지 않는다.

⑥ 무리하게 보면서 발치하려고 하지 말고 왼손 손가락에 전해지는 감각이 중요하다.

상악 수직매복 제3대구치의 발치증례

환자: 28세, 남성

8 7| 부위에 음식물 삽입을 주소로 내원, 구강 내에서는 8| 치관의 일부가 노출해 있는 반매복 상태이며, 염증소견은 관찰되지 않는다(30-1). 파노라마 방사선사진에서 상악에 수직매복 제3대구치가 확인되고(30-2) 치과 방사선사진에서는 치관의 원심측에 골흡수가 관찰되었다(30-3). 구강내 소견과 방사선 소견을 기초로 발치를 예측하였다.

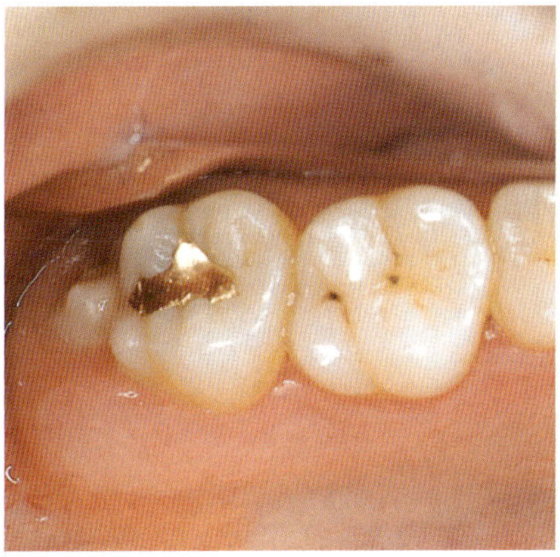

30-1.

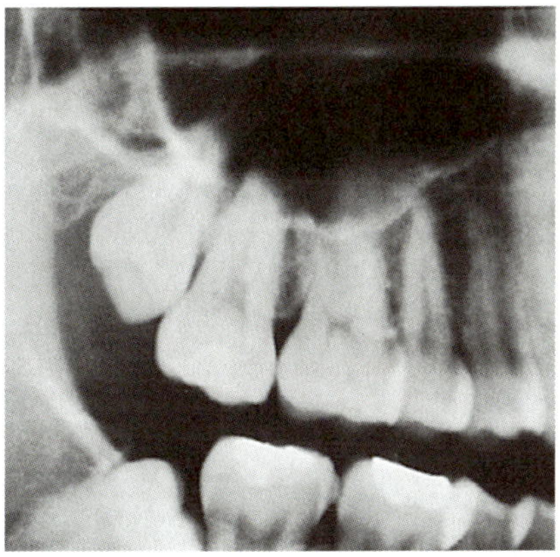

30-2.

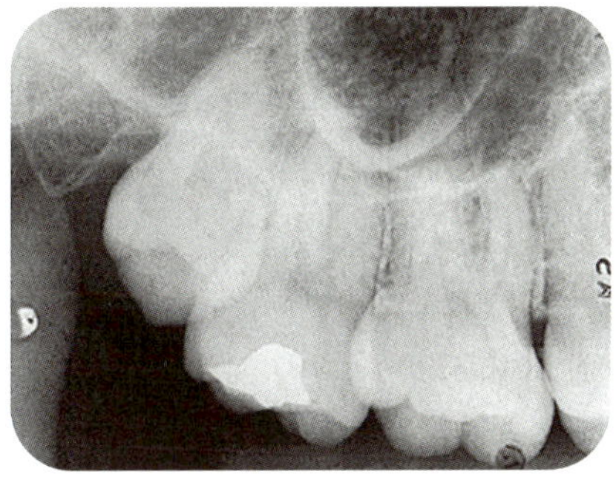

30-3.

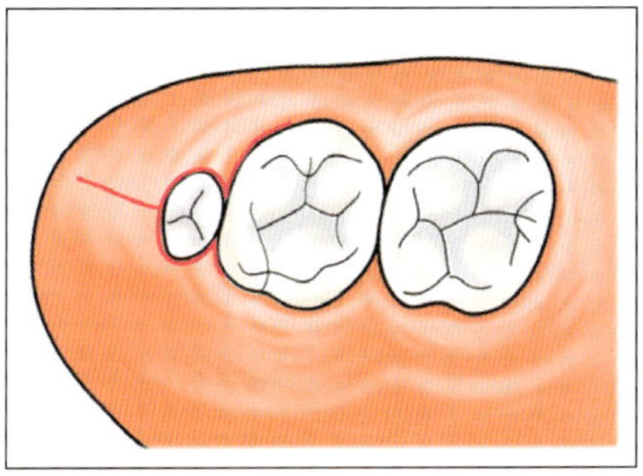

30-4. 절개선.

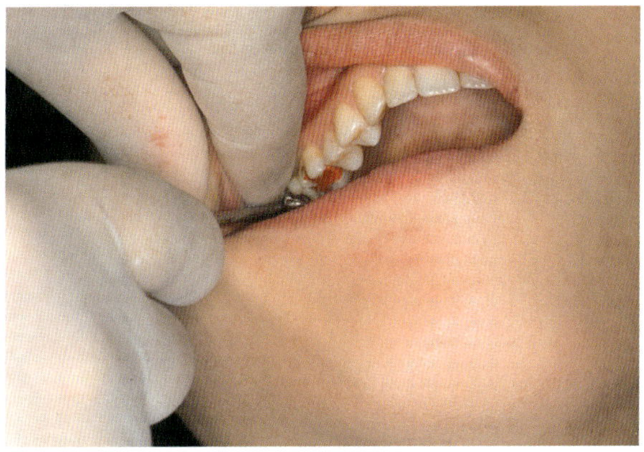

30-5. 구각에 연고를 바르고, 손가락 마디 한 개 정도로 폐구하도록 한다.

발치 예측

난이도: 용이

a. 매복 깊이 – 저위

b. 피복하는 골의 양 – 없음

c. 매복치의 치축방향 – 수직위

d. 치근 개수와 형태 – 단근이며 형태에 이상은 없다.

Flap 형성: 필요

골삭제: 불필요

치아 분할: 불필요

소요시간: 약 20분

술후 침습도: 적다

위의 예측에 기초해 침윤마취하에서 발치하였다. 본 증례의 발치 술식을 소개한다.

술식

상악 교합평면을 수평면에서 45~90°가 되도록 진료의자를 조정하고 환자 우측에 선다.

30-4. #12 메스로 8| 원심부에 5mm 절개를 한 후 치주인대를 자르고 골막박리자로 점막골막을 협측과 구개측에 박리해 치관을 노출한다.

30-5. 곡형 발치기자를 8| 근심 협측 우각부에 삽입하고 왼손 손가락으로 발치기자끝을 고정한다. 여기에서 환자에게 입을 다물게 하고 손가락 마디 한 개 정도로 개구하도록 한다.

30-6. 다시 발치기자를 치근막 공간에 강하게 삽입하고, 7|의 탈구에 주의하면서 우회전하자 쉽게 탈구되었다. 시야에 들어오지 않기 때문에 손가락 감각으로 발치하는 자세가 필요하다.

탈구 후는 겸자로 치관을 확실하게 파지하고 발거하는 것

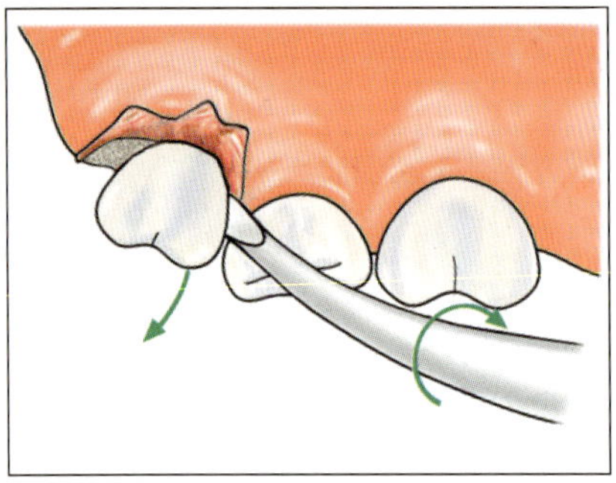

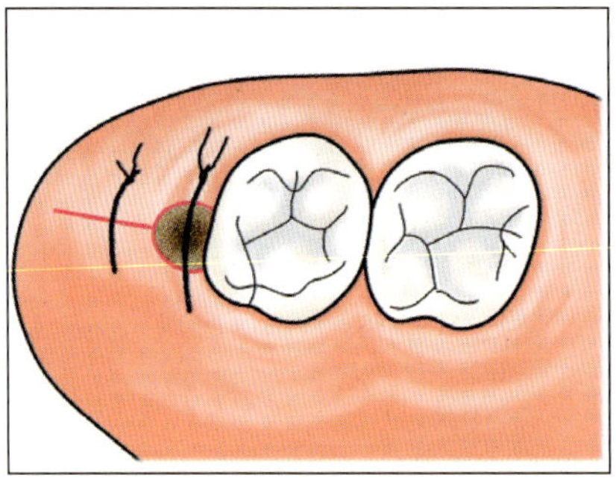

30-6 | 30-7

30-6. 발지용기자를 우회전시켜 원심측으로 탈구시킨다.
30-7. 두 군데 봉합 .

이 현명하다. 안이하게 치과용 핀셋으로 파지해 치아가 미끌어져 삼키면 이미 늦다. 치아 상태에 따라 구개측에서 접근할 경우, 발치기자에 의한 탈구조작 중 상당한 저항이 있다면 겸자를 사용해 협설적으로 소량씩 흔들어가면서 탈구를 제거하는 경우도 있다.

30-7. 발거 후 불량육아를 소파하고 2군데 봉합해 종료하였다. 실이 긴 쪽은 발사시 잡기 좋다.

제31장

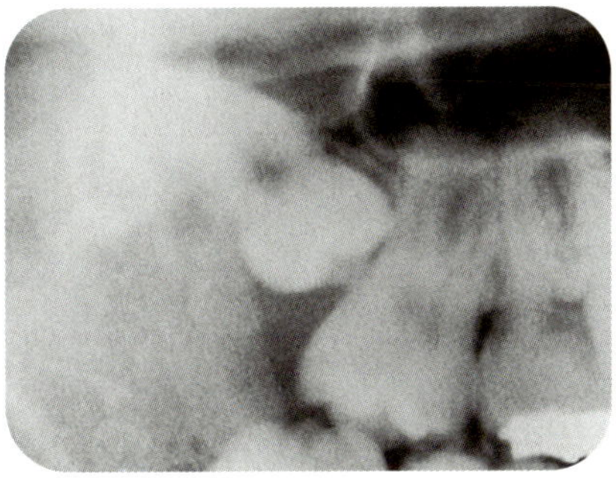

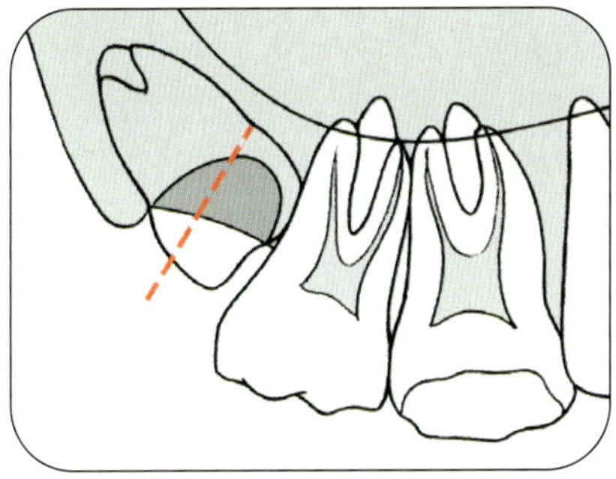

상악 근심경사 매복 제3대구치

발현빈도가 높은 근심경사진 상악 매복 제3대구치의 발치에 대해 소개하겠다.

방사선상을 어떻게 읽을 것인가? 발치 난이도를 예측하는 포인트는?

근심경사진 상악 매복 제3대구치의 방사선사진을 소개하고 구체적으로 해설하겠다.

31-1. 본 증례처럼 경도의 근심경사이고 치근이 짧은 단근, 제3대구치의 원심측 골이 얇은 경우에는 근심측에 발치기자를 삽입하고 제3대구치를 원심방향으로 기울이면 쉽게 발치할 수 있는 경우가 많다. 이것은 상악 제3대구치부의 치조골, 즉 상악결절에 있어서 피질골이 매우 얇고 해면골은 성기고 탄성이 있어 탈구시 공간을 확보하기 쉽다는 점을 들 수 있다.

31-2. 본 증례처럼 제3대구치의 근심과 원심에 골흡수 방사선상이 관찰되는 경우에는 치관은 골로 피복되어 있지 않은 경우가 많고 발치기자는 삽입하기 용이하며 탈구 · 발치는 용이하다.

31-3. 31-1의 방사선사진과 대비되는데 치근은 여러 개이며, 제3대구치의 원심측 골은 두껍다. 이 경우에는 제3대구치를 원심방향으로 기울이기가 곤란하며 치관 분할을 필요로 하는 경우가 많다.

31-4. 근심경사 각도가 크고 수평매복에 가까우며 제3대구치의 치관부가 제2대구치의 원심 치경부 심부에 위치하고 있다. 이 경우는 협측 피복골을 많이 삭제하고 치관 분할을 치경부에서 진행한 후 제거한다. 시야를 확보하기 곤란해 매우 까다로운 발치가 되리라 예측된다.

근심경사진 상악 매복 제3대구치의 발치

환자: 22세, 남성

파노라마 방사선사진에서 우측 상악에 근심경사진 매복 제3대구치가 관찰되고(31-5, 6) 다양한 장애(감염, 치근흡수, 치열부정)가 7|에 이르는 상황을 고려해 발치를 실시하기로 하였다.

방사선사진을 기초로 발치를 예측해 보자.

발치 예측

난이도: 곤란

a. 매복 깊이 – 현저한 저위

b. 피복하는 골의 양 – 다량

c. 매복치의 치축방향 – 근심경사

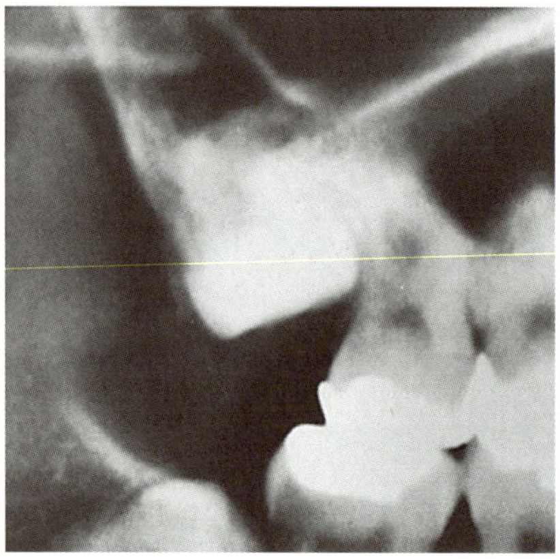
31-1.

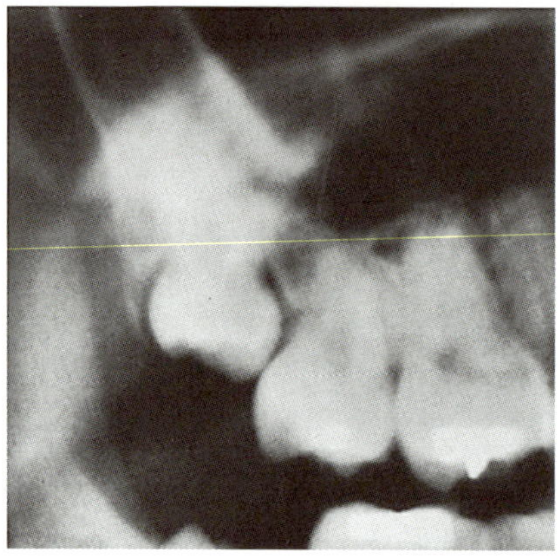
31-2.

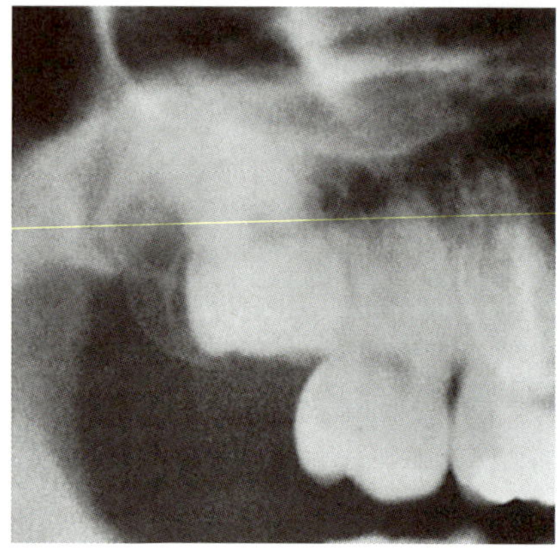
31-3.

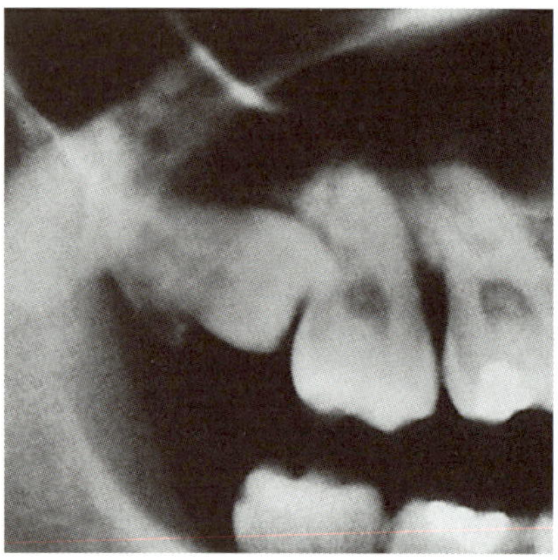
31-4.

d. 치근 개수와 형태 - 3근이며 형태에 이상은 없다.

Flap 형성: 필요
골삭제: 필요
치아 분할: 필요
소요시간: 약 60분
술후 침습도: 중등도

위의 예측에 기초해 침윤마취하에서 발치하였다. 본 증례의 발치 술식을 소개한다.

술식

발치조작에 들어가기 전에 우선 환자를 수평위에 가깝도록 진료의자를 조정하고 우측에 선다. 그리고 구각에 연고를 도포해 신전하기 좋도록 한다.

31-7. 7| 원심부와 근심 협측부를 절개하고 치주인대를 자른다. 7| 원심의 치주인대는 #12 메스로 자르기가 곤란하므로 이 작업만큼은 탐침을 사용하는 경우가 많다.

31-8. 점막골막을 박리해 젖히고 골을 노출시킨다. 둥근 치즐로 치관을 피복하고 있는 협측 골을 삭제한다. 이 골은 얇기 때문에 가볍게 malleting하는 것으로 제거할 수 있다.

31-9. 터빈버로 치관을 분할한다. 술식은 근심경사진 하악 매복 제3대구치의 발치에 준해 진행한다. 분할 전에 mirror technique으로 분할방향을 확인하는 것이 중요하다.

31-10. 각이진 치즐로 malleting, 확실하게 치관을 분할하고 제거한다.

31-11. 술자는 환자 두부의 10시 위치에 서고 양 옆구리를 붙이고 팔꿈치가 90°가 되도록 진료의자를 상하로 조정한다. 왼손 검지를 8 7| 부의 구개측에, 왼손 엄지를 협측에 두고 잡듯이 한다. 왼손 엄지에 발치기자를 대 안정시킨 후 곡형 발치기자를 8| 근심 협측 우각부에 삽입한다(발치시 자세 B 참조).

31-12. 여기에서 손가락 마디 1개 정도로 검지를 가볍게 물려 폐구시키고 발치기자를 치조골막 공간에 깊이 삽입해 원심방향을 향하듯이 제3대구치를 우회전시키자 쉽게 탈구되어 제거할 수 있었다. 시야가 좁기 때문에 무리하게 직시할 필요는 없고 오히려 검지로 제3대구치나 인접치의 움직임을 감지하는 것이 중요하다. 또한 무리한 힘을 가하면 인접치의 탈구, 상악결절부의 파절, 나아가 발치기자가 미끄러져 구개 점막이 손상될 수 있으므로 충분한 주의가 필요하다. 만일 상악결절부가 파절된 경우에는 작은 조각은 제거하지만 크고 골막이 부착되어 있다면 긴밀하게 봉합하고 보존한다.

31-13. 골줄로 골의 날카로운 부분을 정리한 후 식염수로

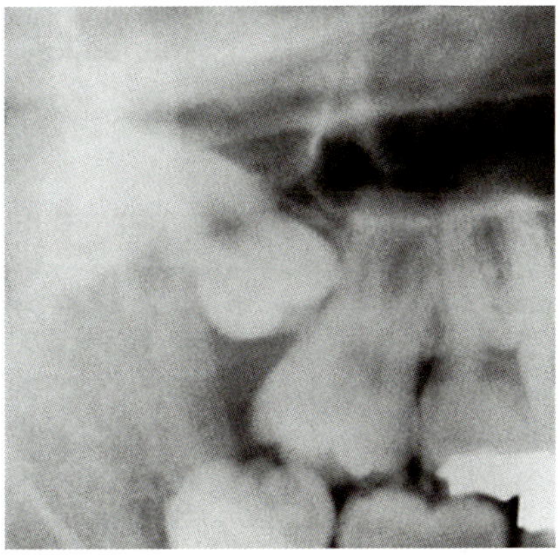

31-5. 근심경사 매복 제3대구치.

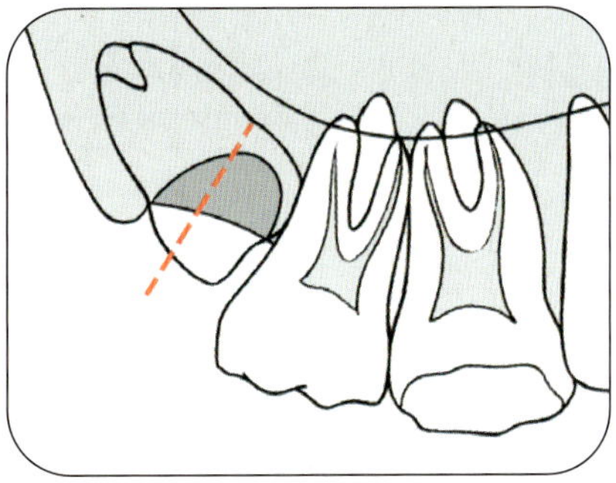

31-6.

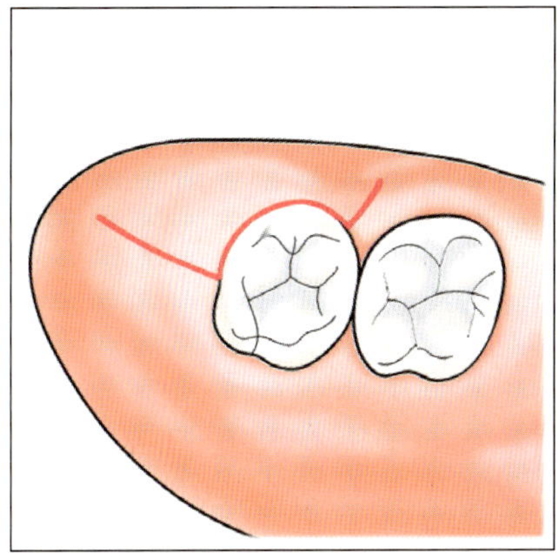

31-7. 절개선.

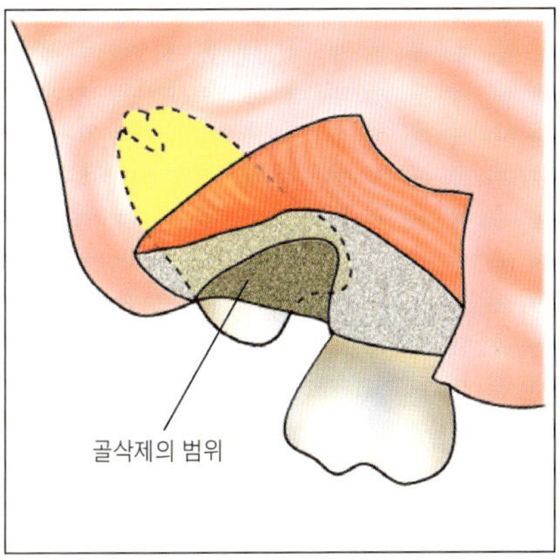

31-8. 둥근 치즐로 가볍게 두드려 골을 삭제한다.

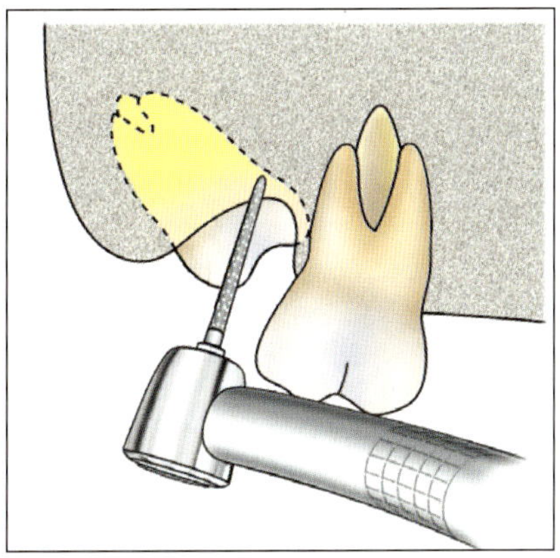

31-9.

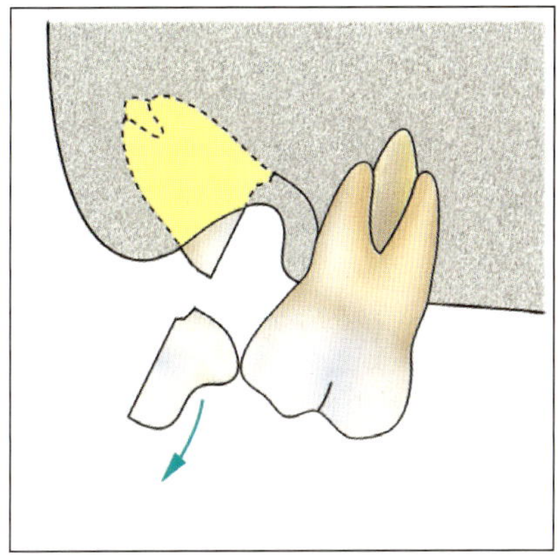

31-10.

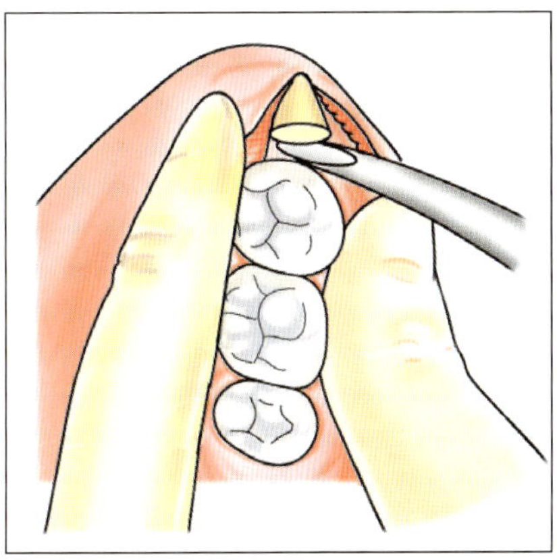

31-11.

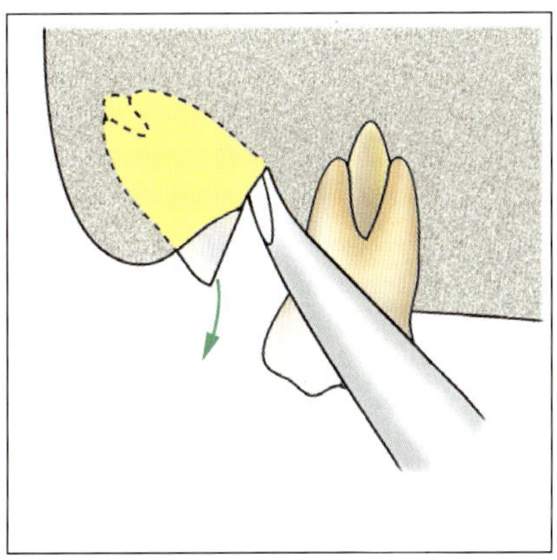

31-12.

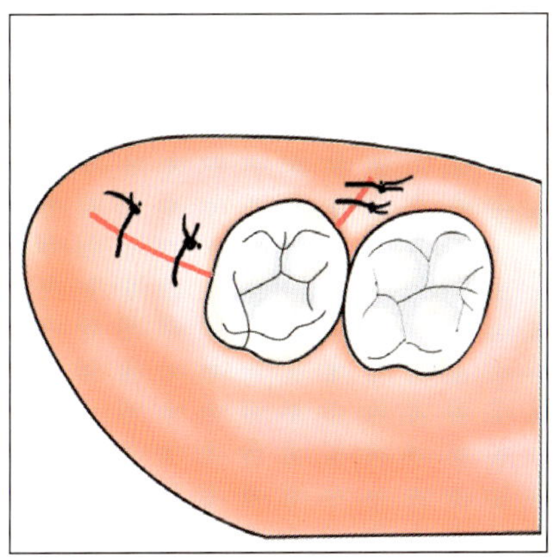

31-13.

발치와를 세척한다. 점막골막피판을 원위치시켜 수직절개, 이어 원심 절개부를 봉합한다. 원심부는 시야에 있지 않아 봉합이 곤란하며 유구 핀셋(toothed pincet)으로 확실하게 점막골막피판을 고정한 후 바늘을 통과시키지 않으면 종절개의 봉합부가 찢어질 수 있으므로 주의가 필요하다.

제 32 장

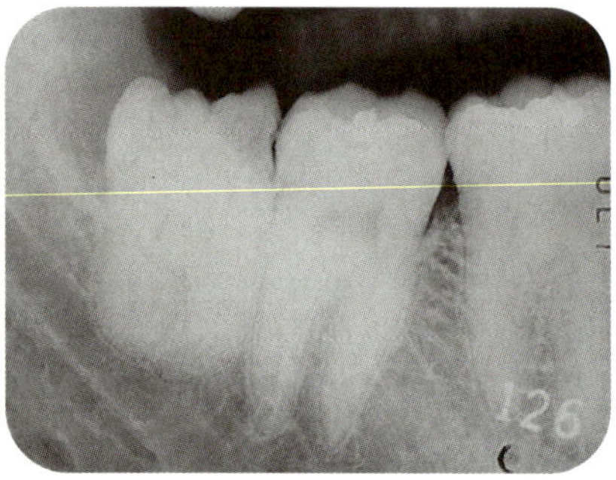

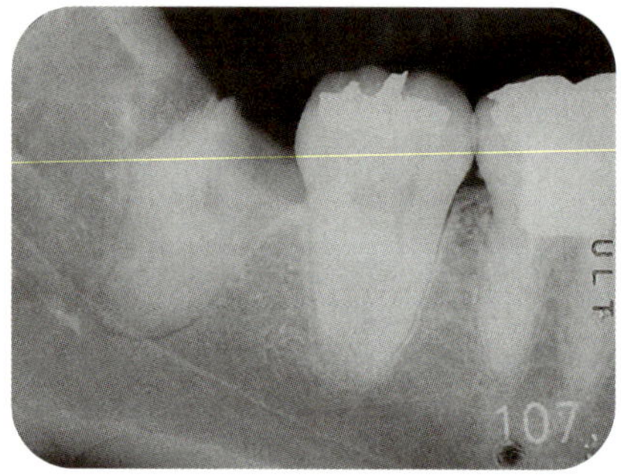

발치할 수 없어 중단하고 의뢰된 어려운 증례

1. 총론

하악 제3대구치의 발치는 골삭제나 치관 분할 등의 술식을 요하는 경우가 많으며, 막상 수술에 임하면 의외로 손이 많이 가고 예측시간을 훨씬 초과하는 등 난발치가 될 수도 있다.

제3대구치의 발치를 시도했지만 발치를 중단하고 의뢰된 어려운 증례를 검토해 보았다. 그 대부분의 증례는 수직위, 경도의 근심경사를 동반한 하악 제3대구치이며, 난이도 판단에서는 '손쉬운 발치'로 분류되었다.

매우 어려운 발치증례라 인식하지 않고 비교적 용이하다고 판단해 수술에 임한 것으로 생각된다. 그래서 발치할 수 없게 된 증례를 검토하고 원인을 규명하면 다음 증례에 활용할 수도 있어 능숙한 발치조작으로 이어지므로 중요하다.

발치 중단 증례의 원인을 상세하게 검토하고 해결책을 고려해 보았다. 임상에 도움이 되기 바란다.

실수를 검토하면 올바른 처치가 보인다

하악 제3대구치 중에서 어떠한 증례가 발치가 불가능했는지, 발치할 수 없는 원인을 어떻게 찾을지, 발치하기 위해 무엇을 알고 어떠한 술식으로 어떠한 기구, 기자재를 준비해야 하는지 등을 구체적으로 소개하겠다.

하악 제3대구치를 발치할 수 없었던 4대 원인

과거 4년간 발치할 수 없어 중단하고 본원을 소개받아 온 증례 중에서 방사선사진이나 술중 사진 등의 상세한 자료를 구할 수 있었던 것은 23개 증례였다. 발치할 수 없었던 원인을 분석해 보면 32-1처럼 네 가지로 분류할 수 있었다. 가장 많았던 것은 비대근이 10 증례, 이어 치근이 치근간 중격의 골을 감싸고 있었던 것이 8증례, 그리고 만곡근이 3증례였다. 수평매복치이고 분할된 치관이 잔존해 발치할 수 없었던 것이 2증례였다.

그 대표 증례를 32-2~5에 소개하는데 이것은 주요 원인으로 분류한 것이다. 실제 임상에서는 2개 이상의 원인, 예를

하악 제3대구치를 발치할 수 없었던 4대 원인	
비대근	10증례
치근이 골을 감싸고 있었다	8증례
만곡근(협측 · 근심)	3증례
분할치관의 잔존	2증례
	총 23증례

32-1.

비대근

하악 제3대구치를 발치할 수 없었던 4대 원인

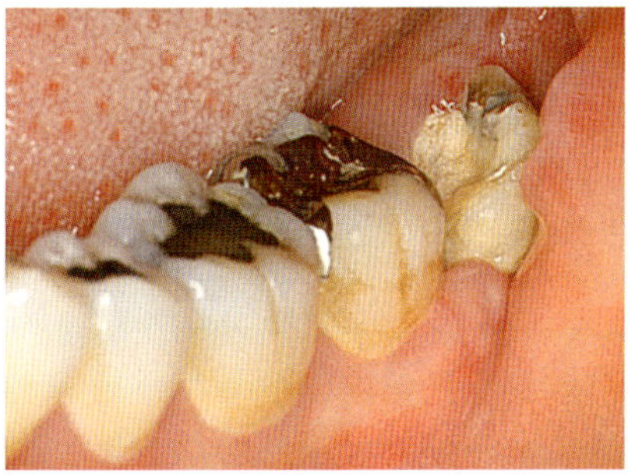

32-2a. 본과 초진시.

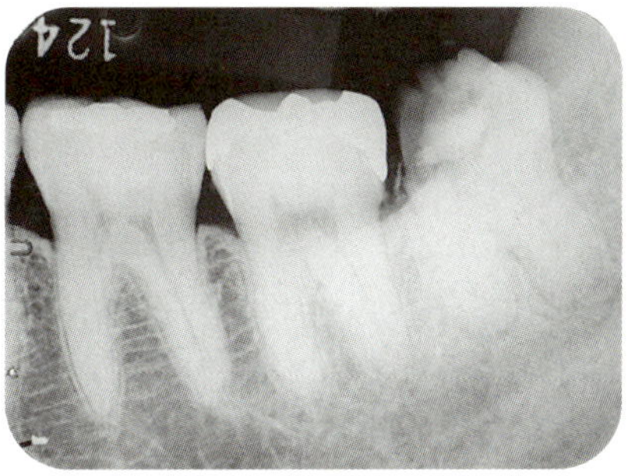

32-2b. ⌜8 의 비대한 치근.

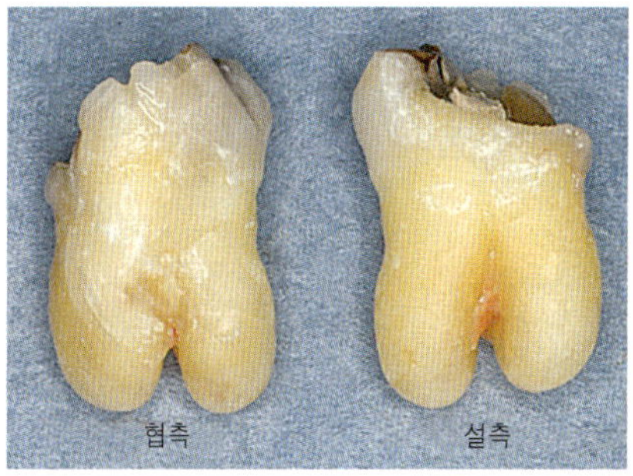

32-2c. 비대근.

치근이 중격의 골을 감싸고 있었다.

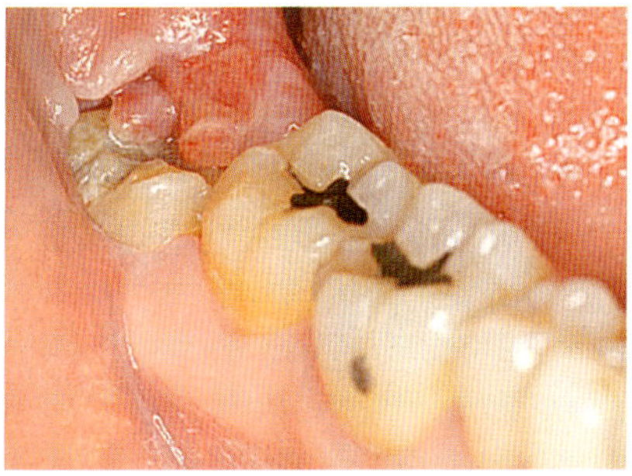

32-3a. 본과 초진시.

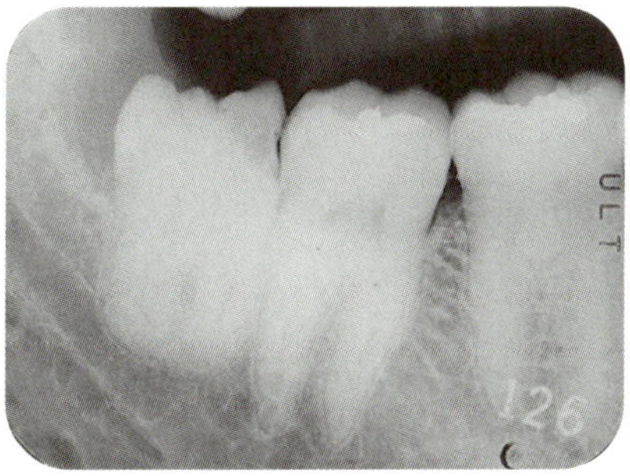

32-3b. 8⌝ 의 치수강과 중격이 도넛 형태로 촬영되어 있다.

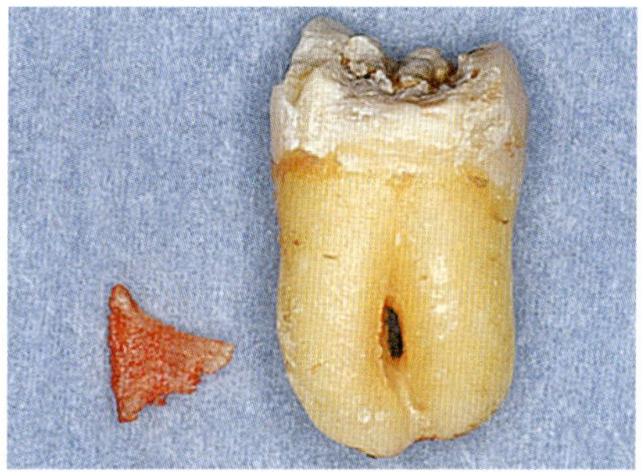

32-3c. 치근이 골을 감싸고 있었다.

만곡근(협측 · 근심)

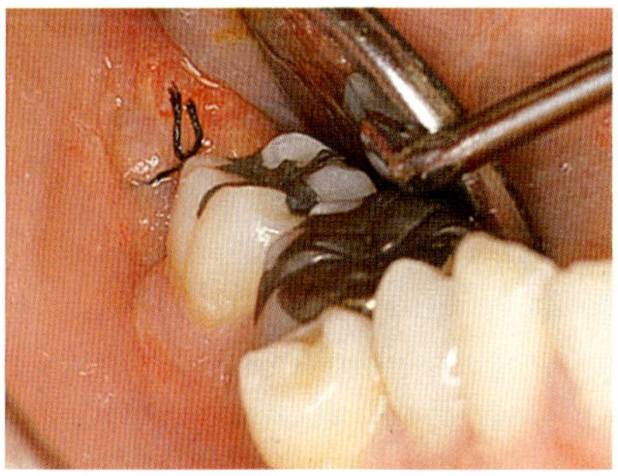

32-4a. 본과 초진시.

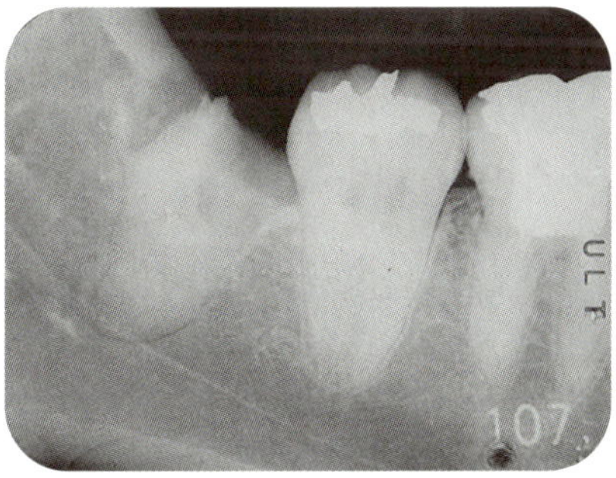

32-4b. 단근으로 보이는가?

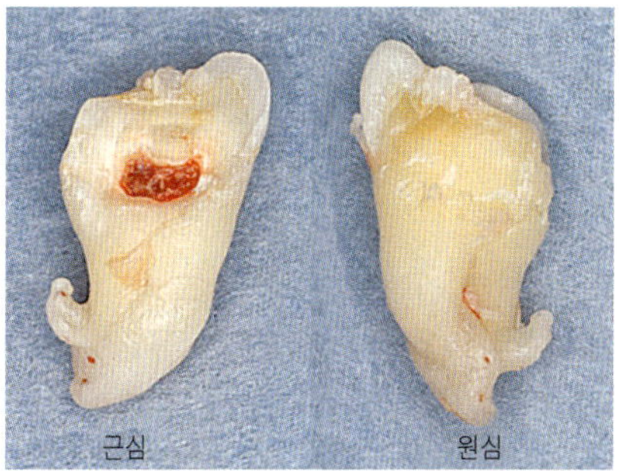

32-4c. 협측만곡근이었다.

분할한 치관의 잔존

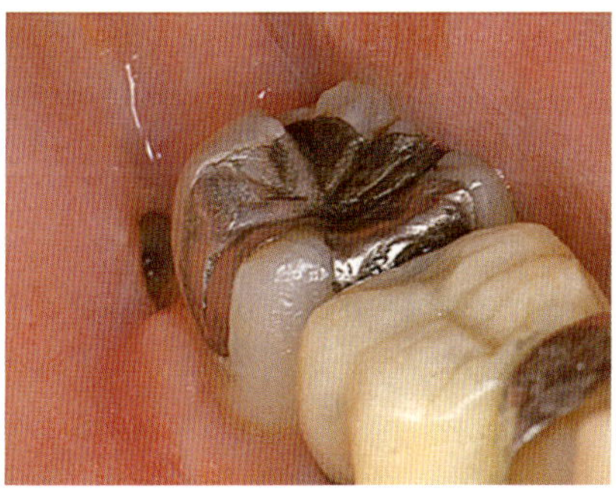

32-5a. 본과 초진시.

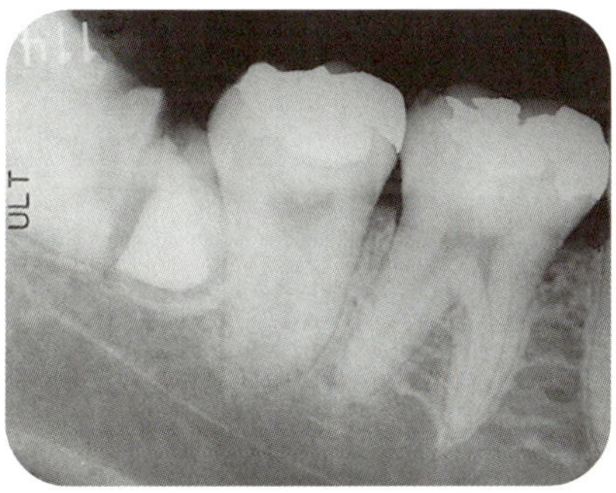

32-5b. 치관이 잘 분할되지 않아 제거할 수 없다.

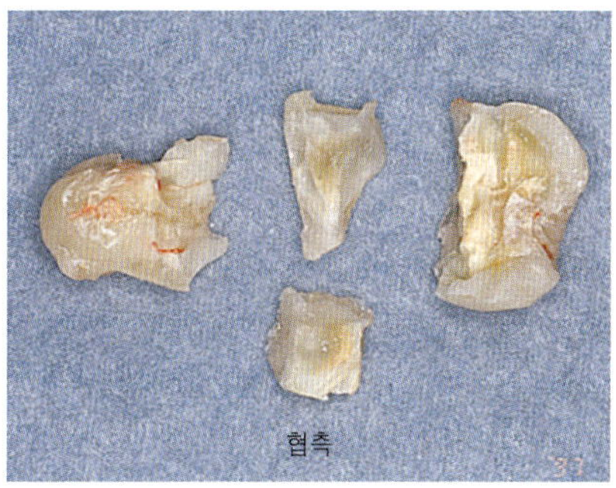

32-5c 분할한 치관의 잔존.

들면, 비대근과 골을 감싸고 있는 치근이 합병한 예도 존재하며, 제3대구치의 발치를 더 곤란하게 하는 요인이 되고 있으므로 주의가 필요하다.

발치할 수 없어 중단한 23증례를 보면 원인은 치근의 형태 이상에 기인하는 것이 대부분을 차지하고 있었다. 예를 들면, 방사선사진 32-2b에서는 확실히 비대근임을 알 수 있고, 32-3b는 치근간 중격과 치수강의 투과상에서 골을 감싸고 있는 치근이 강하게 의심된다. 방사선사진에서 이러한 치근 이상을 미리 판단할 수 있는 눈을 기르는 것이 매우 중요하다. 그러나 32-4b처럼 협측 만곡근은 방사선사진으로는 판단할 수 없으므로 실제 발치기자를 사용했을 때 탈구 상태나 탈구 방향을 눈과 손으로 감지하고 판단하는 것도 중요하다.

Column

발치시 골삭제에는 골치즐 라운드버가 편리

하악 제3대구치는 근심경사나 수평위 등, 골에 매복되어 있는 경우가 많고 발치시 피복하는 골을 삭제할 필요가 있다. 또한 비대근, 만곡근, 중격에 골을 감싸고 있는 치근 등 치근의 형태 이상을 동반하는 경우에는 매우 곤란한 발치가 되어 치근부까지의 골삭제를 필요로 한다. 잔근치를 발치할 때도 발치기자를 치근막 공간에 잘 삽입할 수 없어 탈구할 수 없는 경우가 있는데 골삭제가 필요하다.

이렇게 발치시 골삭제는 중요하며 안전하고 정확한 골삭제 술식이 요구된다.

발치시 골삭제에는 골치즐을 사용하는 방법이 일반적인데 라운드버를 사용하는 방법이 보다 편리하다고 생각해 추천한다. 왜냐하면 골치즐은 날이 잘 드는 동안은 좋지만 절삭력이 떨어진 경우에 골에 대한 훼손이 심하고 날을 가는 것이 비경제적이다. 그래서 라운드버를 사용하면 섬세한 디자인대로, 치근주위 필요최소한의 골삭제가 가능하기 때문이다.

라운드버의 재질에는 스틸과 카바이드가 있는데, 카바이드의 절삭력이 더 좋아 골삭제에 적합하다. 필자들은 JET카바이드버HP4번(Shofu)을 사용하고 있다.

예를 들어 비대근을 갖는 매복 제3대구치를 발치할 때 점막골막피판을 형성해 박리하고 젖혀 골을 노출시킨 후 세척하면서 straight handspiece를 사용해 라운드버로 협측 골을 삭제한다.

라운드버로 협측과 원심측 골을 치근막 공간을 확대하듯이 치근 비대부까지 깊이 3mm 삭제하고 공간을 만든다. 그리고 발치기자를 협측 치근막 공간에 삽입해 탈구시킨 후 발치한다.

라운드버를 사용하는 방법은 신속하고 정확하게, 발치 공간을 만드는데 필요최소한의 골삭제가 가능하며 침습도 적다는 장점이 있다. 만약 비대근을 발치할 때 치즐을 사용하면 협측과 원심측 골을 비대부까지 피질골을 포함해 다량으로 삭제해야 하며, 술후 침습도 크다. 또한 터빈버로 골삭제 하는 방법도 있지만 치근부에 대한 접근은 곤란하고 골에 대한 침습이나 골막하 · 연조직의 기종(氣腫)을 생각하면 피하는 것이 현명할 것이다.

라운드버를 사용해 골을 삭제하는 방법은 다양한 난발치의 경우 도움이 되며 응용범위가 넓은 술식이므로 발치의 기본 술식으로 공부하기를 바란다.

제33장

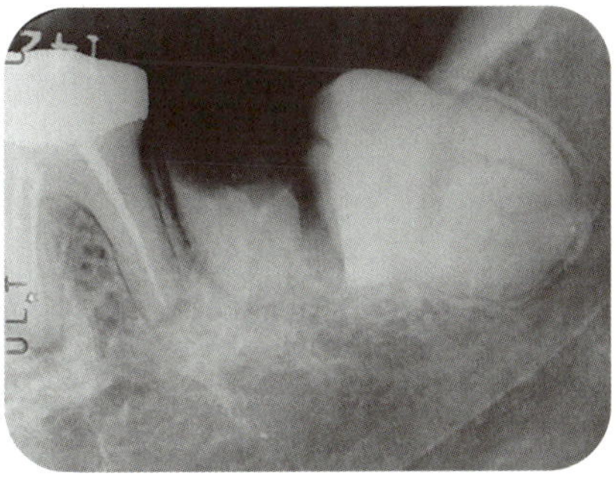

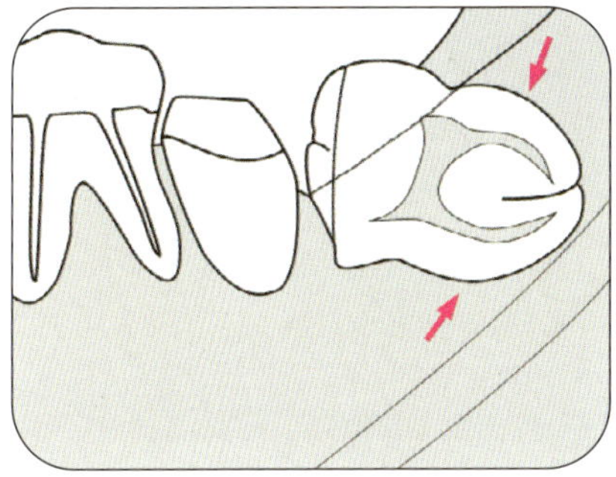

발치할 수 없어 중단하고 의뢰받은 어려운 증례
2. 비대근

비대근이 원인이 되어 발치가 어려운 증례가 많다

발치를 중단하고 본원에 의뢰된 23증례 중, 비대근이 원인이 된 예는 10증례로 가장 많았다. 이렇게 비대근이 원인이 되어 발치가 곤란해진 증례가 많기 때문에 상세하게 검토하고 발치 술식을 확실하게 마스터하기를 바란다(제20장 비대근을 갖는 제3대구치 참조). 10증례의 내역은 비대근의 분류 33-1에 따르면 ①이 2증례, ②가 3증례, ③이 4증례, ④가 1증례였다.

비대근을 갖는 하악 제3대구치

발치 조작은 치근주위 골을 삭제하고 비대부분을 적출할 공간을 만든 후 진행한다. 술전 방사선사진에서 치근비대가 확인되었다면 술자는 보다 곤란한 발치가 될 것을 인식하고 소요시간을 충분히 확보할 필요가 있다. 치근의 비대를 확인하지 않은 상태에서 발치를 시도하면 과도한 힘이 가해져 치조골 골절이나 치근파절을 유발할 수도 있다.

방사선사진에서는 근원심적 근비대가 확인되는데, 협설적인 근의 비대는 판독할 수 없다는 점을 염두에 두어야 한다. 33-1-②처럼 근단 일부가 협측으로 비대해 있는 예에 해당된다.

이번에는 비대근을 갖는 하악 매복 제3대구치 중에서 발치할 수 없어 중단하고 본원에 의뢰된 3증례를 통해 우리들이 이용하는 발치 술식을 소개하면서 설명하겠다.

〔증례 1〕 30세, 여성

모치과의원에서 ⌐8 발치를 약 1시간 시도했지만 발치할 수 없어 중단한 후, 치은은 봉합되고 항생제 4일분, 진통제를 투여받은 후 본원에 의뢰되었다.

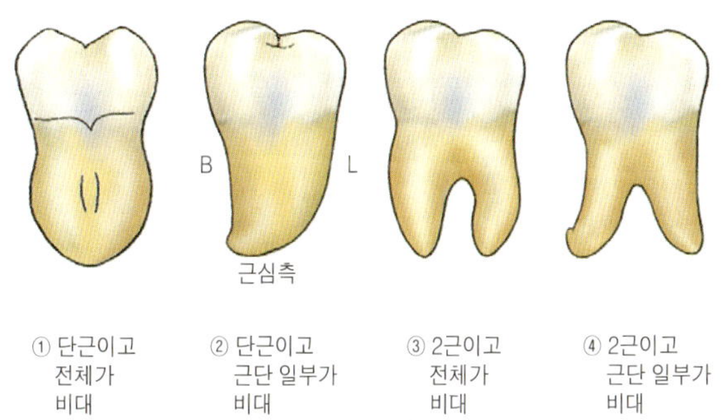

33-1. 비대근의 분류.

〔증례 1〕 30세, 여성

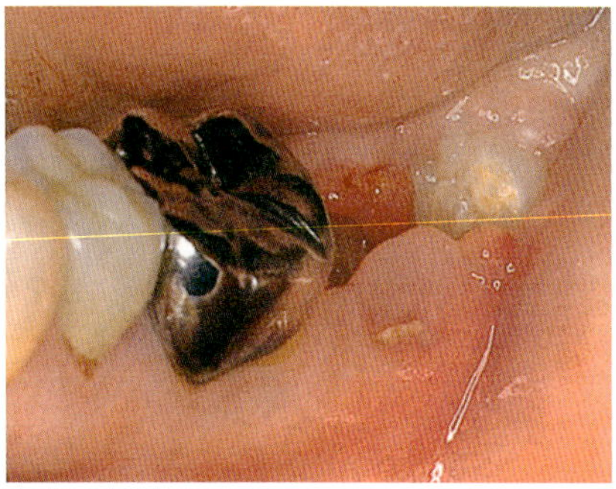

33-2. 본과 초진시.

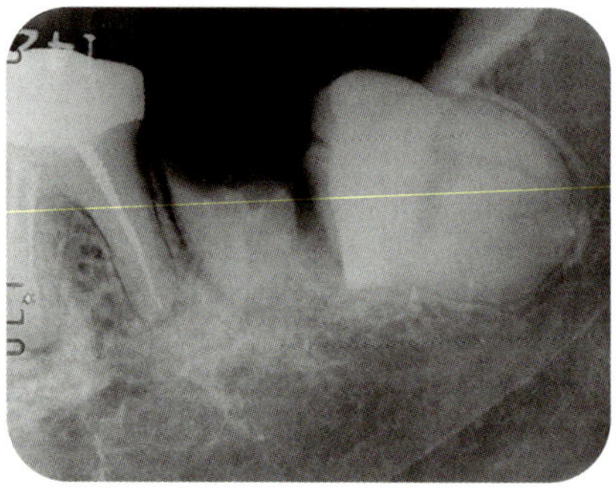

33-3.

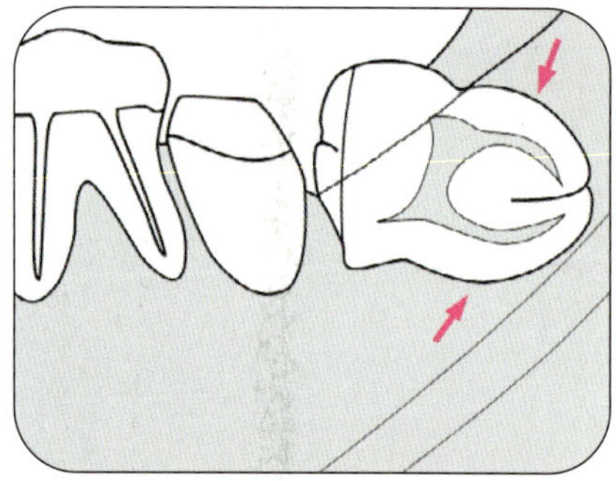

33-4. 단근이고 치근 전체가 비대해 있다.

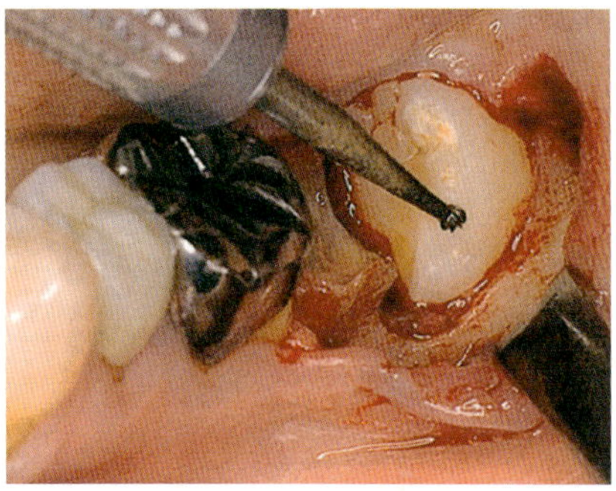

33-5. 라운드버로 협측과 원심 골을 치근막 공간을 확대하듯이 비대부 부근까지 삭제한다.

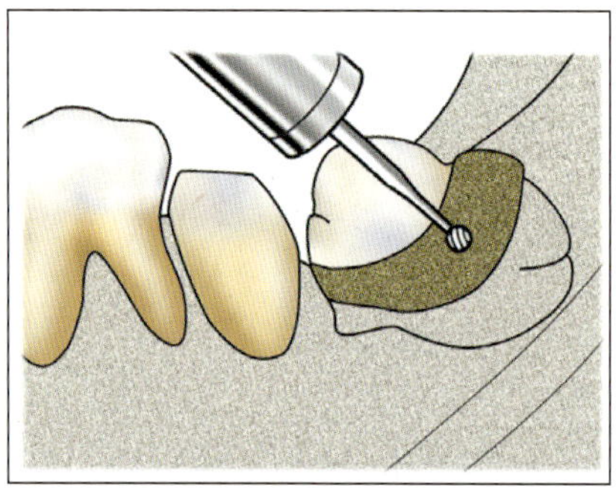

33-6. 라운드버에 의한 골삭제 범위.

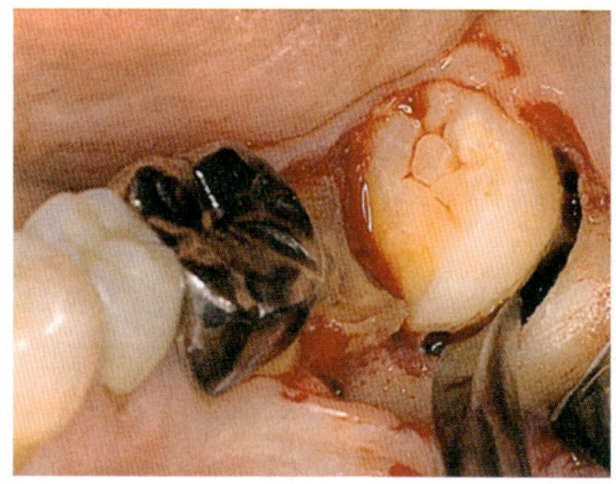

33-7. 발치기자를 삽입해 탈구.

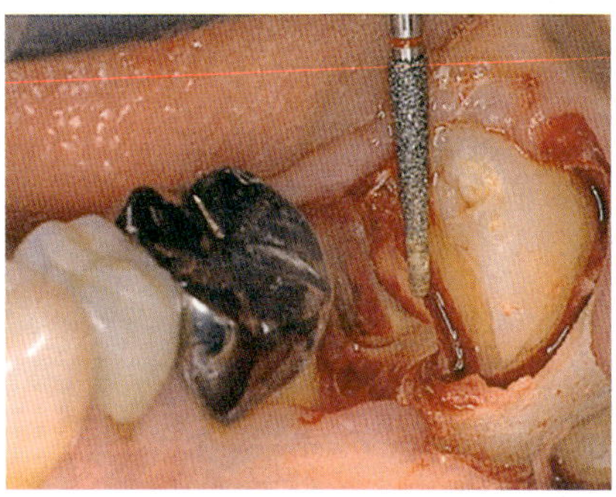

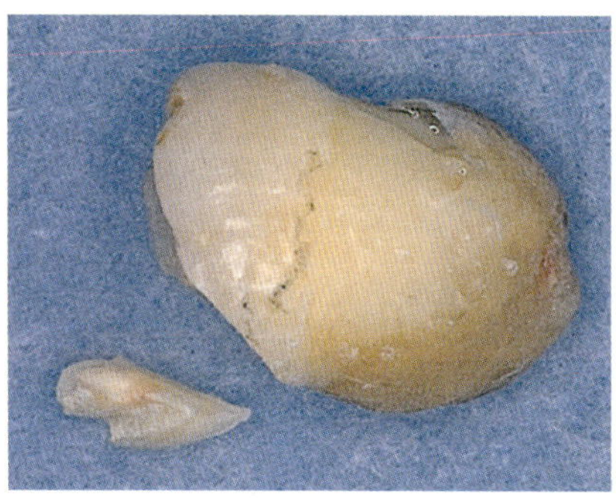

33-8 | 33-9

33-8. 근심 치관을 분할한다.
33-9. 발거치. 치근 전체가 비대해 있다.

구강 내를 보면 ⌈8 치관이 관찰되며 치은은 종창이 있고 동통은 관찰되지 않는다. ⌈7은 잔근 상태였지만 그 의원에서 근관치료 중으로 보존하기로 하였다(33-2).

방사선사진의 판독

치과 방사선사진(33-3, 4)에서 수평매복 제3대구치가 확인되고 단근이며 치근 전체가 비대해 있는 상이 관찰되었다. 치경부 폭경과 치근 최대 폭경을 비교하면 확연하게 후자가 크다. 치조경선은 명확하고 주위골은 단단하리라 예측된다. 또한 원심부 치조골에 흡수상은 없고 치경부까지 치조골로 피복되어 있다고 생각되었다.

발치 술식

33-5, 6. 하악공 전달마취하에서 발치를 실시하였다. #12 메스로 ⌈8 원심치은을 절개, ⌈7 8 치주인대를 자른다.

점막골막을 박리하고 젖혀 골을 노출시킨다. 다른 의원에서 ⌈8 치관의 협측골을 일부 삭제한 상태이며, 여기에 발치기자를 사용해 탈구를 시도했지만 전혀 동요하지 않았다. 그래서 세척 하에서 straight handpiece를 사용해 라운드버(JET카바이드버HP4번: Shofu)로 ⌈8 협측과 원심의 골을 치

〔증례 2〕 45세, 여성

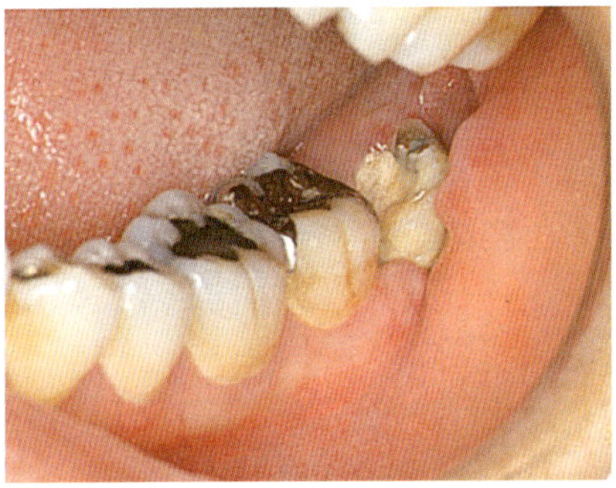

33-10. 본과 초진시.

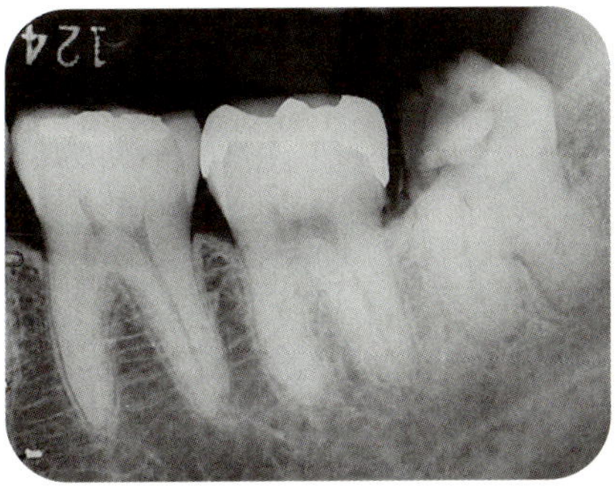

33-11.

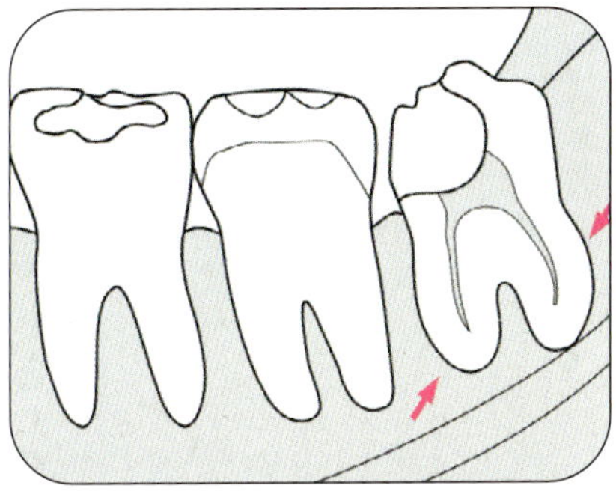

33-12. 2근이고 근 · 원심근 모두 치근 전체가 비대해 있다.

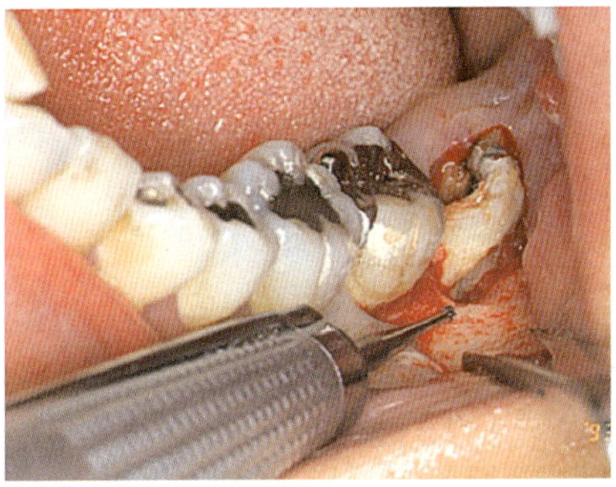

33-13. 라운드버로 협측과 원심 골을 치근막 공간을 확대하듯이 깊이 3~4mm 삭제한다.

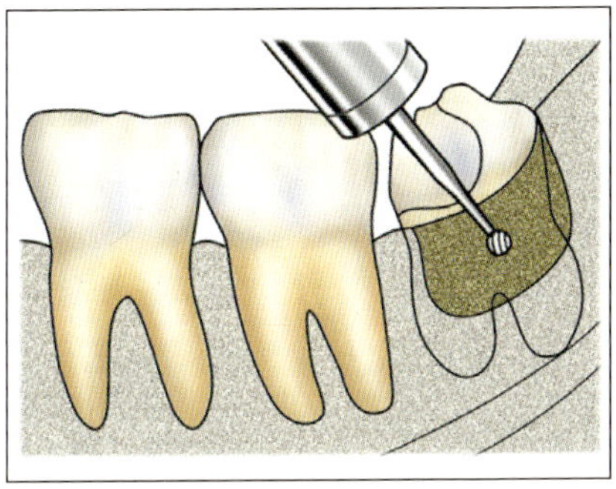

33-14. 라운드버에 의한 골삭제 범위.

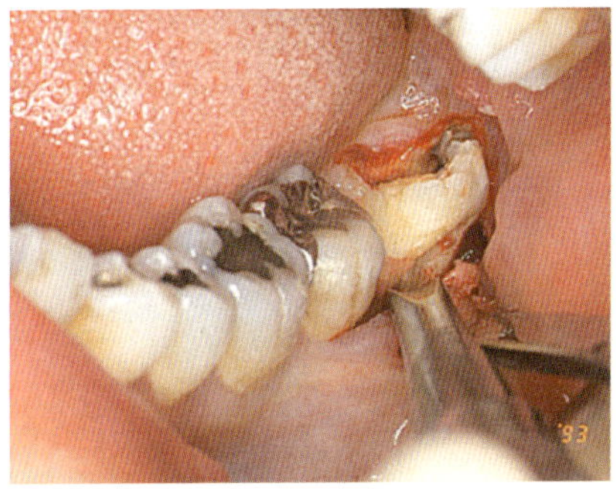

33-15. 발치기자를 근심 협측 치근막 공간에 삽입하고 탈구시킨다.

33-16 | 33-17

33-16. 2사 봉합.

33-17. 발거치는 2근이며 근 · 원심근은 치근 전체가 비대해 있었다.

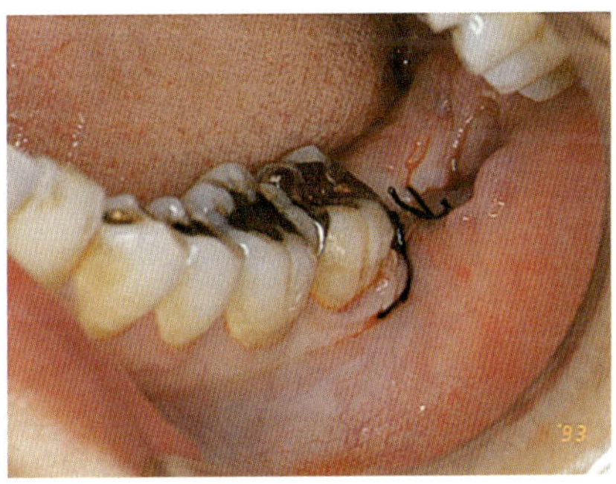

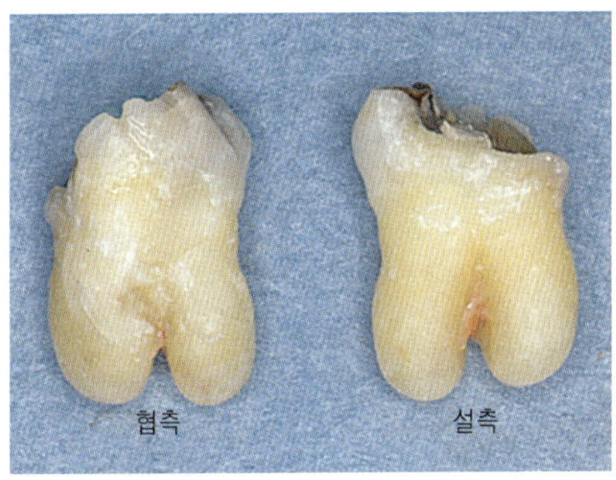

근막 공간을 확대하듯이 비대근 근처까지 깊이 약 3~4mm 삭제하고 공간을 만들었다. 이렇게 치근에 이상이 있는 난발치의 경우 라운드버를 사용하는 방법은 신속하고 정확하게 또한 필요최소한의 삭제가 가능하며 침습도 적다는 장점을 갖고 있다. 다만 카바이드버는 절삭 능력이 높기 때문에 중등도의 회전으로 골을 삭제하면 좋다.

본 증례에 골 치즐을 사용하면 협측과 원심의 골삭제가 다량으로 필요하고 술후 침습도 증가한다.

33-7. 발치기자를 ⌈8 협측의 골삭제한 치근막 공간에 삽입하고 탈구조작하자 정출할 수 있었다.

33-8. ⌈8 근심 치관이 ⌈7 치근에 해당되며 무리하면 ⌈7이 탈구될 위험이 있으므로 ⌈8 치관의 일부를 터빈버(메리다이야 RA-10: 日向和田)로 분할제거한 후 발거하였다. 발거 후 골줄로 골의 날카로운 부분을 가볍게 수정한 후 발치와를 식염수로 세척하고 점막골막피판을 원위치시켜 봉합하였다.

발치할 수 없었던 원인

단근이지만 치근이 근 · 원심적, 협측으로 전체적으로 비대해 있었다. 주위 치조골은 단단하고 비대부까지 골삭제가 적절하게 진행되지 않았다.

〔증례 3〕 37세, 남성

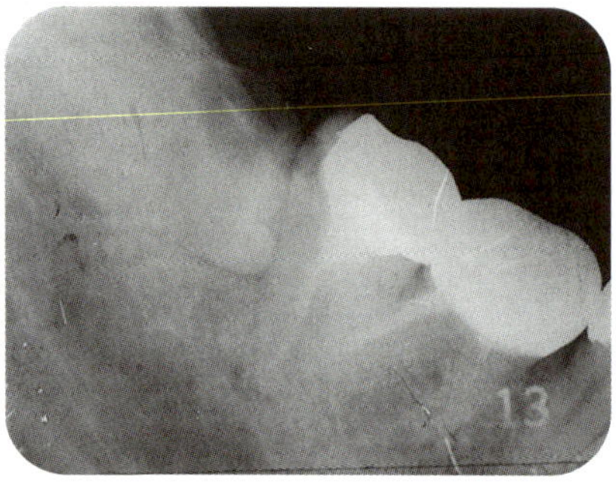

33-18. 다른 의원에서 의뢰된 발치 전 치과 방사선사진.

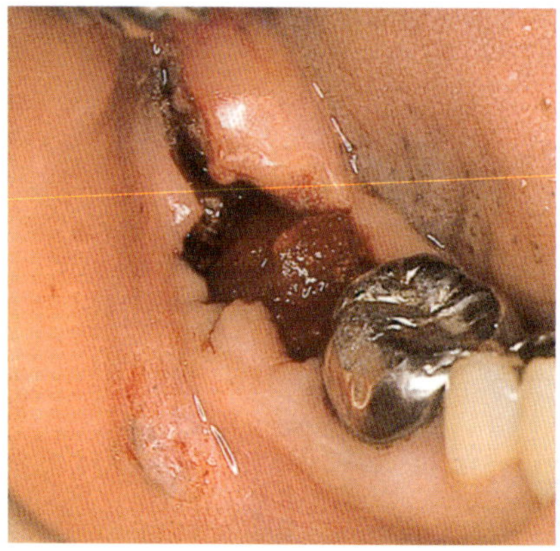

33-19. 본과 초진시.

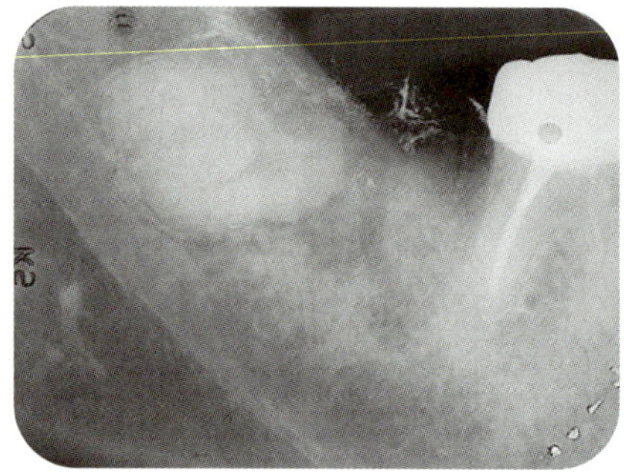

33-20.

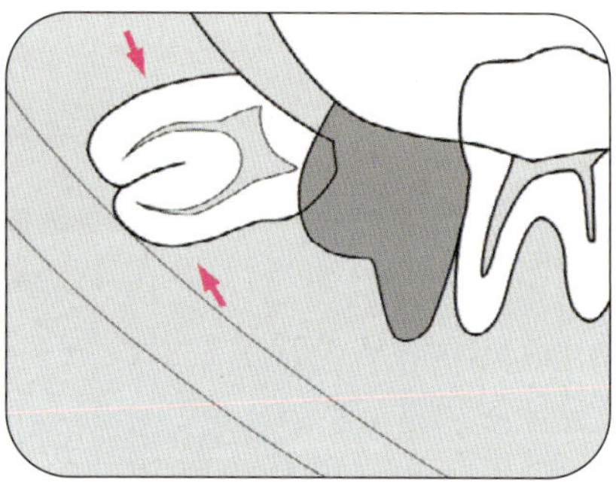

33-21. 화살표는 비대부, 치수강에도 주목하자.

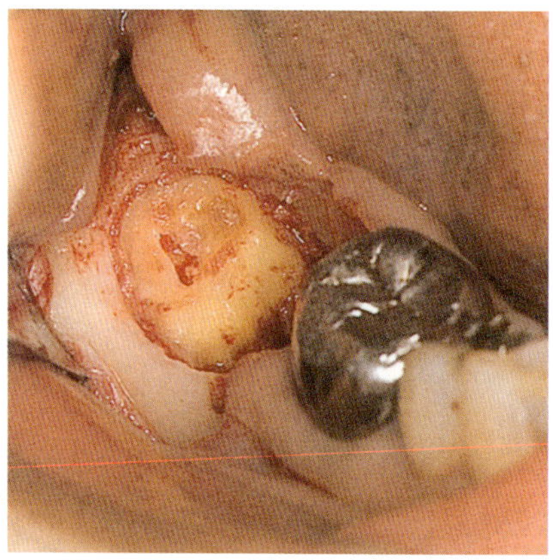

33-22. 점막골막을 박리해 젖힌 상태.

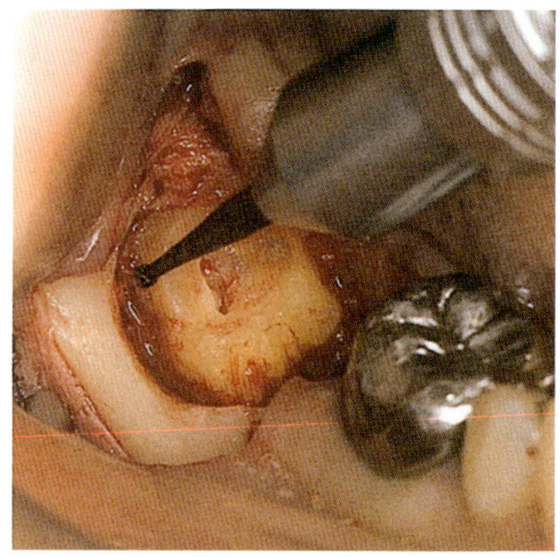

33-23. 라운드버로 치근막 공간을 확대하듯이 삭제한다.

〔증례 2〕 45세, 여성

모치과의원에서 ⌈8 발치를 시도했지만 중단, 항생제 3일분, 진통제를 투여 받은 후 7일 후에 의뢰되어 내원하였다.

구강 내를 보면 ⌈8 일부매복이 관찰되고 치은은 종창, 발적이 있다. 근심부는 치관부위가 약간 잘려나간 상태이고 ⌈7 원심면과의 공간이 확보되어 있었다(33-10).

방사선사진의 촬영

치과 방사선사진(33-11, 12)에서 ⌈8 수직위 반매복치가 확인되고 2근이며 근 · 원심근 모두 치근 전체가 비대해 있는 상이 관찰되었다. 치경부의 폭경과 치근 최대 폭경을 비교하면 확실히 후자가 크고 특히 원심근이 현저하다. 또한 원심부 치조골에 흡수상은 없고 치경부까지 치조골로 피복되어 있다고 생각되었다.

발치 술식

33-13. 하악공 전달마취하에서 발치를 실시하였다. #12 메스로 ⌈8 7 협측 치주인대를 자른다. 이어 점막골막피판을 형성하고 골을 노출시킨다. 여기에서 ⌈8의 근심 협측 치근막 공간에 발치기자를 삽입해 탈구를 시도하지만 전혀 동요하지 않았다. 그래서 세척하에서 straight handpiece를 사용해 라운드버로 ⌈8 협측과 원심 골을 치근막 공간을 확대하듯이 비대근 근처까지 깊이 4~5mm 삭제하고 공간을 만들었다.

33-15. 발치기자를 ⌈8 근심 협측 치근막 공간에 삽입하고 탈구를 시도하자 정출할 수 있었다.

33-16. 발거 후 골줄로 골의 날카로운 부분을 가볍게 정리한 후 발치와를 식염수로 세척하고 점막골막피판을 덮어 2군데 봉합하였다.

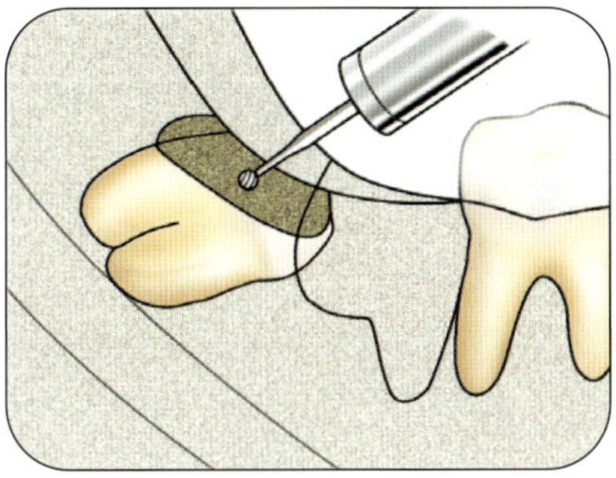

33-24.

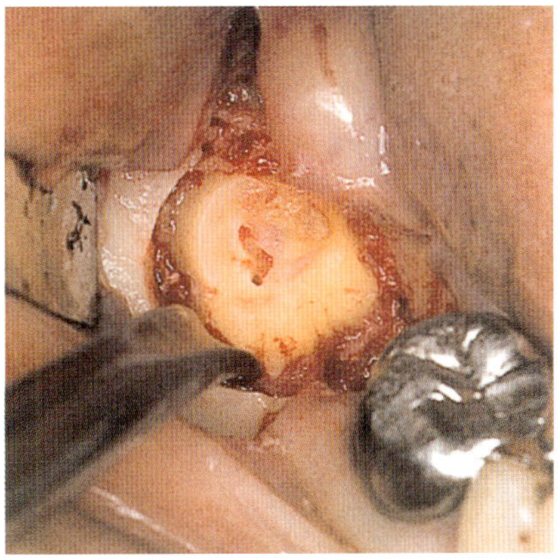

33-25.

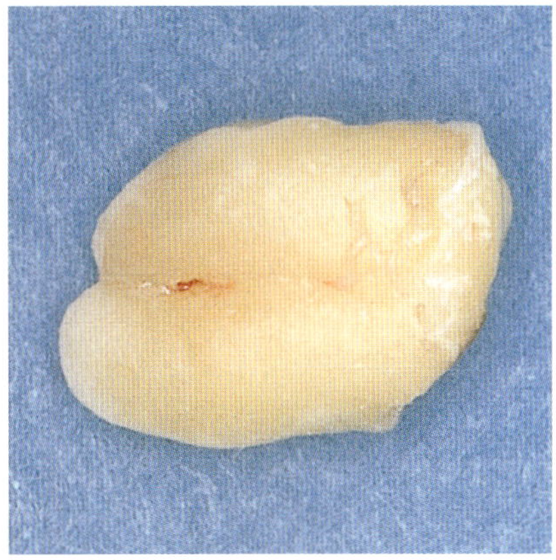

33-26. 발거치.

발치할 수 없었던 원인

발거치는 2근이며, 근·원심근 모두 치근 전체가 비대하고 치경부 폭경보다 치근 최대폭경이 훨씬 컸다(33-17). 비대부까지는 골정에서 깊기 때문에 골의 삭제량은 많고 술식이 까다로웠다.

〔증례 3〕 37세, 남성

모치과의원에서 8| 의 발치에 착수했지만 장시간을 요하고 7|을 발치해 8|의 발치를 시도했지만 발치가 불가능해 다음날 의뢰되어 내원하였다.

소개의로부터 제공받은 발치 전 치과 방사선사진(33-18)에서는 8| 수평매복이 관찰되는데 불분명하고 촬영시 방사선 필름의 사용이 불량해서인지 필름 상단과 교합평면이 틀어져 있어 보기 어렵다. 구강 내에서 8 7| 발치부 치은은 봉합되지 않고 발치와에 옥시셀면이 전색되어 그 위에서 거즈가 압박지혈하고 있는 상태로 내원하였다(33-19).

방사선사진의 판독

잔근 상태를 상세하게 검사하기 위해 다시 치과 방사선사진을 촬영한다. 방사선사진에서는 8| 수평매복 제3대구치 치근의 잔존이 관찰되었다. 치근은 2근이고 원심근은 전체적으로 비대해 있으며 근심근은 원심만곡되고 만곡부가 약간 비대, 치근부의 최대 폭경은 치경부의 폭경보다 약간 크다. 또한 치수강의 방사선상을 보면 고리 형태로 촬영되어 있다. 이것으로 근심근은 원심만곡, 원심근은 근심만곡되어 치근간 중격의 치근간에 들어가 있는 것으로 추측되었다(33-20, 21).

발치 술식

33-22. 하악공 전달마취하에서 발치하였다. 이미 원심절개와 7| 부위의 수직절개가 실시되었기 때문에 점막골막은 쉽게 박리하고 젖힐 수 있었다. 예리한 치근단 소파기로 혈병을 제거하자 8| 잔근을 확인할 수 있었다. 다른 의원에서 발치기자로 탈구를 반복 시도했지만 탈구되지 않고 치질이 파손된 것으로 생각되는 파절면이 많이 관찰되어 술자의 고생을 짐작할 수 있었다.

이 시점에서 발치기자를 치근막 공간에 삽입하려고 했지만 공간이 없어 들어가지 않았다.

33-23, 24. Straight handpiece를 이용해 세척하에서 라운드버로 협측과 원심 골을 소량 삭제하고 발치기자를 삽입해 8|의 탈구를 시도하였다. 그러나 전혀 동요하지 않아 치근 이상이 의심되었다. 방사선사진에서 비대근과 치근간 중격에 골이 들어간 것으로 추측되었기 때문에 깊이 2~3mm 치근막 공간을 확대하듯이 골을 삭제하였다.

33-25. 발치기자를 협측 치근막 공간에 깊게 삽입하고 우회전하자 탈구되어 발거할 수 있었다.

발거할 수 없었던 원인

- 비대근이었다.
- 치근의 중격부에 함몰이 있고 골이 들어가 있었다. 직접적으로 이러한 치근 이상이 있었기 때문에 다른 의원에서 발치할 수 없었는데, 간접적으로 술전 치과 방사선사진에서 미리 치근 이상을 확인할 수 없었던 것도 커다란 원인이라 생각하였다.

비대근에 대한 정리

비대근이 원인이 되어 발치를 못해 중단하고 소개받은 증례의 발치 술식에 대해 해설하였다. 증례 3에서는 제3대구치의 발치가 곤란해지고 제2대구치가 발치되었는데, 골삭제의 정확한 술식을 공부하지 않으면 안 된다. 비대근의 경우 협측과 원심 골을 삭제할 때 라운드버를 사용하면 효과적이다.

Column

발치 · 소수술 후 주의사항

① 지혈

- 오늘은 심하게 입을 헹구지 마십시오. 심하게 헹구면 지혈되지 않고 통증이 있으며 잘 치유되지 않을 수 있습니다.
- 보통 1일 정도 타액에 피가 섞여 나옵니다. 만약 출혈이 많을 경우는 거즈나 휴지를 작게 접어 상처에 대고 압박하듯이 20분 정도 강하게 물고 계십시오.

② 통증

- 마취효과는 1~2시간 지속됩니다.
  마취가 풀리면 통증이 있는데 통증이 심하면 처방한 진통제를 드십시오.

③ 약

- 화농을 멈춰주는 약(항생제)을 받으신 분은 약을 전부 드세요. 만일 습진 등의 부작용이 있는 경우는 중지하십시오.

④ 식사

- 오늘은 부드러운 식사를 하시고 반대측으로 씹으십시오. 자극적인 음식은 삼가하십시오.

⑤ 기타 금지사항(발치한 당일만)

- 양치질(발치한 측)
- 입욕
- 음주
- 격렬한 운동

⑥ '사랑니'를 발치한 분에게

- 발치 후 3~4일간 뺨이 붓거나 입을 벌리기가 어려운데 서서히 나아지니 걱정할 필요가 없습니다.
- 가능하다면 바깥쪽을 차가운 수건으로 냉찜질을 하십시오. 다만 너무 차가운 냉찜질은 오히려 통증이 심해지거나 잘 치유되지 않으므로 주의하세요.

다음날 약속을 반드시 지켜주세요.
상처가 정상적으로 회복되고 있는지 확인하고 세척 및 점약처치를 합니다.
상처를 실로 봉합한 분은 1주일 후 제거하니 잊지 말고 오시기 바랍니다.

내원하기 전에 궁금한 내용이 있으시면 아래로 연락해 주십시오.

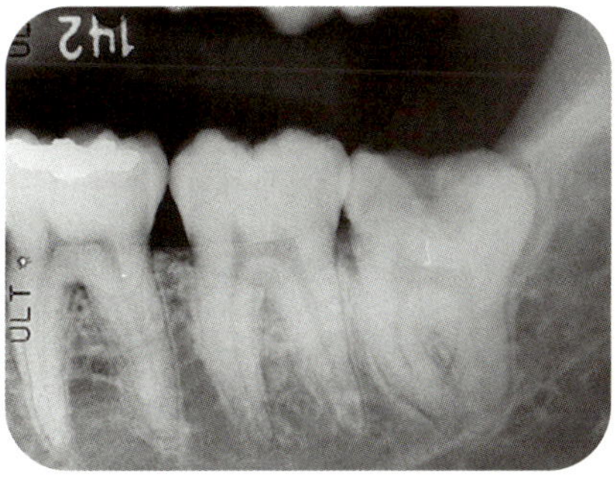

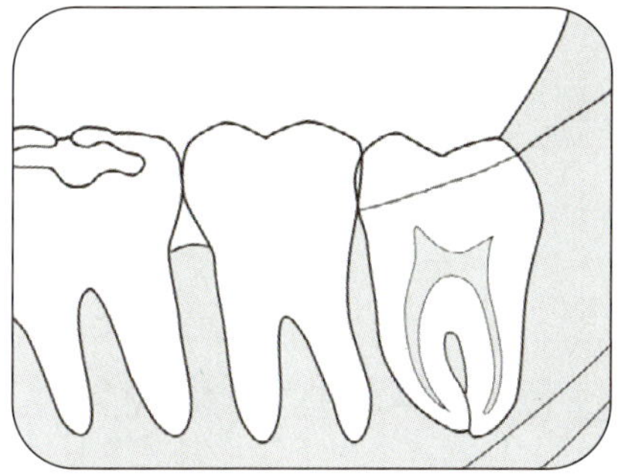

제 34 장

발치할 수 없어 중단하고 의뢰된 어려운 증례
3. 치근이 골을 감싸고 있었다

하악 제3대구치의 발치를 시도했지만 발치가 불가능해 중단하고 본원에 의뢰된 26증례를 검토했더니 원인은 비대근(10증례)에 이어 치근이 골을 감싸고 있는 예(8증례)가 많았다. 골을 감싸고 있는 치근의 종류는 34-1에 소개하고 근 · 원심근이 만곡되어 마치 도넛 형태를 보이고 중격측의 치근면 함몰이 원인이 되기도 한다.

이러한 증례는 드물지만 발치 술식은 난발치 중에서도 매우 곤란하며 특징 있는 방사선상을 기억해 그 발치 술식을 마스터하는 것이 매우 중요하다. 경우에 따라서는 술전 방사선사진에서 치근이 골을 감싸고 있는 증례라 판단된다면 구강외과의에게 의뢰하는 것이 좋다고 생각한다.

치근이 골을 감싸고 있는 하악 제3대구치의 발치

발치할 때 중격의 골이 치근의 언더컷에서 잘 빠져 나오면 쉽게 발치할 수 있다. 또한 중격의 골이 소량이거나 약하다면 파절되어 치근 사이에 부착된 상태로 발치할 수 있다. 그러나 중격의 골이 많거나 단단하고 튼튼하다면 탈구할 수 없거나 나아가 과도한 힘이 가해지면 치조골 골절이나 치근파절을 유발하기도 한다. 그 위험성이 있는 경우에는 라운드버로 협측이나 원심측, 중격부 골을 삭제하거나 치근을 분할한 후 탈구해 발치한다(21-9 참조).

〔증례 1〕 24세, 여성

모치과의원에서 ⌈8 매복치의 발치를 약 1시간 시도했지만 중단, 약 2주일 후에 소개받아 내원하였다. 구강 내에서는 ⌈8 치관의 일부가 관찰되고 치은은 종창되어 있다(34-2).

방사선사진의 판독

치과 방사선사진(34-3)에서는 ⌈8 수직위 매복치가 관찰되고 치근은 2근이며, 근심근은 원심만곡, 원심근은 경도의 근심만곡을 보이며 근단부에서는 유착되어 있는 것으로 추측된다. 근 · 원심근으로 둘러싸인 중격부는 작은 타원형의 투과상을 보이고 있다. 치수강은 외형과 일치하며 근심근은 원심만곡되어 있다. 또한 치관 원심부는 골에 피복되어 있다(34-3, 4).

발치 술식

34-5. 하악공 전달마취하에서 ⌈8 원심절개를 하고 ⌈8 전체, ⌈7 협측의 치주인대를 자른다. 이어 점막골막을 박리하고 골을 노출시킨다. 다른 의원에서 발치기자에 의한 탈구조작

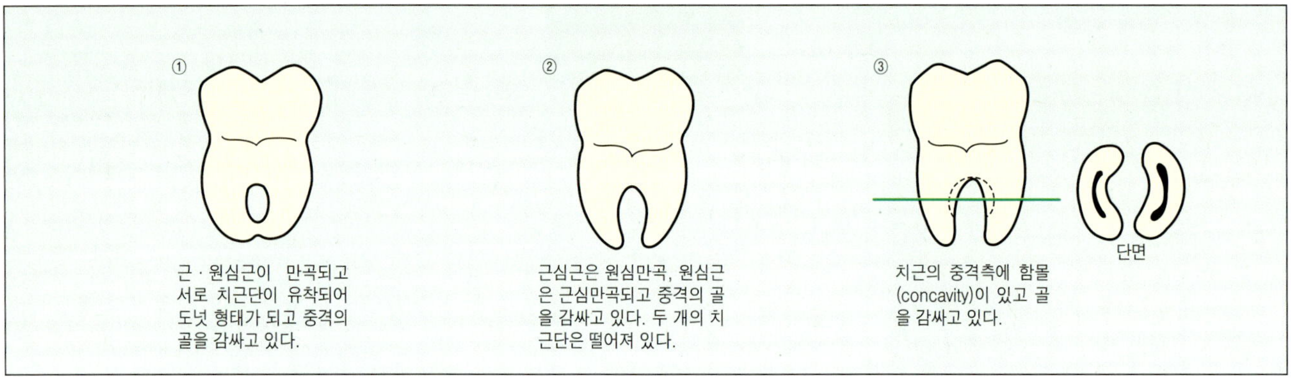

34-1. 치근이 골을 감싸고 있는 하악 제3대구치의 분류.

〔증례 1〕 24세, 여성

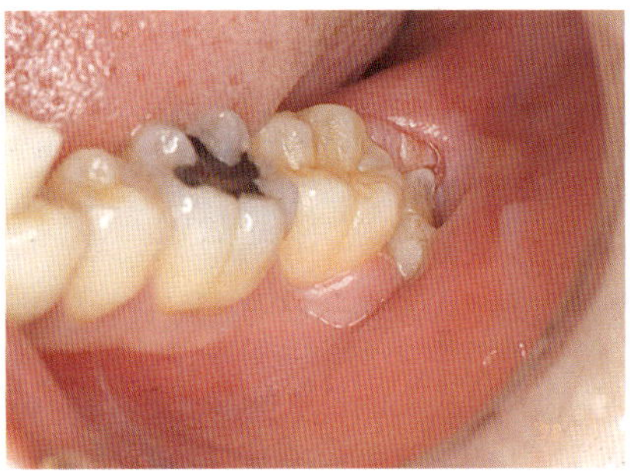

34-2. 본과 초진시.

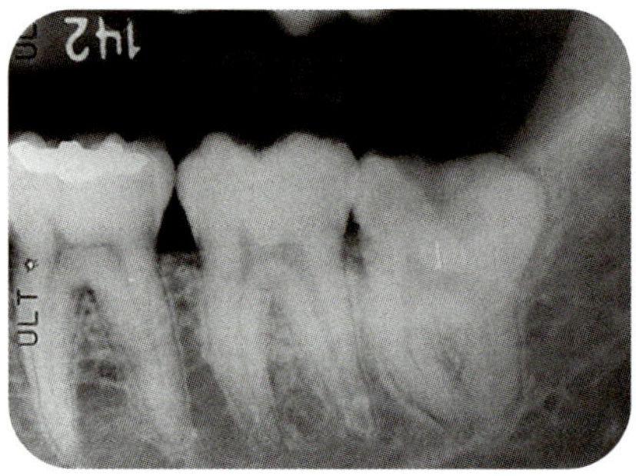

34-3.

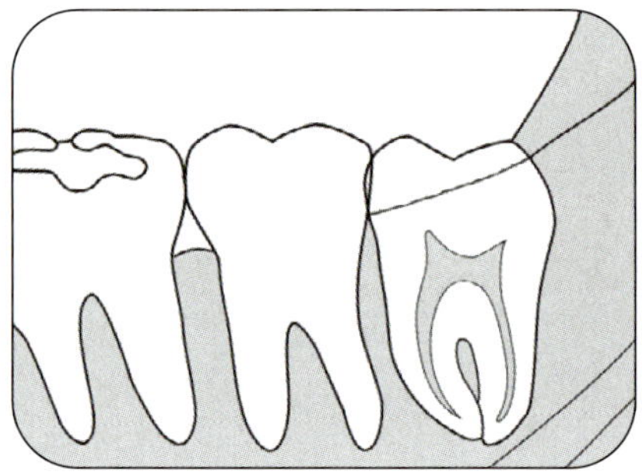

34-4. 근심근과 근심근의 치수강은 원심만곡되어 있다. 근 · 원심근은 유착되어 있다. 치근 중격에 작은 타원형의 투과상이 관찰된다.

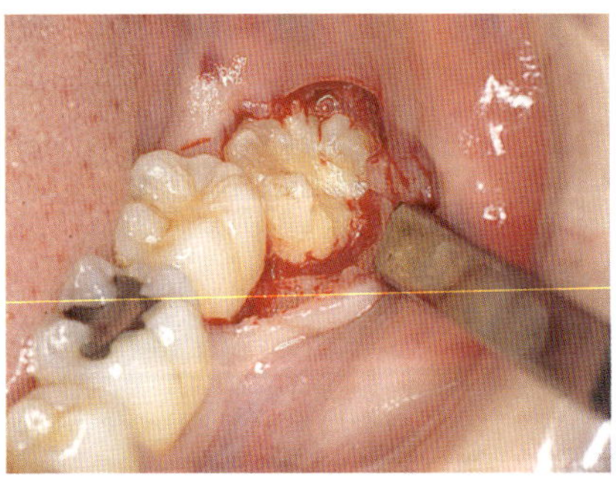

34-5. 점막골막피판을 박리한다.

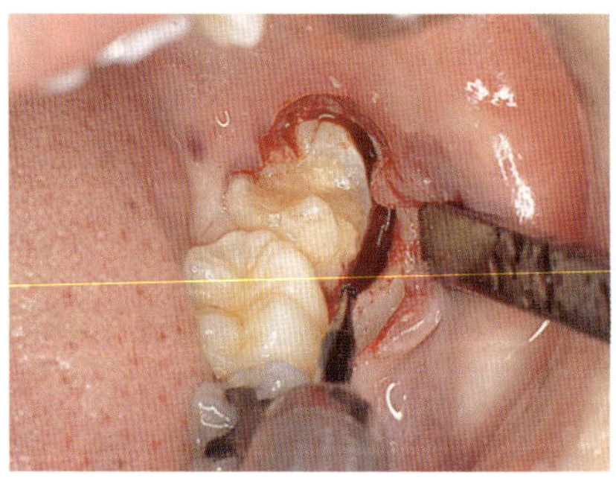

34-6. 라운드버로 협측과 원심측 골을 삭제한다.

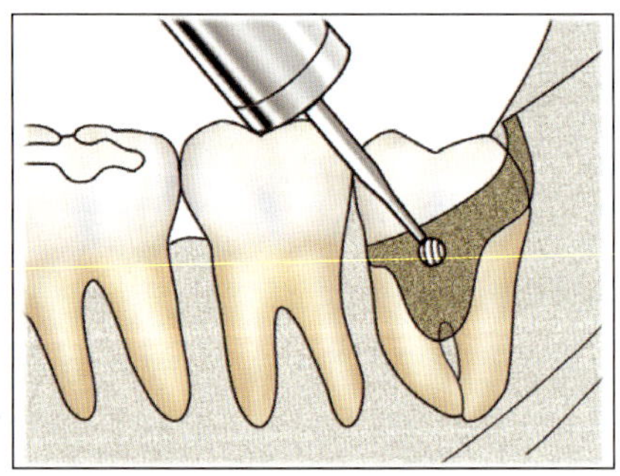

34-7. 협측 피질골을 남긴 상태에서 더 깊게 중격골의 약 1/2을 기준으로 삭제한다.
▒ 골삭제의 범위.

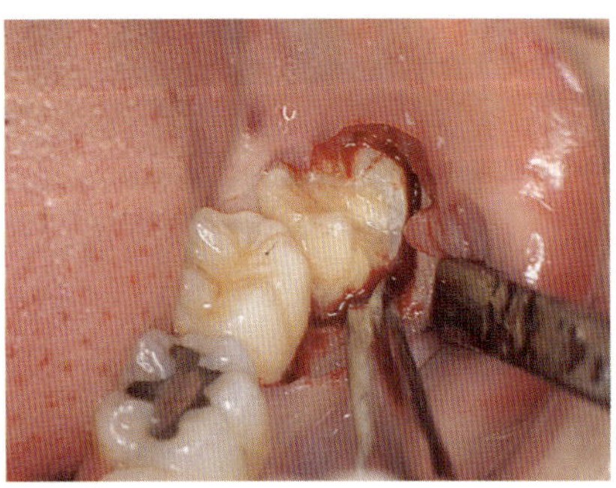

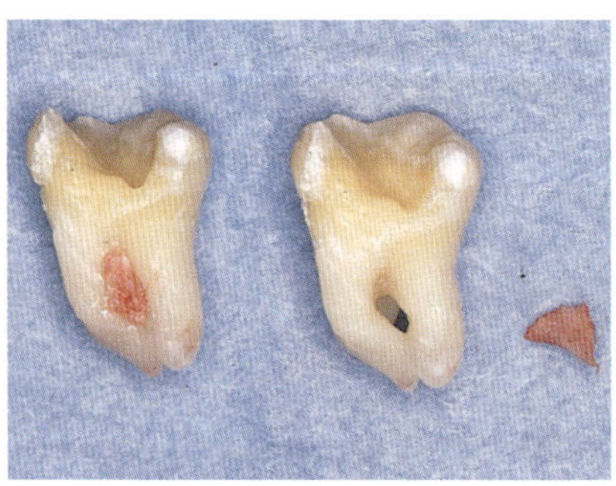

34-8 | 34-9

34-8. 발치기자로 탈구. 치근으로 둘러싸인 구멍에, 중격의 골이 파절되어 들어간 상태로 발거할 수 있었다.
34-9. 중격의 골을 제거했더니 터널 형태로 되어 있다.

〔증례 2〕 36세, 남성

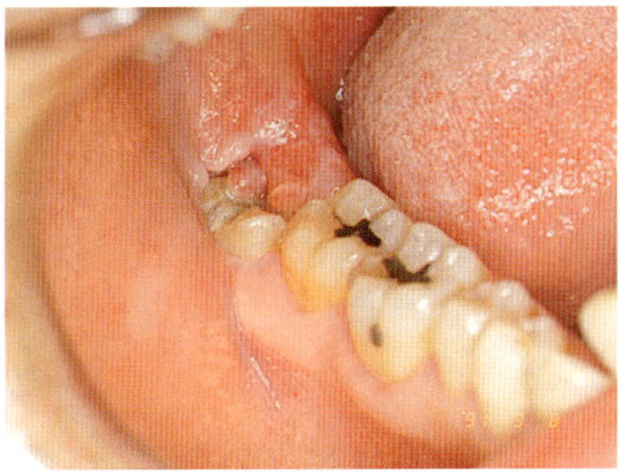

34-10. 본과 초진시.

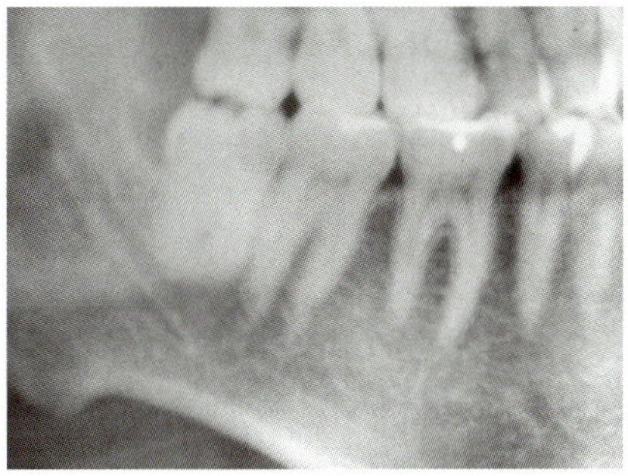

34-11. 파노라마 방사선사진.

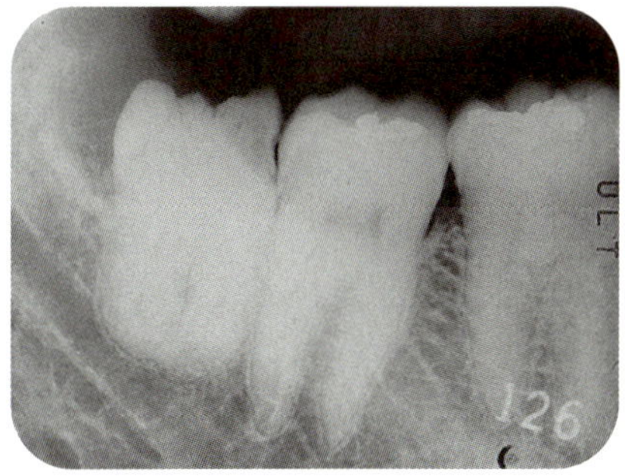

34-12. 방사선사진. 치근간 중격과 치수강에 주목하자.

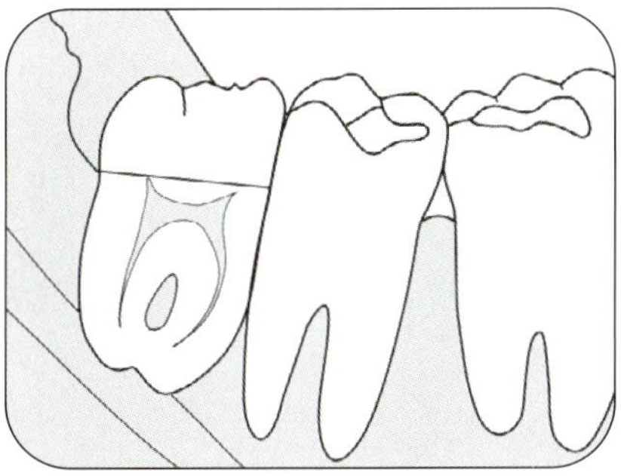

34-13.

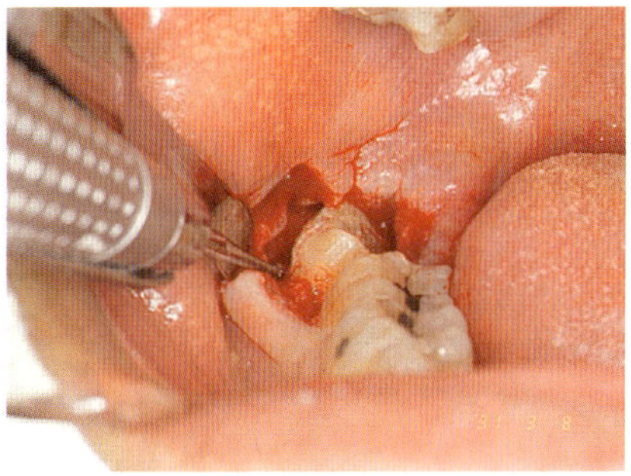

34-14.

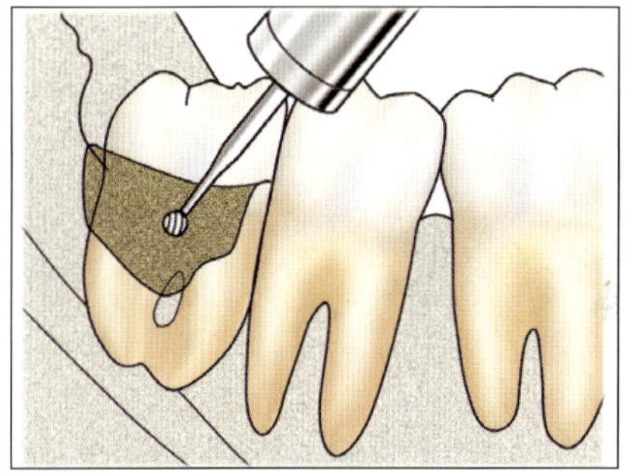

34-15. 라운드버로 협측 피질골을 남긴 상태에서 치근막 공간을 확대하듯이 골을 삭제한다.
골삭제 범위

시 발생한 것으로 생각되는 치관파절이 관찰된다. 협측 치근막 공간에 발치기자를 삽입하고 탈구조작했지만 도저히 탈구가 불가능하였다.

34-6. 그래서 라운드버를 사용해 |8 협측, 원심 골을 치근막 공간을 확대하듯이 깊이 약 3mm 삭제하고 공간을 만들어 탈구조작 했지만 전혀 불가능하였다.

34-7. 그래서 협측에서 피질골을 남긴 상태에서 깊이 4~5mm, 중격부의 골 상방 약 1/2을 기준으로 삭제하였다.

34-8. 발치기자를 협측의 삭제한 공간에 삽입하고 탈구조작하자 중격의 골이 파절되고 치근에 들어간 상태로 발치할 수 있었다.

발치할 수 없었던 원인

발거치는 2근이며 근심근이 크고 원심으로 만곡, 원심근은 경도의 근심만곡 상태이며 근단부에서 유착되어 있었다. 중격부의 골은 치근으로 둘러싸여 터널 형태로 잠식되어 있었다. 중격의 골을 제거하자 치근은 마치 도넛처럼 생겨 발거하기가 매우 곤란한 증례였다(34-9). 또한 원심절개되지 않고 치관 원심측 일부를 골이 피복하고 있어 이 부분을 확인할 수 없는 상태에서 탈구조작된 것도 발치할 수 없는 원인이라 생각하였다.

〔증례 2〕 36세, 남성

모치과의원에서 8|의 발치를 약 1시간 시도했지만 중단, 7일 후에 의뢰되어 내원하였다. 구강 내에서는 8| 반매복치아가 관찰되고 치은은 종창, 발치할 때 손상된 것으로 생각되는 좌멸창이 관찰된다(34-10).

방사선사진의 판독

다른 의원에서 촬영된 파노라마 방사선사진(34-11)에서 8|은 수직위의 반매복치이고 전체적으로 비대해 있는 단근으로 관찰된다. 치과 방사선사진(34-12)에서 치근은 2근이며 근단부에서 유착된 것으로 생각되었다.

치경부의 폭경과 치근 최대 폭경을 비교하면 후자가 더 크

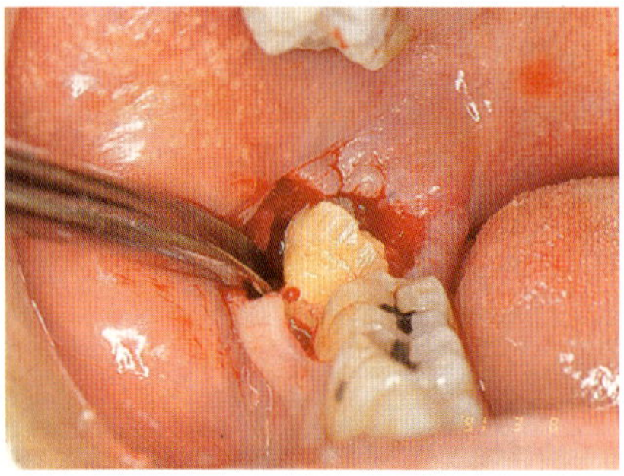

34-16. 발치기자로 탈구.

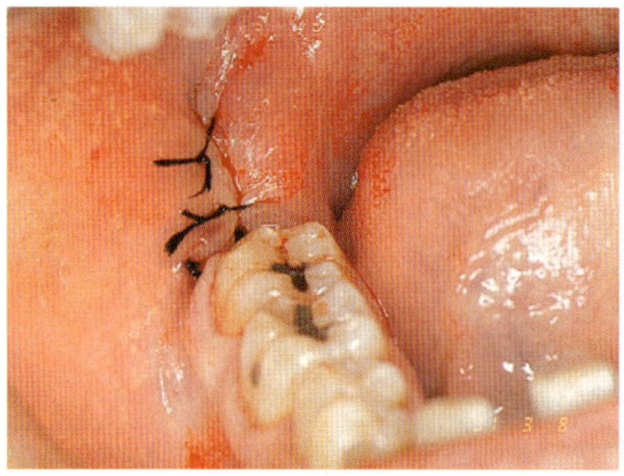

34-17.

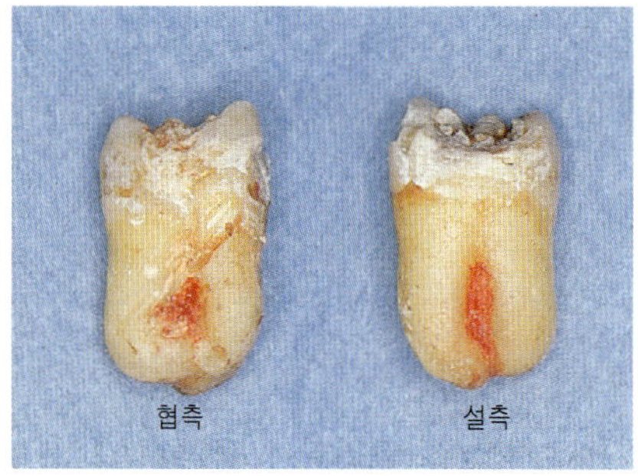

34-18.

34-19 | 34-20

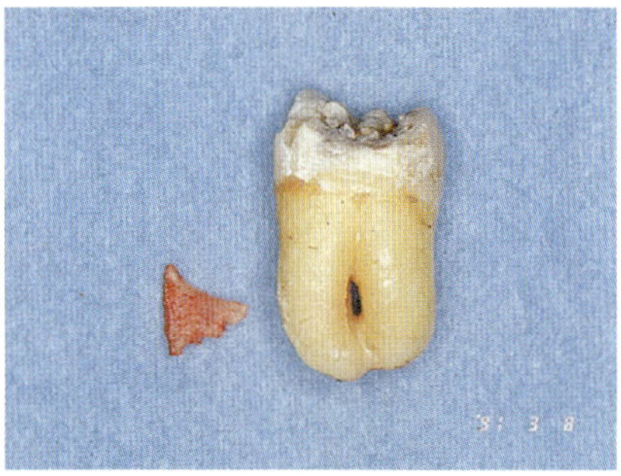

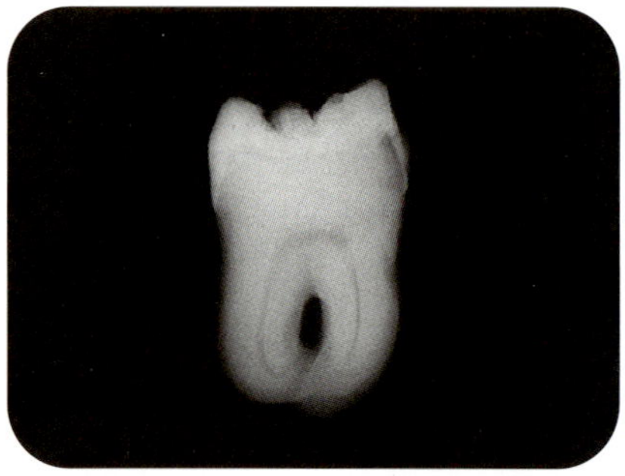

34-19. 설측. 중격의 골을 제거한다.
34-20. 협측에서 치과 방사선사진. 도넛 형태의 치근과 고리형태의 치수강.

고 원심근에 비대가 관찰된다. 치근간 중격부는 골량 방사선 투과상이며 치근으로 둘러싸여 있다. 치수강은 근심근에서는 원심만곡, 원심근에서는 근심만곡되어 고리 형태로 촬영되고 치근이 중격의 골을 감싸고 있을 가능성을 시사하고 있다.

8| 치관 원심부의 치조골은 흡수되어 있고 원심방향으로 탈구가 용이하리라 생각되었다(34-13).

발치 술식

34-14. 하악공 전달마취하에서 8| 원심절개를 하고 8| 전체, 7| 협측의 치주인대를 자른다. 이어 점막골막피판을 형성하고 골을 노출시킨다. 발치기자를 협측 치근막 공간에 삽입하려고 시도했지만 공간이 없었다. 그래서 라운드버를 사용해 주수하에서 8| 협측과 원심측 골을 치근막 공간을 확대하듯이 깊이 약 3mm 삭제하고 공간을 만들었다. 그리고 발치기자로 탈구조작을 했지만 여전히 불가능해 라운드버를 더 깊게 진행시켜 중격부의 골을 삭제하였다(34-15).

34-16. 협측 골을 삭제한 공간에 발치기자를 삽입해 탈구조작하는데 8|은 원심방향으로 기울이면서 발치할 수 있었다. 골정으로 골예연을 가볍게 정리한 후 발치와를 식염수로 세척하였다.

34-17. 점막골막피판을 덮고 4-0 검은 견사로 3사 봉합하고 수술을 종료하였다.

발치할 수 없었던 원인

발거치는 2근이며 근심근은 원심으로 만곡, 원심근은 근심으로 만곡되고 근단부에서 유착되어 있었다. 중격부의 골은 파절되고 치근에 둘러싸인 구멍에 들어가 있는 상태로 발거되었다(34-18). 발거치 설측에서 치근으로 둘러싸인 골을 제거하자 중격부는 터널 형태로 되어 있고, 치근은 마치 도넛처럼 생겼다(34-19). 방사선사진에서도 치근은 고리 형태를 보여 근단부에서 유착, 치수강은 고리 형태로 촬영되어 있었다(34-20).

발치할 수 없었던 원인

① 치근이 골을 감싸고 있었다.
② 원심근이 비대하다.
③ 제3대구치의 협측 치근막 공간에 발치기자를 삽입할 공간이 없고 라운드버로 골이 삭제되지 않았다.

〔증례 3〕 31세, 남성

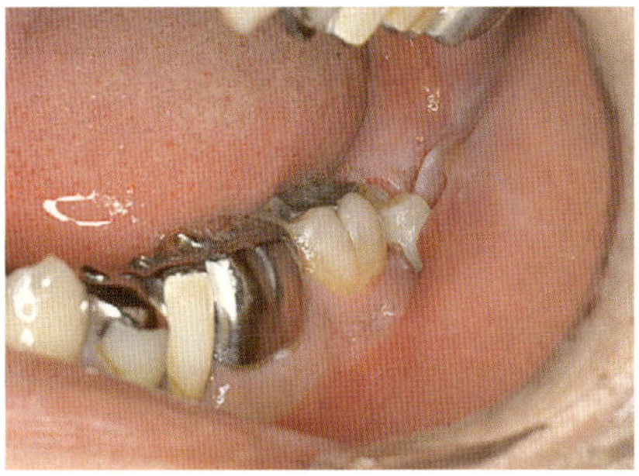

34-21. 본과 초진시.

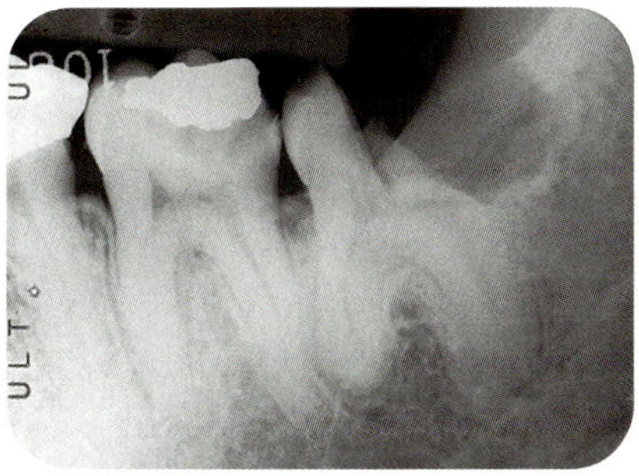

34-22.

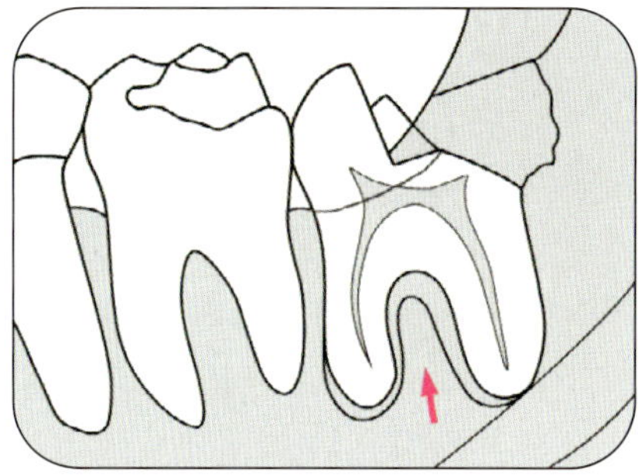

34-23. 함몰부(화살표). 중격부 사발 형태의 치근막 공간과 치조경선에 주목하자.

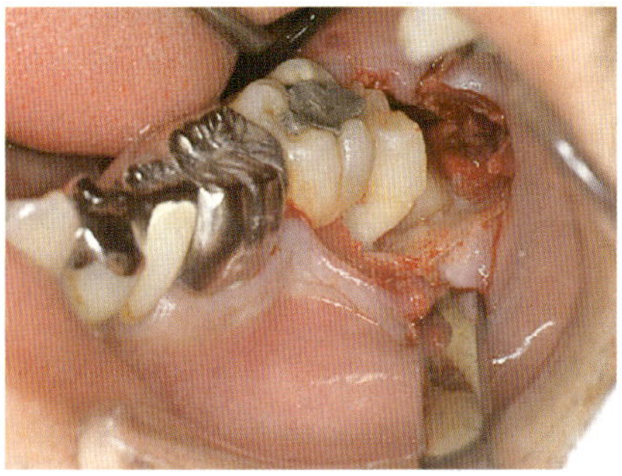

34-24.

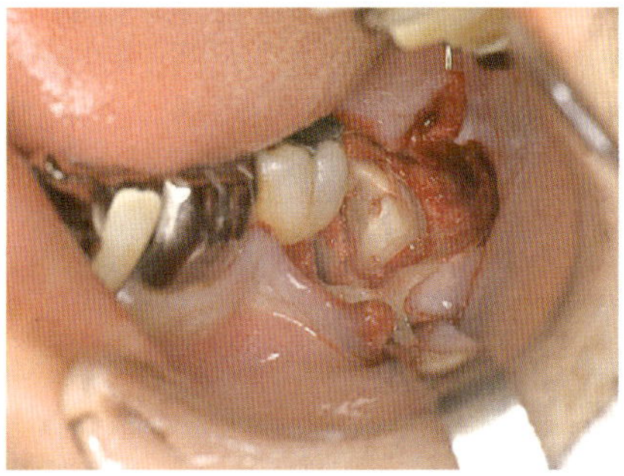

34-25. 치근을 분할한 후 우선 근심근을 발거하였다.

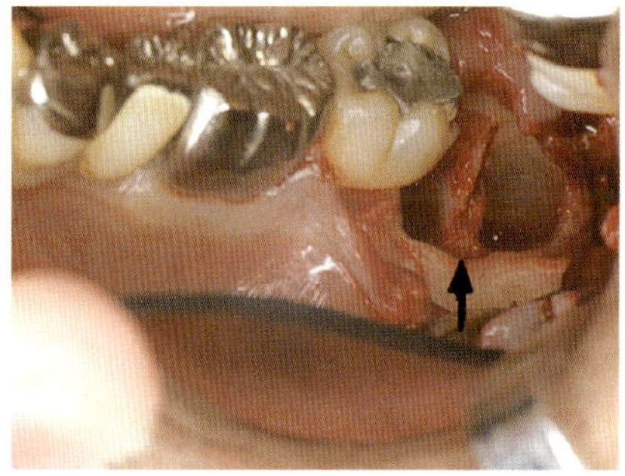

34-26. 단단하고 견고한 중격골(화살표).

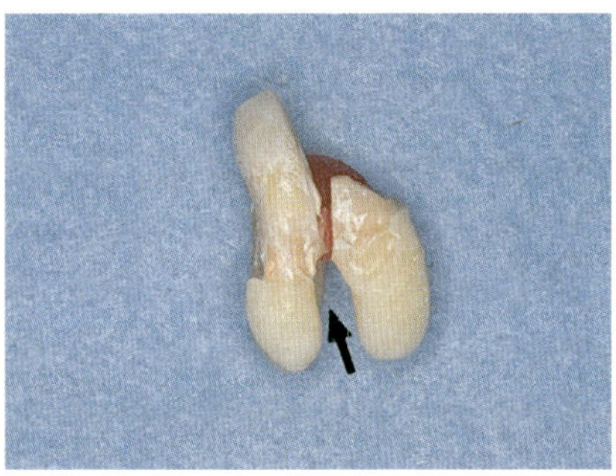

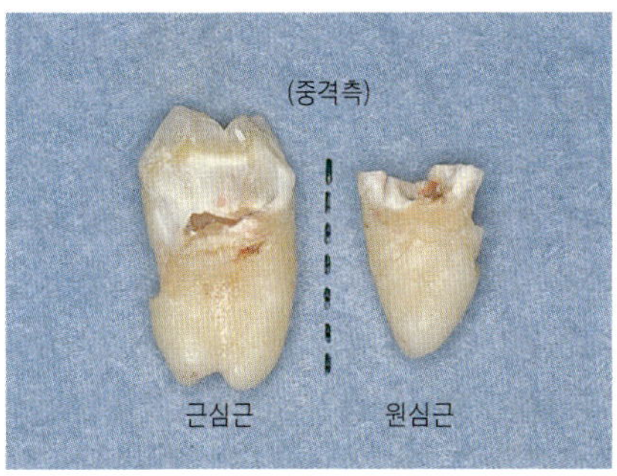

34-27 | 34-28

34-27. 사발 형태의 함몰이 있으며 골이 들어가 있었다(화살표).
34-28. 근 · 원심근 모두 중격측 치근면에 함몰(concavity)이 관찰된다.

〔증례 3〕 31세, 남성

모치과의원에서 ⌈8의 발치를 약 1시간 시도했지만 중단, 항생제와 진통제를 투여하고 다음날 소개로 내원하였다. 내원시 경도의 개구장애가 관찰되고 구강 내에서는 치관의 근심절반과 치은종창이 관찰되었다(34-21).

방사선사진의 판독

치과 방사선사진(34-22)에서 ⌈8은 수직위이며, 치관의 근심부는 남아있고 원심부가 절단, 제거되어 있다. 치근은 2근이고 근심근은 약간 비대하며 치수강은 원심으로 만곡되어 있다. 치근간 중격의 치조경선이나 치근막 공간이 사발처럼 호상으로 촬영되어 있으며 중격의 골이 매몰되어 있을 가능성을 시사하고 있다(34-23).

발치 술식

34-24. 하악공 전달마취하에서 ⌈8 원심절개를 하고 ⌈8 전체, ⌈7 협측의 치주인대를 자른다. 이어 점막골막을 박리하고 골을 노출시킨다. 발치기자를 협측 치근막 공간에 삽입하고 탈구조작해도 전혀 동요하지 않았다.

34-25. 술전 방사선사진에서 치근이 중격의 골을 감싸고

있는 증례이고 분류 34-1-③에 해당되는 것으로 판단된다. 라운드버로 협측, 원심 골을 치근막 공간을 확대하듯이 깊이 약 3mm로 삭제하고 공간을 만들었다. 그리고 발치기자로 탈구를 시도했지만 동요하지 않았다. 그래서 터빈버(메리다이야 RA-10: 日向和田)를 사용해 치근을 2분할하고 우선 근심근을 발거, 이어 원심근의 원심 협측에 발치기자를 삽입해 근심방향으로 기울이면서 탈구발거하였다.

34-26. 발치와를 관찰하자 치근간 중격의 골이 많고 단단하며 튼튼한 상태였다. 발치와를 식염수로 세척한 후 점막골막피판을 덮어 3군데 봉합하였다.

발치할 수 없었던 원인

발거치는 2근이며 근심근이 경도로 비대해 있었다. 근심근, 원심근의 중격측 치근면이 사발모양으로 함몰되어 있는 것이 확인되고 중격의 골이 이 부분에 매입되어 있었다(34-27, 28). 또한 중격의 골은 양이 많고 단단하며 튼튼한 상태였다.

요약

증례 1, 2, 3은 수직위 불완전 매복 제3대구치이며, 술전에 발치가 모두 용이하다고 판단되었지만 예상 이상으로 곤란한 발치증례였다. 원인은 치근의 형태 이상에 있으며 도넛 형태이거나 치근면이 함몰되거나 치근이 중격의 골을 감싸고 있었기 때문이었다. 방사선사진의 판독은 곤란하며 치근의 형태 이상을 알 수 없는 경우도 많지만 술전에는 치수강이나 치조경선, 치근막 공간에도 주목하고 주의 깊게 판독해 그 증례에 적합한 술식을 이용하는 것이 중요하다.

제35장

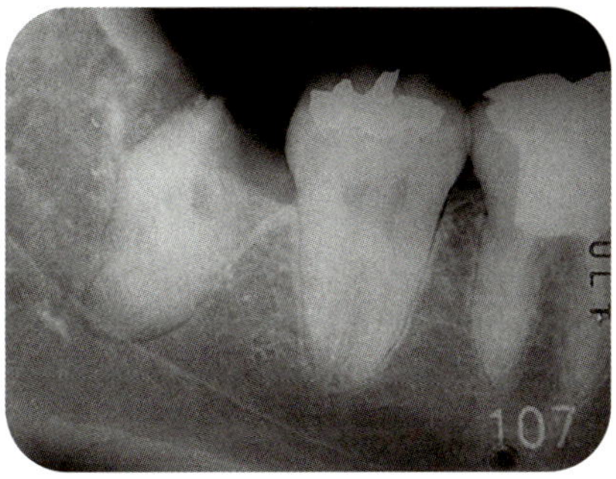

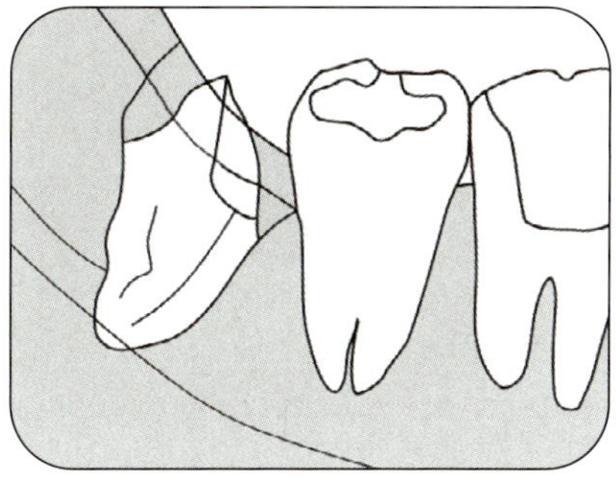

발치할 수 없어 중단하고 의뢰된 어려운 증례

4. 만곡근(협측, 근심)

발치할 수 없어 중단한 23증례를 검토해 보니 치근비대와 치근이 골을 감싸고 있었던 증례가 중단한 예의 많은 부분을 차지하고 있었다. 그 외에는 치근의 만곡(협측만곡, 근심만곡)이 원인이 되어 발치할 수 없었던 증례가 3증례 관찰되었다.

협측 만곡근은 방사선사진으로 판독하기가 어렵고, 판별하기가 곤란한 경우가 많아 발치가 용이하다고 판단했음에도 발치가 곤란해지기도 한다. 또한 근심만곡근도 발치기자를 삽입해 탈구할 때 근심방향으로 공간이 없으면 전혀 동요하지 않고 발치가 곤란해지기도 한다.

만곡근 때문에 발치할 수 없어 중단하고 본원에 의뢰된 어려운 증례를 소개하고 판독시 요점과 발치 술식에 대해 해설하겠다.

만곡선(협측, 근심)을 갖는 제3대구치의 발치

제3대구치 발치의 기본 술식은 발치기자를 근심 협측 우각의 치근막 공간에 삽입하고 탈구시켜 발치한다. 그때 발치기자에 가해지는 응력은 치근단에 집중된다. 그 작용에 거스르는 방향의 협측 만곡근(35-1), 근심 만곡근(35-2)은 탈구가 곤란하거나 치근파절, 설측 치조골 파절 등의 합병증을 유발하는 경우가 있으므로 주의해야 한다. 원심 만곡근이나 설측 만곡근에서는 그 작용에 거스르지 않는 만곡이므로 발치가 곤란하지 않다.

발치 술식은 근의 만곡 정도에 따라 다르지만 다음과 같다.

① 발치기자를 사용해 저항이 적은 방향으로 서서히 힘을 가해 치조와를 확대한다.

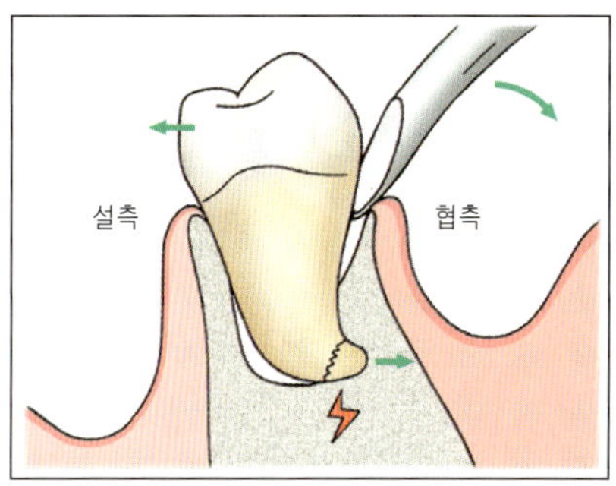

35-1. 협측 만곡근.

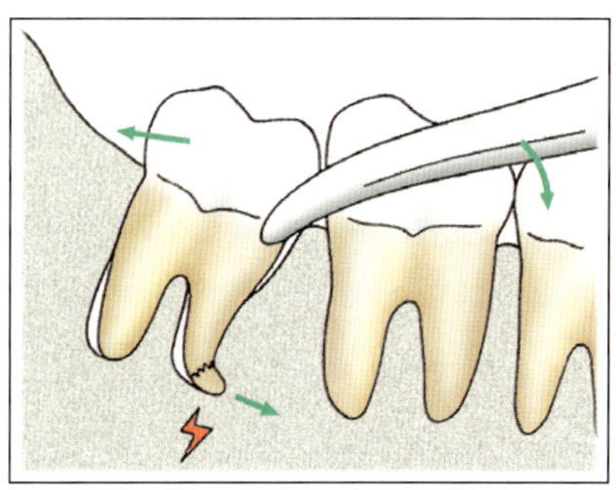

35-2. 근심 만곡근.

〔증례 1〕 31세, 여성

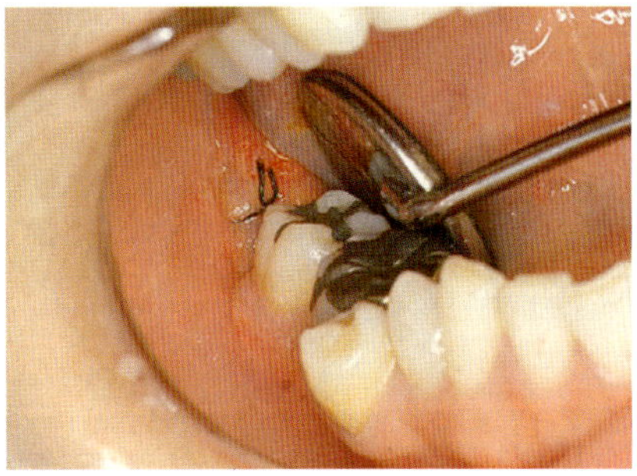

35-3. 본과 초진시.

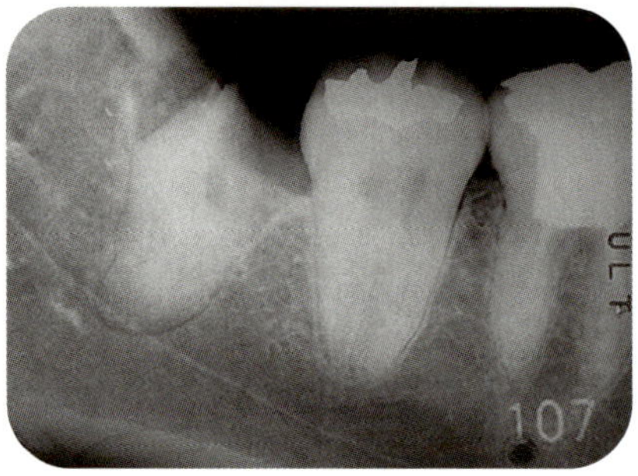

35-4. 치과 방사선사진.

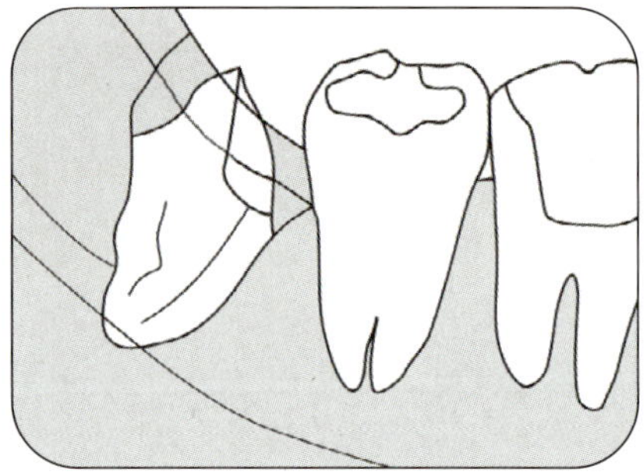

35-5. 단근이며 발치가 용이한 것처럼 보인다. 치수강이 부정형.

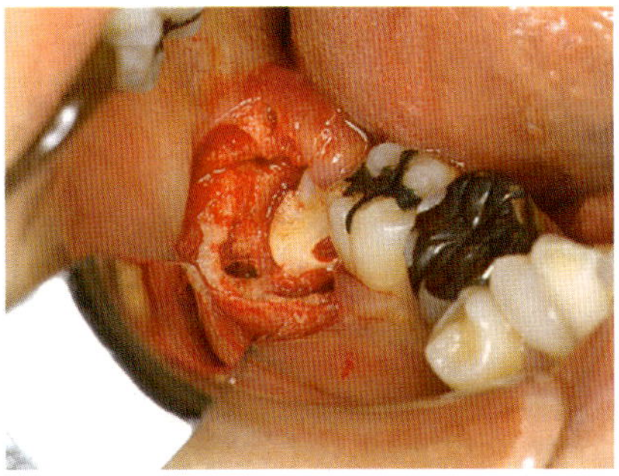

35-6.

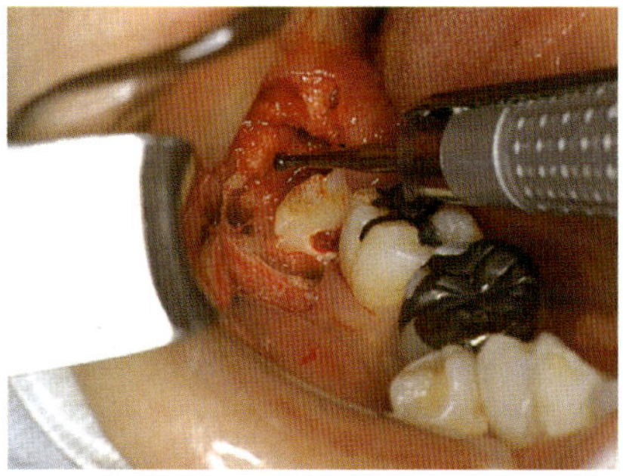

35-7. 라운드버로 협측과 원심측 골을 삭제한다.

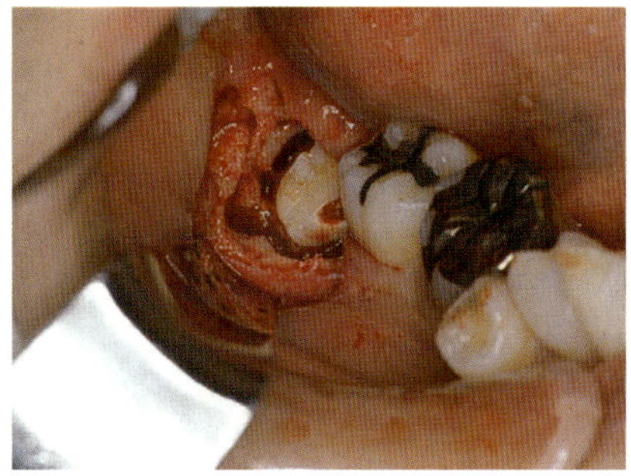

35-8. 삭제한 상태.

② 라운드버로 협측이나 원심측 골을 치근막 공간을 확대하듯이 깊게 삭제하고 탈구 공간을 만든다.
③ 치관을 만곡측으로 회전시키듯이 기울여 탈구시킨다.
④ 만곡도가 강하기 때문에 근단을 파절하지 않으면 발치가 곤란한 경우에도 가능한 탈구시키도록 노력한다. 이를 통해 파절된 근단도 쉽게 적출할 수 있다.

〔증례 1〕 31세, 여성

모치과의원에서 8| 발치를 시도했지만 중단, 치은을 봉합한 후 항생제와 진통제를 투여한 후 다음날 의뢰되어 내원하였다. 단근이고 수직위이므로 쉽게 발치할 수 있으리라 판단했다고 생각한다. 구강 내는 7| 원심치은이 봉합되어 있고 치은의 가벼운 종창이 관찰되지만 동통, 개구장애는 거의 볼 수 없었다(35-3).

방사선사진의 판독

치과 방사선사진(35-4)에서 8|은 수직위이며 다른 의원에서 근심 · 원심 치관부를 분할제거하였다. 치근은 단근으로 보이고 경도로 원심만곡되어 있다. 치수강은 협착되어 있으며 확실하지 않지만 2근관으로 보인다. 주의 깊게 보면 원심 치수강은 중앙부에서 왜곡되어 있고 치근의 형태 이상이 의심되었다(35-5).

발치 술식

35-6. 하악공 전달마취하에서 8| 원심 절개와 7|의 원심 협측치은을 수직절개하고 7|의 협측 치주인대를 자른다. 이어 점막골막을 박리하고 골을 노출시켰다. 8|의 협측, 원심 골은 많이 삭제되어 있고, 다른 의원에서 탈구를 시도하면서 생긴 파절 치근면이 관찰되었다. 발치기자를 근심 협측의 치근막 공간에 삽입하고 탈구를 시도했지만 전혀 동요하지 않았다.

35-7, 8. 그래서 8| 협측, 원심 골을 라운드버(JET카바이드버HP4번: Shofu)로 치근막 공간을 확대하듯이 깊이 약 3mm 삭제하고 공간을 만들었다.

35-9. 근심 협측의 삭제한 공간에 발치기자를 삽입하고 탈구를 시도하자 살짝 동요하지만 아직 저항이 있었다. 그래서

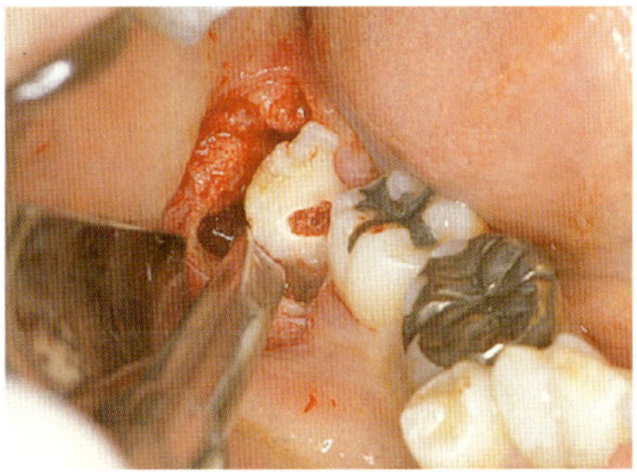

35-9. 발치기자를 협측이나 원심측에 삽입하고 탈구시킨다.

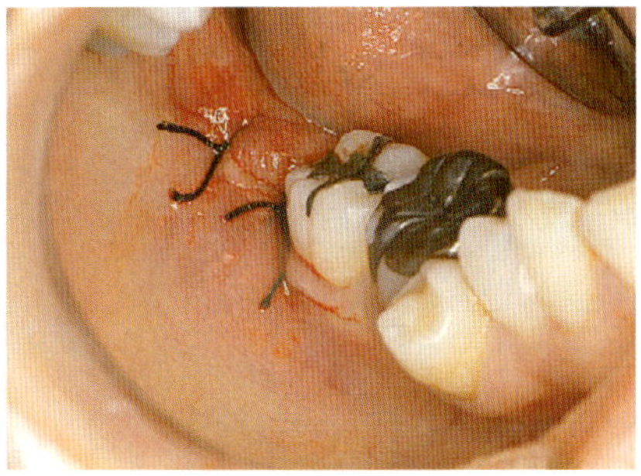

35-10.

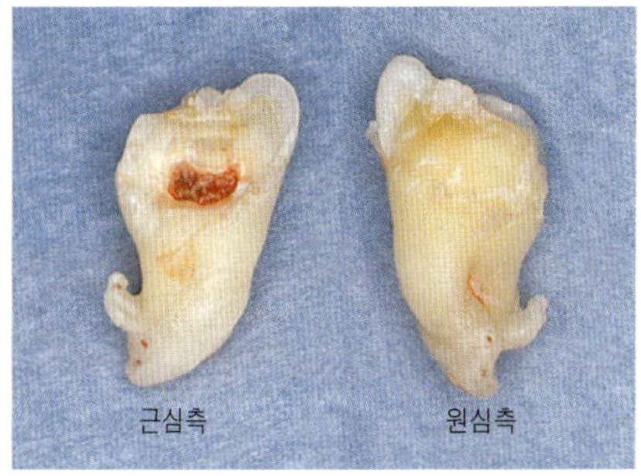

35-11. 협측에 낚시바늘형태의 만곡근이 있었다.

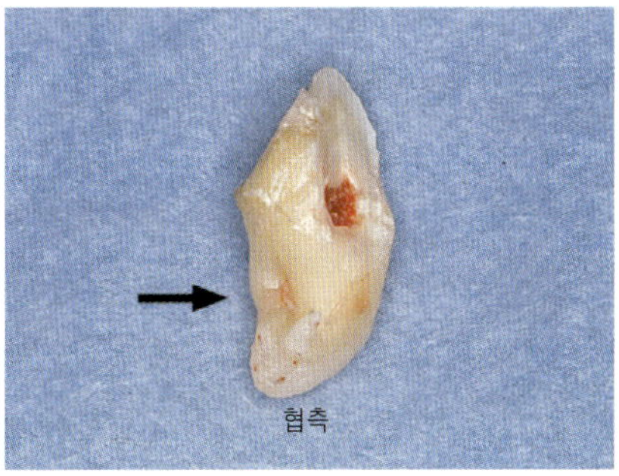

35-12. 협측 방사선사진으로는 판독이 곤란하다.
←화살표: 치근면에 함몰.

근 · 원심방향에서도 가볍게 탈구를 시도하고 저항이 가장 적은 방향으로 천천히 회전시키면서 탈구해 발거할 수 있었다. 골정으로 골예연을 가볍게 정리한 후 식염수로 발치와를 세척하였다.

35-10. 점막골막피판을 덮고 4-0 검정 견사로 수직 절개부를 1군데, 이어서 원심부를 1군데 봉합해 수술을 종료하였다.

발치할 수 없었던 원인

발거치를 보자 협측에 낚시 바늘 같은 협측 만곡근이 관찰되었다. 협측에서 보면 낚시 바늘 형태의 근은 다른 치근과 겹쳐 있어 방사선사진에서는 판별이 매우 곤란하다. 또한 치근의 원심 협측면에 함몰이 있고 골이 매몰되어 있었기 때문에 보다 곤란한 발치가 되었다고 생각한다(35-11, 12).

〔증례 2〕 23세, 남성

모치과의원에서 |8 근심경사매복치의 발치를 개시, 치관의 중심부를 분할해 탈구를 시도했는데 발치할 수 없어 중단했다. 항생제와 진통제를 처방하고 3일 후에 의뢰받아 내원하였다. 구강 내는 |8 치관 절단부에 세멘트 가봉되고 동통은 없지만 경도의 치은종창이 있었다(35-13).

방사선사진의 판독

파노라마 방사선사진에서 근심경사진 |8 매복 제3대구치가 관찰된다. 치근은 2근이고 화면상에서 확실하지는 않지만 원심 근단이 근심으로 만곡되어 있다고 생각되었다(35-14, 15).

발치 술식

하악공 전달마취하에서 증례 1과 동일하게 절개하고 점막골막을 박리해 골을 노출시키고 협측과 원심 골을 라운드버로 삭제하였다. 방사선사진에서 원심 근단은 근심으로 만곡되어 있다고 판단되어 원심 협측에 발치기자를 삽입하고 근심방향으로 천천히 회전조작하였다. 그 순간 바삭하는 감촉과 함께 근심으로 기울이면서 발치할 수 있었다.

근단부를 확인하자 근심 근단의 파절이 관찰되었다. 식염수로 잘 세척하고 끝이 가는 외과용 흡입관으로 흡입한 후 발치와를 관찰하자 파절된 근첨을 확인할 수 있었다. 엑스카베이터와 탐침을 사용해 파절해 근단을 조심스럽게 적출하였다.

〔증례 2〕 23세, 남성

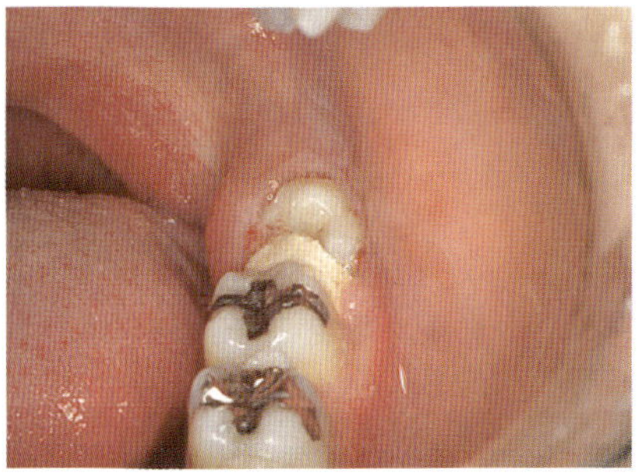

35-13. 본과 초진시.

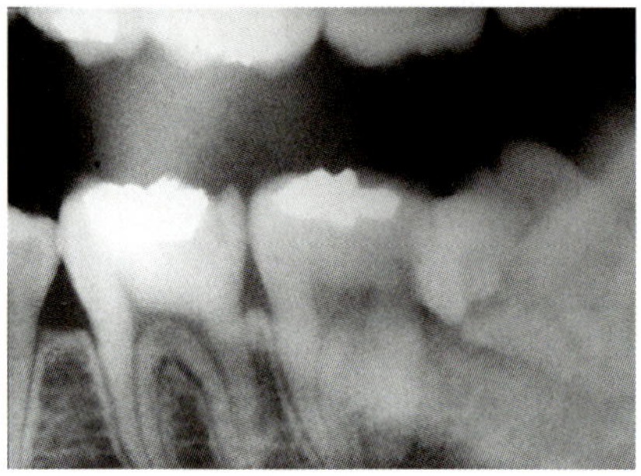

35-14. 파노라마 방사선사진.

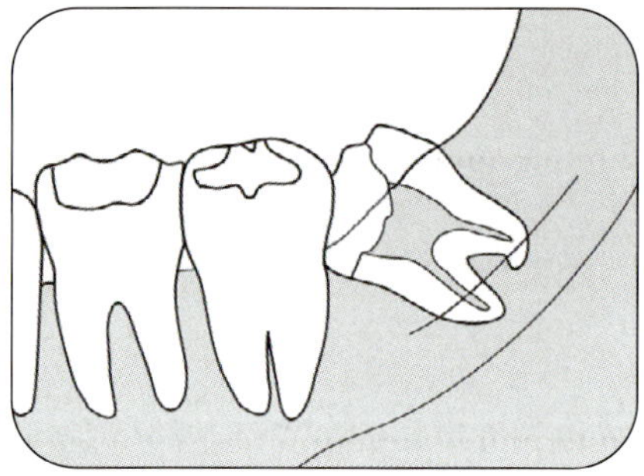

35-15. 원심 근단이 근심만곡.

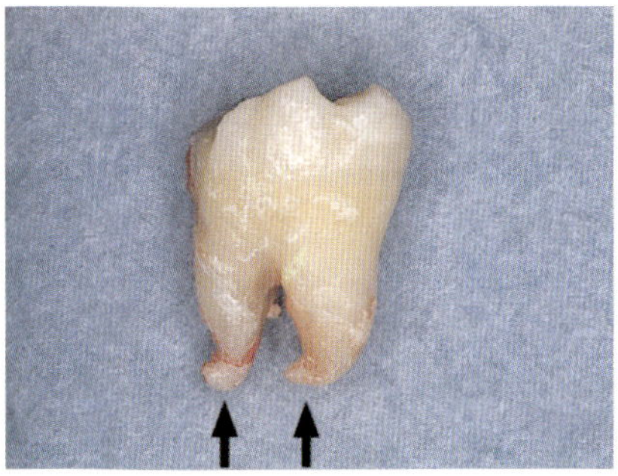

35-16. 근심 근단은 근심 협측만곡. 원심 근단은 근심만곡.

발치할 수 없었던 원인

치근은 2근이며 근심 근단은 근심 협측으로, 원심 근단은 근심으로 만곡되어 있었다(35-16). 따라서 발치기자를 협측이나 근심 치근막 공간에 삽입하고 탈구를 시도하자 정출방향에 대해 거슬러 저항하게 되었다.

요약

만곡근에는 근 전체의 만곡과 근단부의 만곡이 있는데 후자의 경우는 근단부 파절로 인해 발치가 더 곤란해지는 경우가 많다. 발치할 때 방사선사진의 꼼꼼한 판독이 필요하다고 계속 강조하였다. 그러나 증례 1, 2처럼 방사선사진만으로는 판단이 곤란한 경우도 있다.

방사선사진에서 근단의 만곡이 의심되는 경우는 발치기자를 삽입해 탈구를 시도했을 때 손가락에 느껴지는 감각이 중요하다. 이것은 어느 정도 실패를 거듭하면서 몸으로 익히는 부분이지만 탈구시키는 방향으로 힘을 가할 때는 천천히 서서히 진행하지 않으면 안 된다. 그래도 저항이 있다면 다양한 방향으로 힘을 서서히 가하고 치근과 치조골 사이를 서서히 개구시킨다. 아직 저항이 있다면 그 원인을 생각하면서 골을 삭제하거나 치근을 분할할 필요가 있다.

증례 2처럼 치근단부만 가늘게 만곡된 경우는 탈구할 때 파절되는 경우가 많다. 미리 방사선사진으로 파절 가능성을 파악한 후 발치 준비(기구나 발치시간 등)를 하고 파절되었는지 탈구시 감촉이나 발치 후 근단을 확인한다. 확실하지 않다면 치과 방사선사진을 촬영하고 확인하는 자세가 필요하다. 근단부에서 소량 파절된 경우 하악관이나 설측골막하에 들어가지 않도록 주의하고 가능한 시야에 두고 조작했으면 한다. 출혈이 많아 시야를 확보할 수 없고 근단을 확인할 수 없는 경우에는 3,000배 보스민액(24-8 참조)을 적신 거즈로 압박하면 효과적이다.

제36장

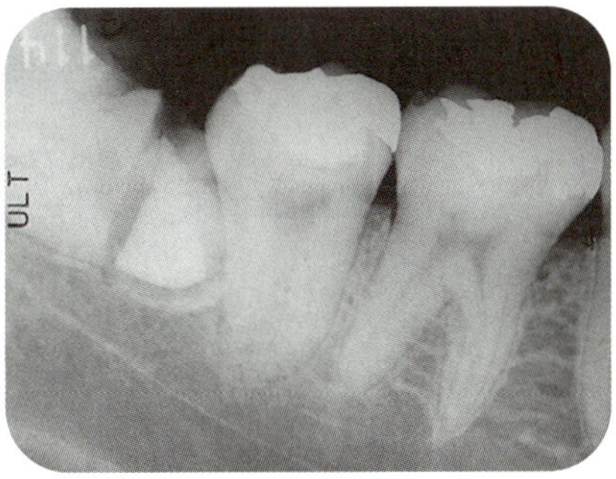

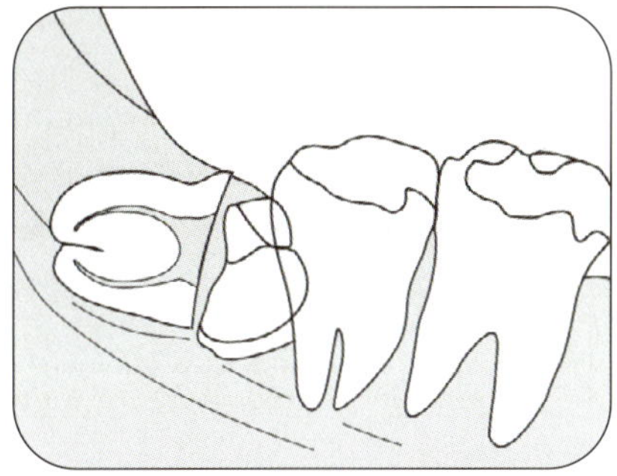

발치할 수 없어 중단하고 의뢰된 어려운 증례

5. 분할한 치관의 잔존

하악 제3대구치의 발치를 시도했지만 발치할 수 없어 중단, 본원에 의뢰된 증례의 원인으로는 23증례 중 21증례가 치근의 형태 이상이었다. 나머지 2증례는 수평매복 제3대구치에서 분류한 치관의 잔존이 원인이었다. 이번에는 발치 술식에 있어서 치관 분할 요령과 주의사항에 대해 상세하게 설명하겠다.

매복 제3대구치의 치관 분할 요령

터빈버를 사용해 치관을 협설방향으로 치경부에서 절단한다. 버의 끝으로 절단하지 말고 전체를 사용해 feather touch로 가볍게 상하로 이동하면서 절단하면 효율적이다. 주의할 점은 36-1, 2처럼 버의 각도가 원심으로 기울도록 노력한다. 그러지 않으면 분할한 치관이 제2대구치 원심 언더컷에 들어 있어 제거할 수 없는 경우가 있다. 특히 저위의 수평매복 제3대구치나 역위 매복치, 제2대구치가 원심경사진 경우에는 분할이 매우 곤란할 수 있으므로 주의한다.

버로 절단할 때 진행방법은 버 선단 1/3 되는 부분을 사용해 절단하고 치관의 중앙부에서는 버를 수직으로 세워 설측방향으로 진행해 간다. 폭경의 약 2/3를 지나면 설측치은이 있고, 그 상태에서 계속 진행하면 잘리므로 거의 끝까지 진행한 후 버의 선단을 살짝 설측으로 기울이면서 치관의 설측 하방부를 삭제한다. 이어 버를 상방으로 들어올리면서 설측부 중앙을 절삭한다. 치관을 쉽게 분할할 수 없는 원인의 한 가지는 설측 하방 절단이 부족하다는 것을 들 수 있으므로 주의가 필요하다.

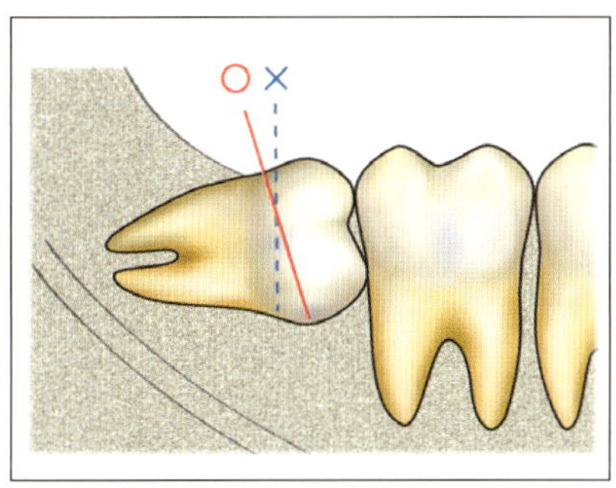

36-1. 터빈버에 의한 절삭법.

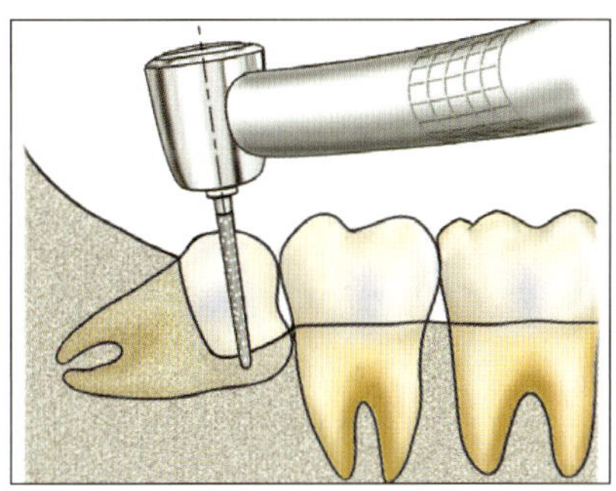

36-2. 터빈 헤드를 원심으로 기울인다.

〔증례 1〕 27세, 여성

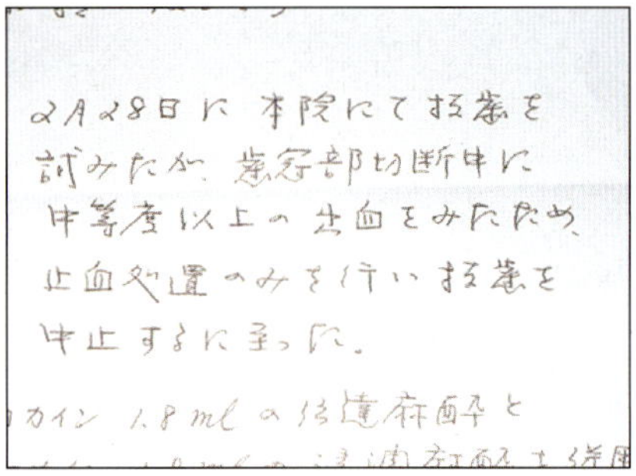
2月28日に本院にて抜歯を
試みたが、歯冠部切断中に
中等度以上の出血をみたため、
止血処置のみを行い抜歯を
中止するに至った。
カイン 1.8 mℓ の伝達麻酔と

36-3. 의뢰서.

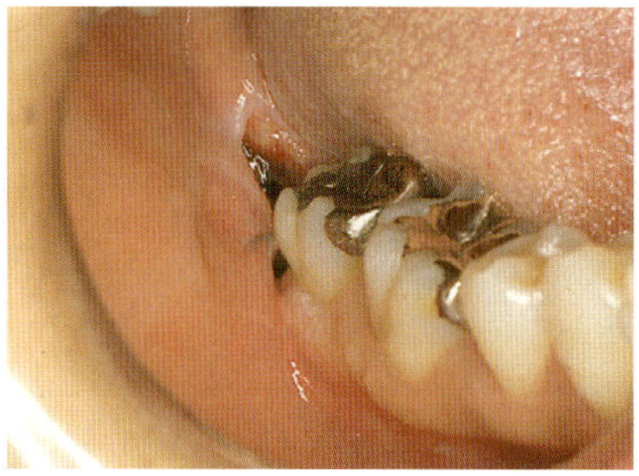

36-4. 본과 초진시.

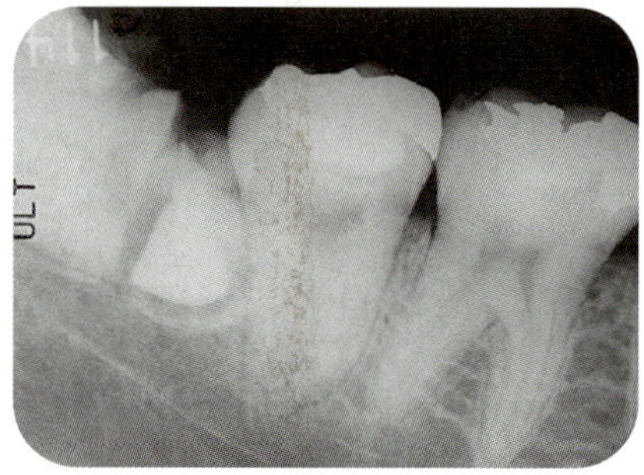

36-5. 치과 방사선사진.

또한 버로 절단할 때 치조골의 손상을 피하기 위해 치관 하방이나 설측에 치질 한 층을 남기는 것도 중요하다. 버를 너무 깊게 삽입해 치조골을 훼손하고 술후 지혈 곤란, 동통 증대, 치유부전을 야기하거나 하악관을 훼손시켜 이상출혈이나 지각마비를 속발하는 경우도 있을 수 있기 때문이다.

발치 후에는 발거치의 절단면을 관찰하고 절단방향이나 설측 하부 치질 나머지 상태가 적절한지 또는 발치와를 관찰하고 와벽에 버에 의한 손상이 없는지 확인해 발거를 곤란하게 만드는 원인을 추적하는 것이 빠른 지름길이라 할 수 있다.

그렇다면 실제 수평매복 제3대구치의 발치를 시도했는데 치관 분할이 불량해 발거하지 못하고 중단, 소개받은 증례를 소개하고 대처법을 해설하겠다.

〔증례 1〕 27세, 여성

모치과의원에서 8| 매복 제3대구치의 발치를 약 1시간 반 시도했는데 중단, 5일 후에 소개받아 내원하였다(36-3).

구강 내에서는 8| 부위 치은에 절개창이 있고 봉합되지 않았다(36-4).

방사선사진의 판독

치과 방사선사진(36-5), 파노라마 방사선사진(36-6)에서 8| 수평매복이 관찰된다. 치근은 2근이며 근심근은 똑바르지만 원심근과 그 치수강은 중앙부에서 원심으로 부풀어지면서 근심으로 만곡되어 있다. 터빈버로 치관을 분할했지만 버의 근원심적 각도가 불량해 분할된 8| 치관이 7| 원심 치경부 언더컷(undercut)에 들어 있어 제거할 수 없다. 7|은 살짝 원심 경사진 상태이며, 원심 언더컷 양이 많다. 또한 절단시 버를 너무 깊게 삽입해 생긴 것으로 추측되는 8| 치조와 피질골의 손상이 관찰된다(36-7).

발치 술식

36-8. 하악공 전달마취하에서 다른 의원에서 만든 절개창을 재절개하고 점막골막을 박리해 골을 노출시킨다. 7| 원심 언더컷에 8|의 분할치관이 남아 있고 동요는 하지만 제거할 수 없다.

36-9. 우선 라운드버(JET카바이드버HP4번: Shofu)로 8|의 원심측, 협측 골을 치근막 공간을 확대하듯이 삭제하였다.

36-10. 이어 터빈버로 36-2처럼 버를 원심으로 기울여 치근을 절단하고 치관을 제거할 공간을 만들었다.

36-11. 발치기자로 치관을 제거한 후 치근을 탈구시켜 발거하였다. 그리고 불량육아를 소파하고 골줄로 골의 날카로운 부분을 가볍게 삭제, 식염수로 발치와를 잘 세척한 후 점막골막피판을 덮어 3군데 봉합하고 수술을 종료하였다.

발치할 수 없었던 원인

터빈버로 치관을 분할하는 방향이 불량하고 8| 치관이 7| 원심 언더컷에 들어가 상방에 공간이 없어 제거할 수 없었다. 치근에는 형태 이상이 관찰되며, 협측(36-12)에서는 단근처럼 보이고 설측(36-13)에서는 2근처럼 보인다. 소위 통상근이였다.

〔증례 2〕 36세, 여성

모치과의원에서 8| 매복치의 발치를 약 3시간 시도했는데 중단, 4주 후에 의뢰되어 내원하였다(36-14).

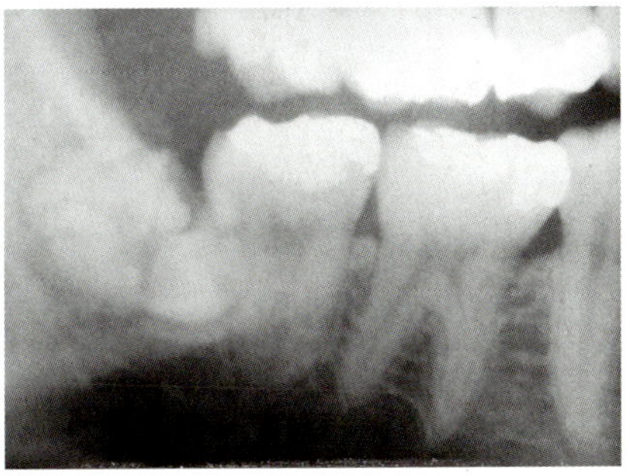

36-6. 파노라마 방사선사진.

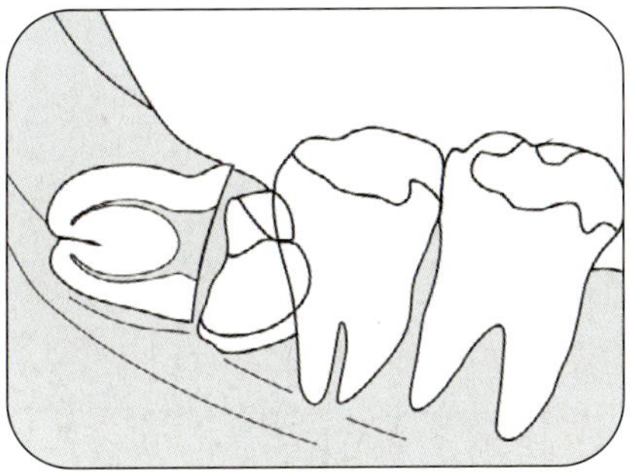

36-7. 버에 의한 치관분할의 방향이 불량.

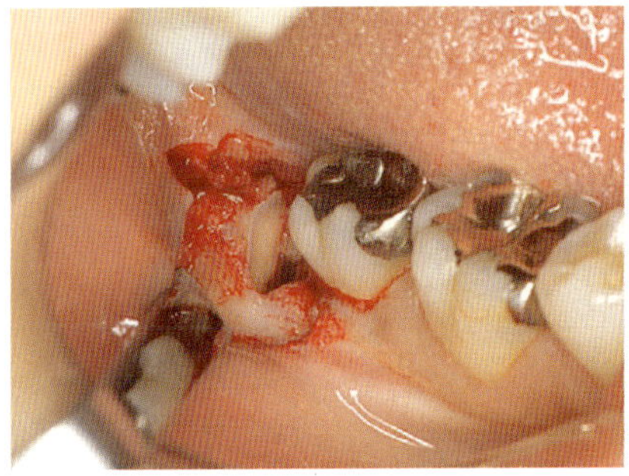

36-8. 점막골막피판의 박리. 분할한 치관을 제거할 수 없다.

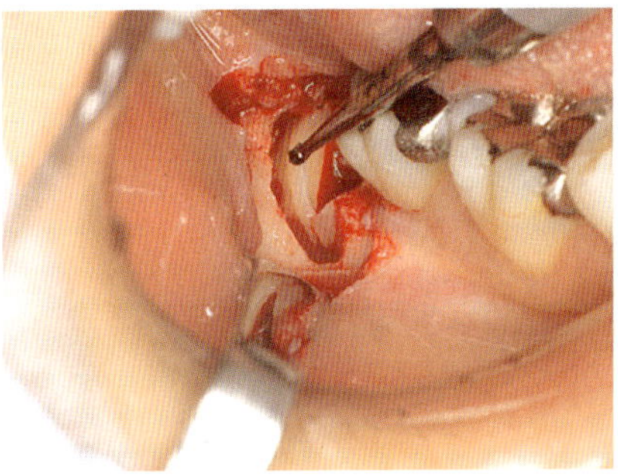

36-9. 라운드버로 골을 삭제.

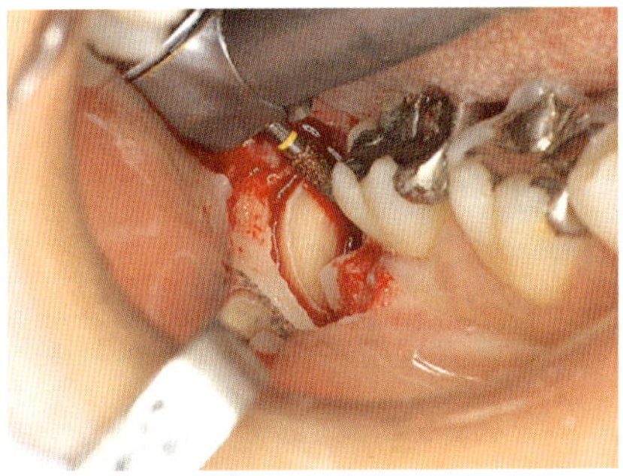

36-10. 터빈버로 방향을 바꿔 치관을 재분할한다.

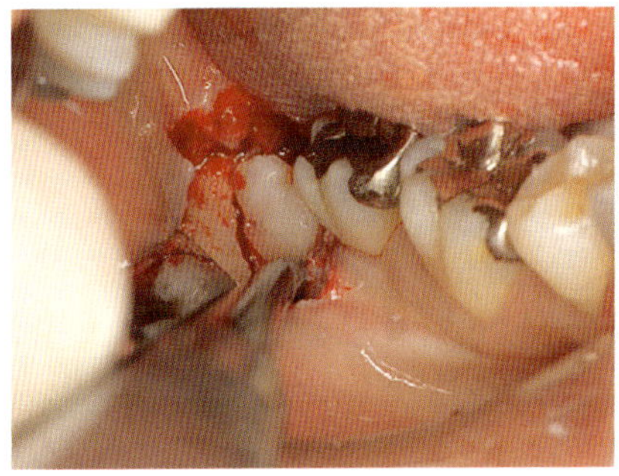

36-11. 발치기자로 치관을 쉽게 제거.

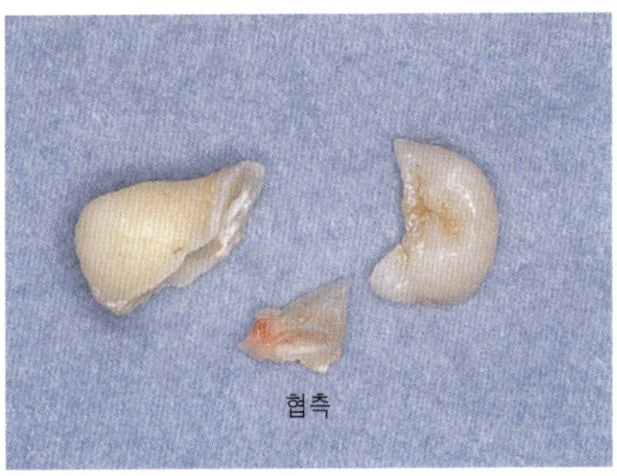

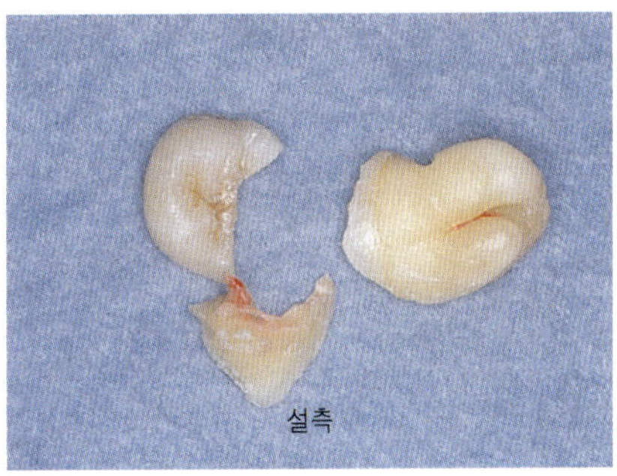

36-12 | 36-13

36-12. 발거치.
36-13. 발거치. 원통형 치근이었다.

구강 내에서 8| 창상부위는 함몰되고 육아조직이 관찰된다. 자발통, 치은종창, 출혈, 배농은 관찰되지 않지만 음식물이 많이 삽입되어 있었다(36-15).

방사선사진의 판독

치과 방사선사진(36-16)에서는 8| 저위의 역위 매복치가 관찰되며 다른 의원에서 치관 분할을 시도했지만 버가 얕고 분할할 수 없었다. 8| 치관은 7| 원심 언더컷의 깊은 위치에 있다. 치근은 단근이며, 중앙부와 근단 1/3에서 비대해 있다. 매복치의 치근 중앙부와 접촉하고 하악관이 주행하고 있어 치아 분할에는 세심한 주의가 필요하다고 생각한다(36-17).

발치 술식

36-18. 7| 원심 절개와 7| 근심 협측을 수직절개하고 점막골막피판을 박리해 골을 노출시킨다. 다른 의원에서 8| 협측 골을 삭제하였다. 저위의 역위 매복치이므로 발치 공간을 확보하기가 매우 곤란한 발치증례임을 미리 예측할 수 있다. 그래서 증례 1과 마찬가지로 라운드버로 치근막 공간을 확대하듯이 협측과 원심 골을 삭제하였다. 그리고 터빈버로 역위 매복치를 36-19처럼 3분할한 후 36-20처럼 치근 중앙부 ①을 제거하고 발거 공간을 확보한다. 그후 치근 ②를 발거, 마지막으로 치관 ③을 제거하였다. 일반적인 수평 매복치의 발치와 다른 점은 역위 매복치의 경우 치관이 제2대구치 원심 언더컷의 깊은 위치에 존재하고 있으므로 치경부에서 치관을

[증례 2] 36세, 여성

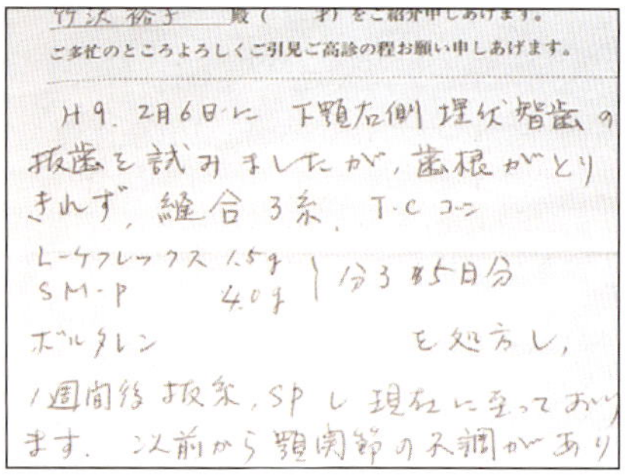
竹沢 裕子 殿（ 才）をご紹介申しあげます。
ご多忙のところよろしくご引見ご高診の程お願い申しあげます。
H9. 2月6日に 下顎右側埋伏智歯の
抜歯を試みましたが、歯根がとり
きれず、縫合3糸。T.C コーン
L-ケフレックス 1.5g ｝分3 5日分
SM-P 4.0g
ボルタレン E 処方し、
1週間後抜糸、SP し現在に至ってお
ります。以前から顎関節の不調があり

36-14. 의뢰서.

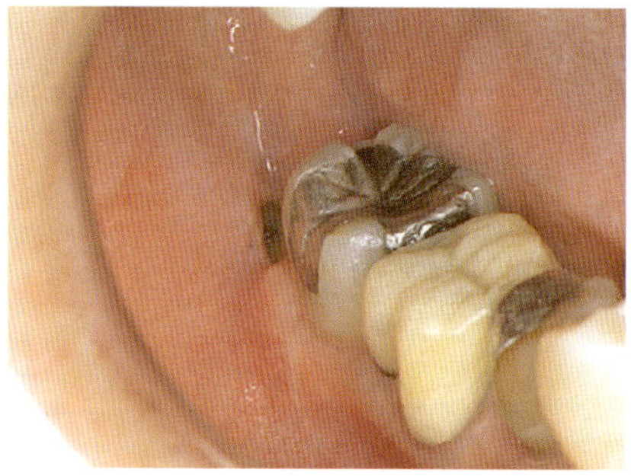

36-15. 본과 초진시.

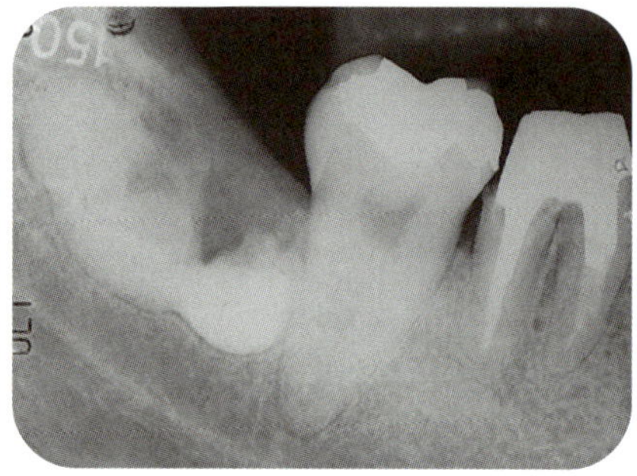

36-16. 치과 방사선사진.

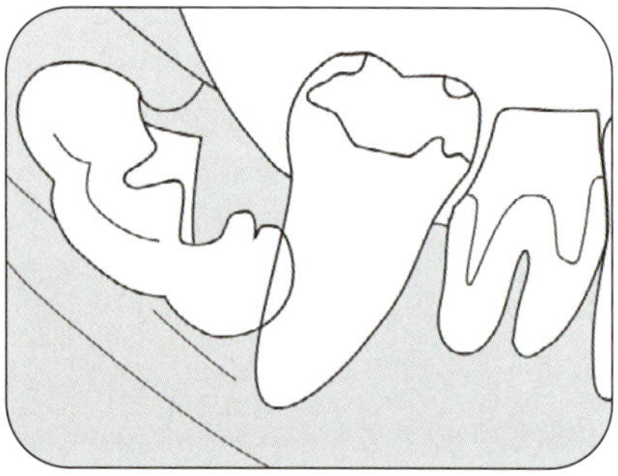

36-17. 저위의 역위 매복치. 치관분할의 불량.

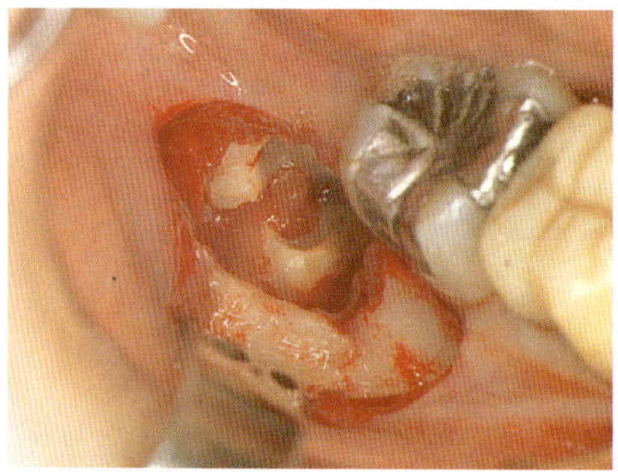

36-18. 점막골막피판의 박리.

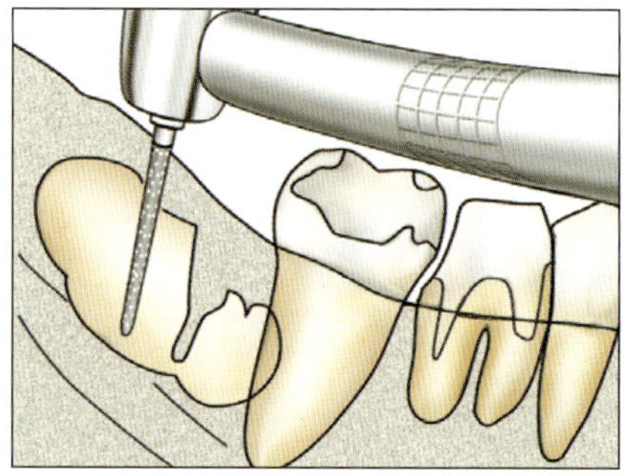

36-19. 터빈버로 3분할.

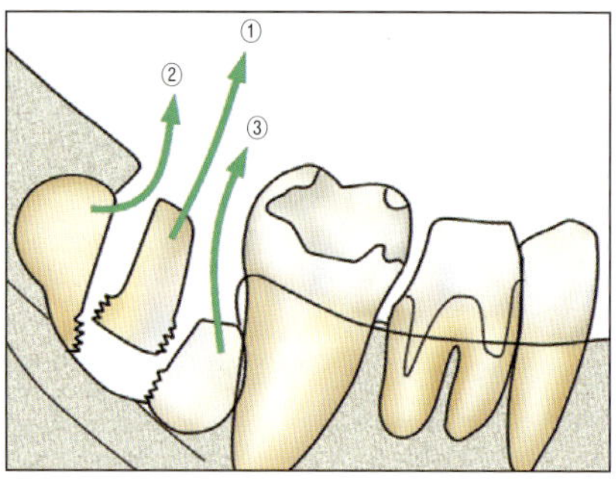

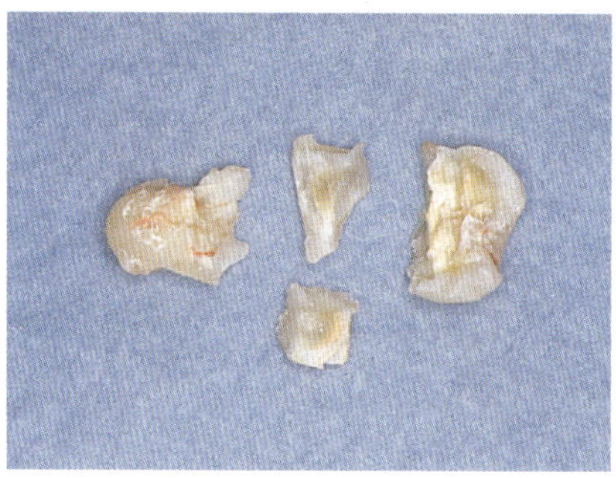

36-20 | 36-21

36-20. ①, ②, ③의 순서로 발치하였다.
36-21. 발거치. 근단 비대가 관찰되었다.

분할했더라도 치관은 제거할 수 없다는 점을 들 수 있다. 매복치를 피복하는 치조골을 많이 삭제하면 3분할은 필요하지 않지만 침습이 크다. 그것을 피하기 위해 이러한 특수 발치 술식이 필요하다.

발치할 수 없었던 원인

8|은 저위의 역위 매복치이고 치관이 7| 원심 언더컷에 깊게 들어가 있어 치관 분할 방향, 깊이, 치아의 분할법이 적절하지 않았다. 치근은 단근이며 비대근이였다(36-21).

제37장

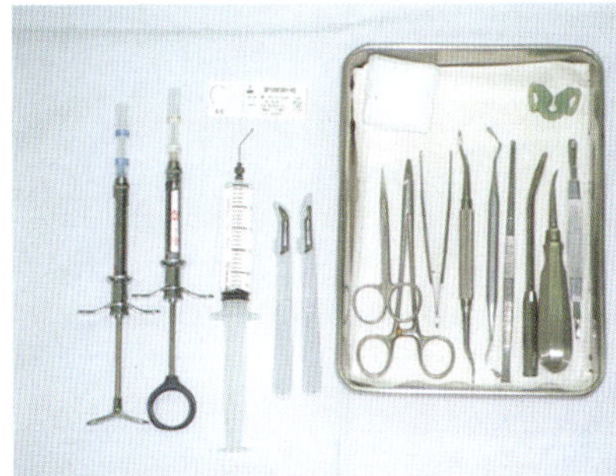

제3대구치 발치시 기구 및 기자재

능숙한 제3대구치 발치에 있어서 기구 및 기자재의 선택은 중요하다. 필자들이 사용하고 있으며, 합리적이고 사용하기 좋다고 생각하는 기구 및 기자재를 발치 술식에 따라 소개하겠다.

난발치 세트

본 구강외과에서는 하악 제3대구치 발치 빈도가 많아 '난발치 세트'(37-1)가 autoclave 멸균되어 준비되어 있다. 세트 이외의 물품은 단품이며, 멸균포장 되어 미러, 핀셋 등 일반검사용구는 별도의 트레이에서 사용하고 있다.

37-1. 난발치 세트의 트레이(25×19×3.5cm)*: 산코

전준비 · 국소마취(37-2)

① 구강내 소독은 0.025% 염화벤잘코늄액(지아미톨수 500ml: 丸石제약), 또는 0.02% 염화벤제토늄(베제튼액: 健榮)을 면구에 묻혀 진행한다.

② 카트리지식 주사기(흡입 타입)를 사용해 하악공 전달마취하고 효과가 발효되면 카트리지식 주사기(일반 타입)를 사용해 침윤마취한다.

- 2% 자일로카인 카트리지 1.8ml
- 27G.L 주사기(전달마취용)
- 30G.S 주사기(침윤마취용): Dentsply Sankin

③ 찰과상을 방지하기 위해 구각에 바라마이신연고(10g: 小野제약)를 도포한다.

④ 청결영역 확보

안면을 멸균한 구강용 드레이프*(테이프 부착: 이와츠키, 케이오치과)로 덮는다(37-3). 이것은 70×60cm 장방형 발수지, 중앙에 삼각형 구멍을 뚫어 바닥에 테이프가 있다(필자 고안). 구멍의 각을 코에 걸고 테이프로 아래턱 피부에 붙여

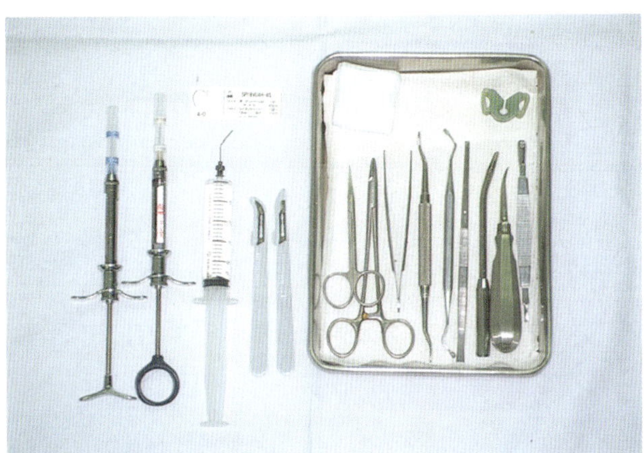

37-1. 수술기구, 트레이 내에 난발치 세트.

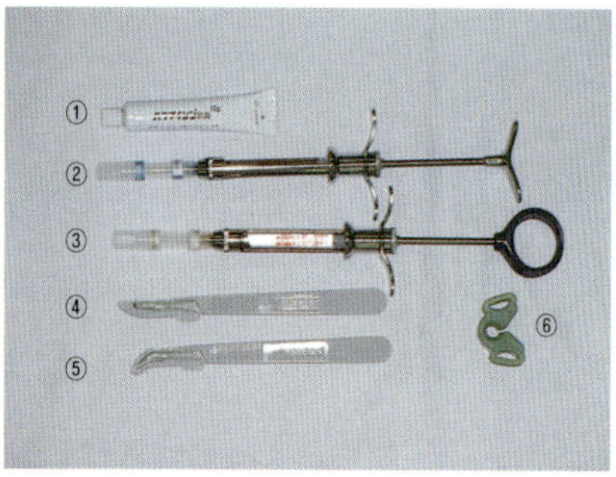

37-2. ① 바라마이신연고
② 카트리지식 침윤마취용 주사기
③ 카트리지식 전달마취용 주사기(흡입 타입)
④ 날이 둥근 #15 메스
⑤ 날이 구부러진 #12 메스
⑥ 바이트 블록

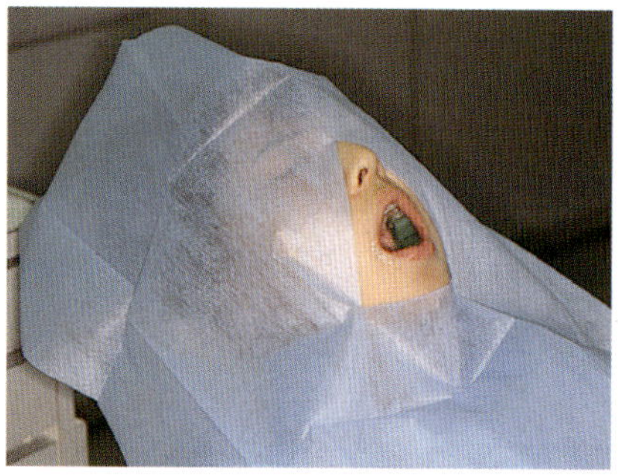

37-3. 구강용 구멍이 있는 일회용 소독포(테이프가 있다. 케잉 치과).

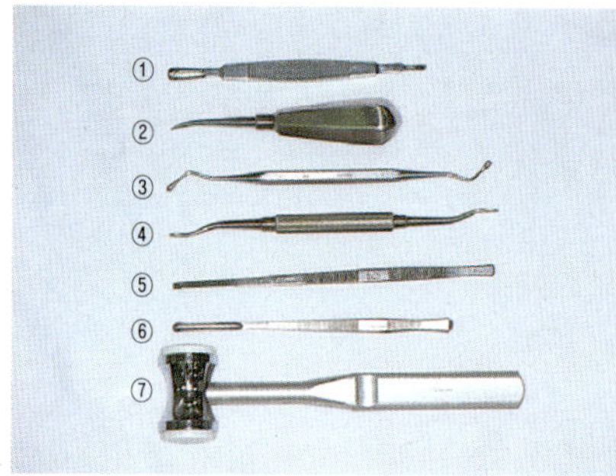

37-4. ① 골막기자
② 발치기자(곡형)
③ 구치용 예리한 치근단 소파기(periapical currete)
④ 골줄(bone file)
⑤ 각이진 치즐
⑥ 둥근 치즐
⑦ 말렛(수술용 망치)

37-5 | 37-6

37-5. ① 점막견인자(leibinger)
② 매복치용 L형 견인자(타구치, 金子器械店)
③ 카니스푼을 구부린 자가 매복 제3대구치용 견인자.
37-6. 견인기(retractor)를 사용해 시야를 확보하고 라운드버로 골을 삭제한다.

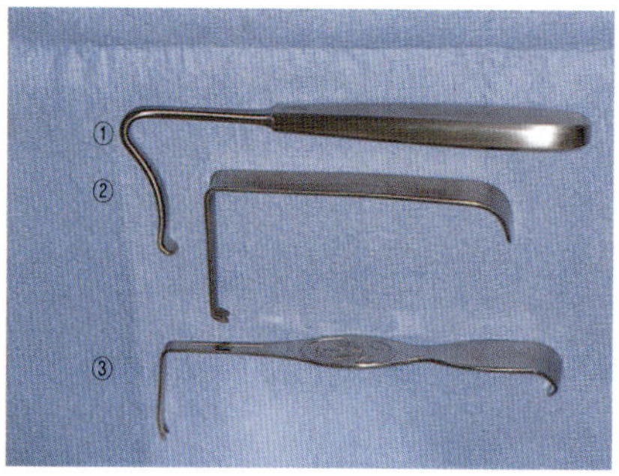

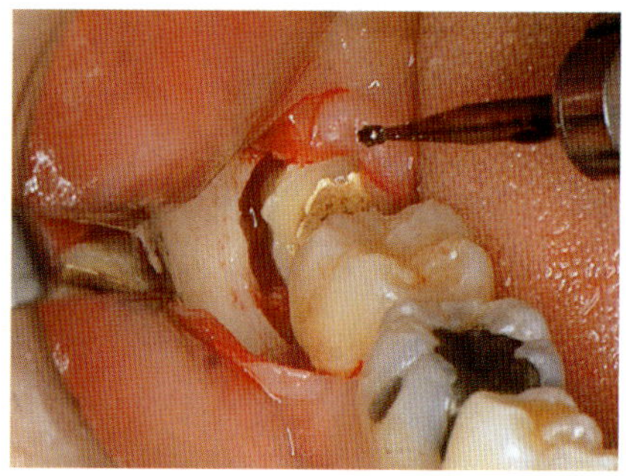

움직이지 않도록 사용한다. 저렴하고 편리하므로 추천한다.

⑤ 발치측 반대측에 바이트블럭(소프트 타입: 井上어태치먼트)을 넣어 가볍게 물도록 한다. 하악 제3대구치를 발치할 때 환자는 장기간 입을 벌려야 하므로 바이트블럭을 물고 있는 편이 피곤하지 않아 좋다. 물고 있으면 협부 긴장이 풀려 발치조작이 용이하다.

절개 (37-2)

필자들은 반매복 제3대구치는 날이 둥근 #15 메스로 치은을 절개, 치주인대를 자르고 있다. 완전매복 제3대구치는 하악 제2대구치의 원심 치은을 확실하게 절개하기 위해 날이 구부러진 #12 메스를 사용하고 있다. 그러나 필요하다면 #15, #12 2개의 메스를 사용하기도 한다.

점막골막피판의 형성 (37-4)

골막박리자(No.15-130: YDM)의 예리한 선단을 사용해 수직절개부, 하악 제2대구치 원심부를 소량씩 박리한다. 그 후 커다란 선단을 사용해 골면에 밀착시켜 가면서 찢겨지지 않도록 박리한다. 점막골막피판이 형성되면 매복 제3대구치용 견인기(매복치용 L형구*: 다구치) 또는 카니스푼을 구부린 매복 제3대구치용 견인기를 사용해 시야를 확보한다(37-5, 6).

골삭제 (37-4, 6, 7)

하악 매복 제3대구치를 피복하는 골을 삭제할 때는 엔진용 라운드버(JET카바이드버HP4번: Shofu)를 사용하고 있다. 효율적이고 안전하게 필요 최소한의 골삭제가 가능하다. 또한 이 버는 강도, 내구성이 뛰어나 파절된 적이 없다. 또한 많

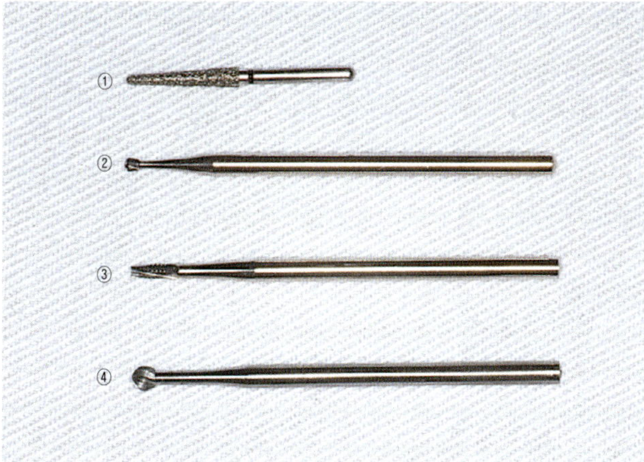

37-7. ① 다이아몬드버(메리다이아RA-10: 日向和田)
② 라운드(round) 버(JET카바이드버HP4번: Shofu)
③ 피셔(fissure) 버(JET카바이드버HP702: Shofu)
④ 라운드(round) 버(라운드버HP6번: Shofu)

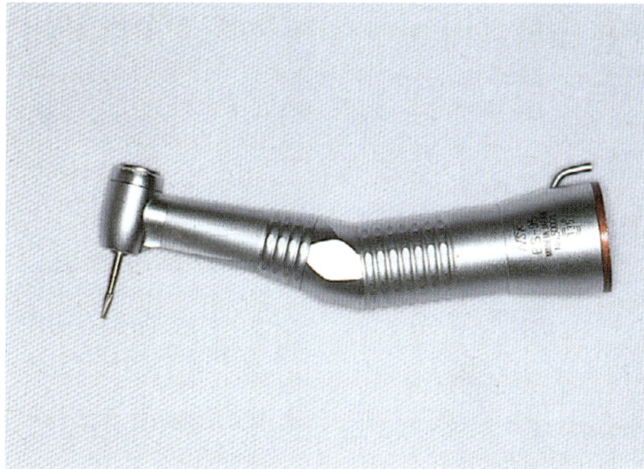

37-8. 엔진용 5배속 콘트라 앵글.

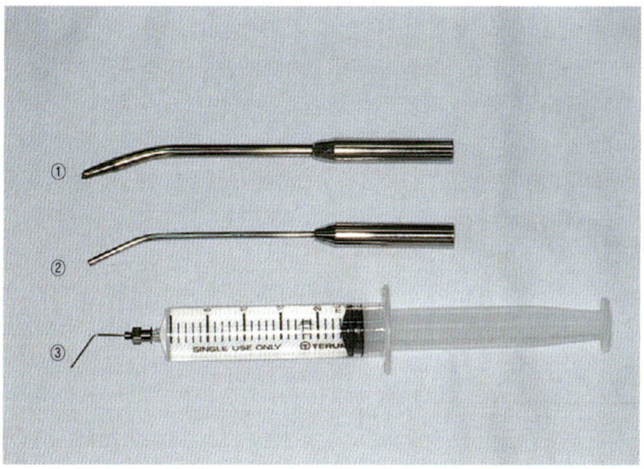

37-9. ① 흡입관(중간 두꺼운 것)
② 흡입관(가는 것)
③ 세척용 식염수, 20ml 일회용 주사기, 주사용 바늘 22G

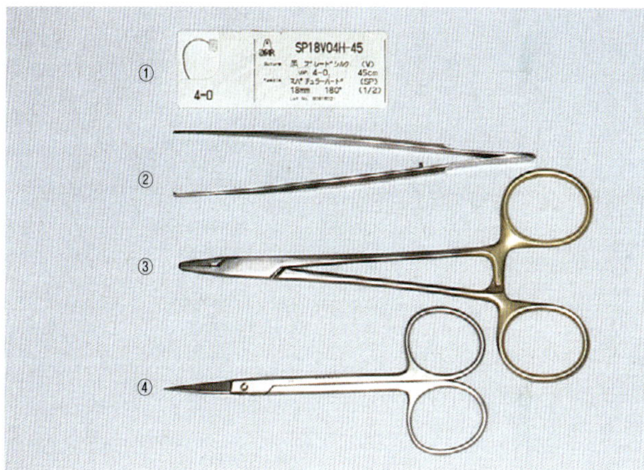

37-10. 봉합기구
① 바늘 달린 봉합사
② 유구 핀셋
③ 지침기 헤갈형
④ 수술용 작은 가위

은 양의 골을 삭제할 경우 커다란 라운드버(카바이드버 HP6번: Shofu)를 사용하기도 한다.

이전에는 골삭제에 둥근 치즐을 사용했는데 날이 잘 드는 경우는 좋지만 절삭력이 떨어진 경우 골에 대한 손상이 크고 날을 간다는 의미에서 비경제적이라 판단해 현재는 사용하는 빈도가 감소하고 있다. 그러나 상악 매복 제3대구치를 발치할 때는 시야가 좁고 라운드버가 들어가지 않는 경우도 있어 둥근 치즐(立川병원 치과형 특별주문 둥근 끌, 칼날 5mm 폭: 永島의과기계)을 사용해 망치(YDM)로 두드려 삭제하기도 한다.

치관 분할 (37-4, 7, 8)

치관 분할은 터빈버(메리다이아 RA-10: 日向和田)로 진행한다. 이 버는 제거용 버이고 다이아몬드 입자가 거칠기 때문에 절삭효율은 좋고 단시간에 분할할 수 있으며, 내구성도 뛰어나다. 터빈을 사용할 경우 절삭부가 긴 카바이드버(제클리어버 등)는 파절될 위험성이 있으므로 사용하지 않는다.

최근에는 엔진용 5배속 콘트라를 사용해 치관을 분할하기도 한다(37-8). 장점은 토크가 있으므로 절삭효율이 좋고, 회전수가 터빈과 비교해 낮기 때문에 카바이드버로도 안전하게 사용할 수 있으며, 에어가 분무되지 않아 기종(氣腫)이나 튀는 것을 방지하는 것 등을 들 수 있다.

치관 분할은 터빈버로 치관부를 절삭한 후 저부, 설측에 남아 있는 치질을 확실하게 자르기 위해 각이진 치즐(No.62-2 가드너 #1: 밀텍스)을 사용한다.

치근 분할에는 조작상 터빈버를 잘 사용할 수 없는 경우가 많고 엔진용 피셔버(JET 카바이드버 HP702: Shofu)를 사용하고 있다.

제3대구치의 발거 (37-4)

치관을 제거한 후 우선 식염수로 절삭편을 씻어낸다. 이어 치근 협측 치근막 공간에 발치기자(No.16-049: YDM)를 삽입해 탈구발거한다. 치근에 형태 이상이 있어 발치가 곤란한 경우에는 전술한 라운드버(JET카바이드버HP4번: Shofu)를 다시 사용하고 치근막 공간을 확대하듯이 골을 삭제한 후에 발거한다.

발치와의 처치 (37-4, 9)

불량육아가 있는 경우는 탈구용 예리한 치근단 소파기(No.14-303: YDM)를 사용해 제거한다. 골의 날카로운 부분이 있는 경우는 골줄(No.14-403: YDM, No.MX-12A-27: 밀텍스)을 사용해 삭제한다. 이어 발치와, 골막하를 멸균식염수(생리식염액 500ml 개전형: 大塚제약, 光제약)로 꼼꼼하게 세척한다.

- 세척용 주사기 바늘(파이로존 바늘22G*: 本木注射제작소)
- 주사기(20ml 일회용 주사기: 텔모)

외과용 흡입관은 보통 37-9에 소개하는 중간으로 두꺼운 타입(Yoshida)을 사용하고 근단이 파절되어 발치와를 자세히 관찰하고 싶은 경우에는 가는 타입(Yoshida)을 사용한다.

봉합 (37-10)

- 지침기(No.BM65*: 에이스크래프, No.151-902: YDM)는 전체 길이 15cm 헤갈형이 사용하기 좋다. 이전에는 마티우스형을 사용했는데 최근에는 바늘이 달린 봉합사를 사용하므로 실이 이음새 부분에 얽히지 않는 헤갈형을 사용하고 있다.
- 바늘이 달린 봉합사(베어 No.SP18V04H-45*: 協和時計) 바늘은 전체 길이 18mm, 바늘 끝은 각이고 다른 곳은 평평하며 치은을 통과하기 쉽고 쉽게 단렬(斷裂)되지 않아 지침기로 잡기가 좋다. 실은 4-0 black silk(검정 견사)이다. 마니 No.1(Mani)은 18mm, 각침 3-0 검정 견사이고 이것도 사용하기 좋다. 바늘이 달린 소프트나일론봉합사(시프 No.P18-40SN4: 日本腸線)는 탄성이 있는 실이고 창면이 깨끗하다.
- 바늘(마니 18mm, 마니)
- 봉합사(4-0 검정 견사, 3-0 검정 견사: 에티콘, 네스코스챠: 日本商事)
- 유구 핀셋(13cm 극세*: 카지노의과)
- 전도(剪刀)(안과 反剪刀 No.202-20-11*: 케이세이의과공업)

  편도가 거칠거칠해 실이 미끌어지지 않고 안과용으로 미세한 물체를 자르는 데 적합하다.
- 거즈(작게 접은 거즈 5×5cm, 스텔라거즈: 白十字).

제38장

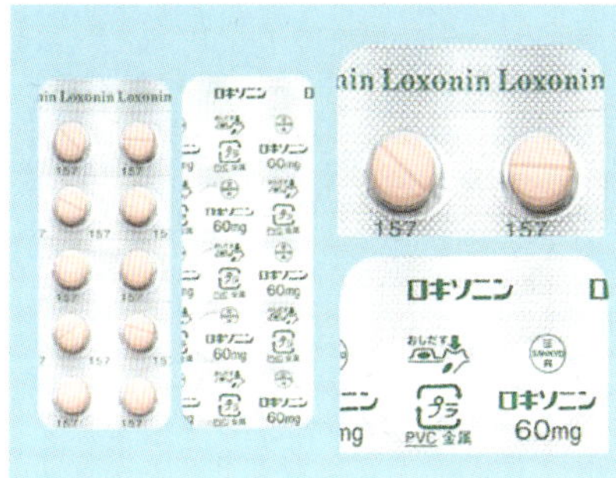

진통제

제3대구치 발치, 특히 골을 삭제하는 매복 제3대구치의 경우 대부분의 증례에서 술후에 동통이 발현해 진통제 투여가 필요하다.

이 경우 진통제는 동통이 있을 때 비로소 복용하므로 속효성(速效性)이 있고 격렬한 통증인 경우가 많아 강력한 진통효과가 요구된다. 또한 지속성이 있고, 부작용이 적은 안전성이 높은 약제라는 점도 진통제 선택의 조건이다.

중추신경계에 작용하고 동통을 선택적으로 제거하거나 완화시키는 진통제에는 마약성과 비마약성이 있으며, 크게 두 가지로 분류된다. 이 중에서 발치후 동통에 이용하는 가장 일반적인 약제는 비스테로이드계 진통제(NSAIDs)이다.

비스테로이드계 진통제(NSAIDs)

NSAIDs는 산성과 염기성(비산성)으로 분류된다(표 1). 전자가 cyclogenase(시크록시게나제)의 저해에 의한 arachdonic acid(아라키돈산)에서 prostaglandin(프로스타그란딘)(PG)의 합성저해가 주요 작용기전인데 반해 후자는 PG 합성저해작용이 없고 기염(起炎)인자의 히스타민, 세로토닌과 강하게 길항해 염증을 억제한다고 하는 데 작용기전에 불분명한 점도 많다.

일반적으로 발치 후 동통에는 진통효과가 강한 산성제제가 이용되는데, new quinolon에 의한 상호작용으로 중추계의

표 1. 진통제의 분류.

- 마약성
- 비마약성
  - 스테로이드계
  - 비스테로이드계 (NSAIDs)
    - 산성
    - 염기성(비산성)

표 2. 산성제제와 염기성(비산성) 제제와의 비교

	산성	비산성(염기성)
염증 시기	급성 또는 만성기	급성기
진통효과	강하다	산성보다 약하다
진통작용	말초성	중추성도 있다
해열효과	비교적 강하다	약하다
부작용	위 · 신장장애 등	약하다
상호작용	있다(뉴퀴놀른계 항생제 와파린 등)	없다

분류	약칭	일반명	상품명
산성제	사리칠산	아세칠사리칠산	아스피린
			바파린
		디푸루닐산	도로비드
	안슬라닌산	메페난산	폰탈
		푸루페난산	오파이린
		톨페난산	크로탐
		프록타페닌	이다롬
	인돌계초산	인도메타신	인더신
			인테반
		스린다크	크리노릴
	페닐초산	디크로페낙나트륨	볼타렌
		알크로페낙	아로피진
			에피날
		펜부펜	나파놀
	프리피온산	이브프로펜	부루펜
		나프로키센	나이키산
		케토프로펜	카피스텐
			나메민
		푸루루비프로펜	프로벤
		페노프로펜	페노프론
		프라노프로펜	니프란
		티아프로펜	스루감
		록소프로펜나트륨	록소닌
	옥시캄	피록시캄	페루덴
			바키소
		롤녹시캄	롤캄
비산성제 (염기성제)		벤디다민	리리펜
		메필졸	메브론
			아나록
		티노리진	논프라민
		티아라미드	소란탈
		구연산페리속살	이소키살
		에몰페존	펜토이레
한방제제		입효산(立效酸)	

38-1. 발치 후 동통에 대한 진통제.

경련을 유발하므로 그 경우에는 염기성 약제를 선택하는 것이 안전하다고 한다(표 2).

안전성에 대해서는 유효한 약제를 가능한 소량으로 목표하는 부위에 효과적으로 도달시키기 위한 약제 형태에 관한 연구, 투여법이나 투여 경로를 바꾸는 약물전달시스템(Drug Delivery System, DDS)이 개발되고 있다. 장용제(腸溶劑), 서방제, 프로드럭, 좌제나 주사제, 경피흡수형 외용제 등이다.

특히 위장장애를 줄이기 위해 위점막에 자극이 약하고 미변화체 상태로 소화관에서 흡수시켜 체내에서 활성형이 되고 진통작용이 강하며 약리효과를 보이는 프로드럭(로키소닌, 크리노릴, 나파놀 등)이 많이 사용된다.

또한 속효성(速效性)을 특징으로 하는 좌제로 볼타렌, 인더신, 메나민 등 주사제로 레페탄, 소세곤, 펜타딘이 있다.

여기에서는 게이오대학병원 치과구강외과 외래에서 매복 제3대구치를 발치한 후 가장 많이 사용되고 있는 진통제를 열거하고 그 특징을 소개하겠다.

로키소닌

페노프론과 마찬가지로 프로피온산계지만 프로드럭(prodrug)이므로 위장장애가 있는 환자에게도 사용되며 강한 진통효과를 기대할 수 있다.

볼타렌

페닐초산계이며 진통효과가 뛰어나 강력한 진통효과를 기대할 수 있지만 위장장애 등 부작용도 강하므로 비교적 건강한 사람에게 투여한다.

롤캄

옥시캄계 약제이고 만성염증질환에서 급성동통까지 소염진통효과를 보이고 속효성(速效性)이 뛰어나다.

폰탈

안스라닐산계이며 출혈성 소인, 항응고제 사용 중 환자 이외에는 부작용도 적고 진통효과도 뛰어나므로 사용하기 좋은 약제로 투여하는 경우도 많다.

위의 약제는 산성약제이며, 프로스타그란딘의 합성억제작용이 있으므로 위장장애를 비롯해 간 · 신장장애를 유발하기 쉽다. 그래서 산성약제보다 진통작용은 다소 약하지만 위의 장애가 있는 환자, 고령환자에 대해서는 염기성 약제인 소란탈을 사용하기도 한다.

소란탈

벤조티나제핀계 염기성 NSAIDs이며 산성약제보다 진통작용은 약하지만 다른 약제와 상호작용이 없고 안전성이 높다.

약제의 보존

마지막으로 간과하기 쉬운 부분인데 이들 약제에는 사용기간(약 3년)이 있으므로 잘 확인하며 반드시 그늘, 실온에서 보존한다.

제39장

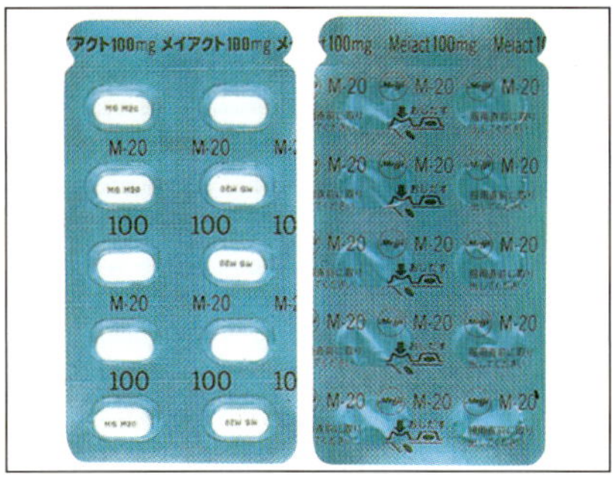

항생제

발치 후 감염의 예방투여에 대해서는 균혈증의 예방 측면에서도 그 필요성이 언급되고 있다. 발치 후 일과성으로 균혈증이 발생하다고 잘 알려져 있다. 그 중에서도 제3대구치 주위염이 원인인 발치가 가장 발생률이 높다는 보고도 있다.

제3대구치는 해부학적 위치에서 볼 때 치조돌기의 최후단에 있는 최후구치이며, 술후 감염이 발생했을 때 주위에 소성결합조직이 풍부한 조직공간이 있으므로 염증이 파급되어 진행되고 심각한 속발증을 유발할 수 있다. 또한 극히 드물기는 하지만 두개저나 종격동까지 진행되어 생명이 위험하기도 한다. 따라서 제3대구치의 발치, 특히 매복치의 경우에는 항생제의 전신투여가 필요하다.

그러나 항생제 선택시 어떤 제품이나 좋은 것은 아니다. 구강감염증의 주요 원인균인 렌사구균이나 포도구균, 혐기성균인 peptostreptococcus, 혐기성 streptococcus, bacteroides에 대해 항균력이 있는지, 장기에 대한 이행성이 뛰어난지, 부작용은 없는지, 환자에게 간장 및 신장질환이나 소화기장애는 없는지, 임신하거나 면역능력이 떨어져 있지 않은지, 페니실린쇼크 등의 기왕은 없는지 고려하지 않으면 안 된다. 위의 내용을 고려하고 제3대구치 발치 후에 사용하는 내복약의 항생제를 선택해 보았다.

치성 감염증에서 검출한 균과 그에 대한 항생제의 최소 발육 저지 농도

안피시린, 안피시린 유도체인 레넌피시린, 타란피시린, 바칸스피린, 세파크롤, 마크로라이드계가 우수하다. 특히 타란피시린, 레난피시린은 식사에 영향을 잘 받지 않는다는 특징이 있다.

장기 이행

혈중 이행이 좋은 것은 레난피시린, 세파크롤. 구강조직에 대한 이행이 좋은 것은 위의 약제 외에 마크로라이드계 약제, 크린더마이신, 악골 내에는 뉴키노론계 레보프락신이 우수하다고 한다.

부작용

간장애가 있을 때

대량 투여, 장기 복용에는 주의해야 한다. 특히 조사마이신이나 에리스로마이신 같은 마크로라이드계, 크린더마이신 등의 린코마이신계는 사용하지 않는 것이 좋다. 페니실린계나

분류		약칭	일반명	상품명
페니실린계		ABPC	안피시린	펜트렉스
				비크시린
				소루시린
		AMPC	아목시린	사와시린
				파세토신
				티타시린
		TAPC	타란피시린	야마시린
		BAPC	바칸피시린	바카실
				펜그로브
		LAPC	레난피시린	바라시린
세펌계	제1세대	CEX	세파레키신	케프렉스
				세볼
		CCL	세파크롤	케프랄
	제2세대	CXM-AX	세프록심 아키세틸	오라세프
	제3세대	CFDN	세프디닐	세프존
		CPDX-PR	세프포독심 프록세틸	바난
		CFTM-PI	세프테름피복실	토미론
		CFPN-PI	세프카펜피복실	프로목스
		CDTR-PI	세프지토렌피복실	메이아크토
페넴계		FRPM	파로페넴나트륨	페롬
마크로라이드계		EM	에리스로마이신	에리스로신
		JM	죠사마이신	죠사마이신
		RKM	록타마이신	리카마이신
		RXM	록시스로마이신	루리드
		CAM	크라리스로마이신	크라리스
린코마이신계		CLDM	크린다마이신	다라신
		LCM	린코마이신	린코신
테트라사이클린계		MINO	미노사이크린	미노마이신
		DOXY	독시사이크린	비브라마이신
		TC	테트라사이크린	아크로마이신
뉴퀴놀론계(합성항생제)		OFLX	오프록사신	타리비트
		LFLX	토스프록사신	로메바크트
		TFLY	로메프록사신	오젝스
		SPFX	스발프록사신	스파라
		LVFX	레보프록사신	크라빗트

39-1. 매복 제3대구치 발치 후에 사용되는 주요 경구 항생제.

▼ 항생제 ▲

항생제	병용약제	상호작용
안피시린	경구피임약	피임약 효과경감
마크로라이드계중 에리스로마이신 오레안드마이신	네오피린 칼바마제핀 텔페나진	테오피린 작용증강 칼바마제핀 작용증강 텔페나딘 작용증강
테트라사이클린계	Ca, Mg, Al 함유제산제 시메티진	테트라사이클린의 흡수저하 테트라사이클린의 흡수저하
뉴퀴놀론계	테오피린 비스테로이드계 소염진통제 제산제, 철제	테오피린 작용증강 경련 뉴퀴놀론계 약제 흡수저하

39-2. 치과구강외과영역에서 사용되는 주요 항생제의 중요한 상호작용.

세펨계가 비교적 안전하다고 하며 만약 간기능 이상이 보이더라도 약제 투여를 중지하거나 투여를 종료하면 정상치로 돌아온다.

신장애가 있을 때

Aminoglycoside계, tetracyclin계는 사용을 피하고 가장 안전한 것은 macrolide계이다. 최근 투석환자도 증가하고 있으므로 항생제 투여는 무엇보다 진통제에 대해서도 충분히 주의한다.

소화기장애

항생제를 투여해 설사, 무른 변 등 장내 세균총에 기인하는 증상 외에 식욕부진, 구토, 오심, 위통 등의 소화기 증상이 있다. 특히 장기투여하면 이들 증상이 비교적 많이 발현된다. 위장약과 병용해도 좋지만 식후 투여시 충분한 효과를 기대할 수 있는 안피시린 프로드럭인 레난피시린이나 타란피시린을 사용한다.

임신

태아에 대한 영향을 생각하면 비교적 안전한 페니실린계, 세펨계, 마크로라이드계, 린코마이신계가 있는데 전혀 영향이 없는 것은 아니므로 투여기간을 단축하거나 투여량을 줄이는 등 배려가 필요하다. 또한 원칙적으로 투여해서는 안 되는 항생제로 new quilnolon계, tetracycline계가 있다. 수유모라면 약제가 유즙으로 이행하는 문제가 있어 페니실린계, 세펨계가 안전하게 사용되고 있다. Macrolide계, lincomycin계는 이행이 양호하므로 주의가 필요하다.

기타

조혈장기장애에는 chroloamphenicol의 투여금지, 대량투여로 인해 치아 · 골에 침착되는 tetracyclin이 있다.

항생제의 상호작용

항생제와 다른 약제의 병용에는 부작용이나 부작용의 증가를 생각할 수 있다(39-2). 대표적인 예로 new quinolon계 항생제와 비스테로이드계 소염진통제(NSAIDs)이다.

위의 내용을 종합해 우리 외래에서는 일단 페니실린계에서는 프로드럭인 레난피시린, 세펨계에서는 세프가벤피보실이나 세프지닐을 감염 예방에 사용하고 있다. 그러나 투여 후 2~3일이 경과해도 그 효과가 보이지 않는 경우에는 페니실린계와 세펨계 약제를 교환해 사용하고 있다. 그러나 세펨계를 사용해도 효과가 없고 페니실린 알레르기가 있는 환자는 마크로라이드계 록시스마이신, 크라리스로마이신이나 뉴키노론계 크라비트를 사용하는 경우도 많다.

이렇게 투여해도 증상이 개선되지 않고 심각한 발치 후 감염이 의심되는 경우에는 역시 점적정주가 필요하며 페니실린계 PIPC(펜트시린)를 2~4g/일, 또는 제2세대 CTM(판스포린)을 2~4g/일과 lincomycin계 CLDM(다라신S)을 600~1,200mg/일 병용투여를 외래에서 진행하고 있다. 또한 더 심각한 경우는 면역 글로블린제제를 병용하기도 한다. 어쨌든 항생제로 치료를 진행할 경우, 안정을 유지하고 식사, 수면에도 유의하며 필요하다면 농양절개, 배농 등의 외과적 요법을 병용할 필요가 있다.

대표적인 처방예

[1] 프로목스 100mg 3T
울구트 200mg 3cap
3회 3일분
록소닌 2T×3회분(동통시)

[2] 크라비트 100mg 3T
무코스타 100mg 3T
3회 3일분
폰탈 2cap×3회분(동통시)

[3] 세프존 100mg 3cap
SM산 3.9g
3회 3일분
볼타렌 2T×3회분(동통시)

[4] 바난 100mg 2T
케루낙 80mg 2T
2회 3일분
소란탈 2T×3회분(동통시)

[5] 사와시린 250mg 3cap
셀벡스 50mg 3cap
3회 3일분
롤캄 2T×3회분(동통시)
기타 전술한 페니실린계, 세펨계이고 효과가 없으며, 술후 염증이 증가 · 악화되거나 걱정되는 경우에는

[6] 다라신 150mg 6T
SM산 3.9g
3회 3일분을
투여하기도 한다.

39-3. 본 과에서 제3대구치 발치 후에 자주 사용하는 처방예.

▼ 항생제 ▲

저자 약력

笠崎安則(Kasazaki Yasunori)

愛媛縣 松山市 출신

1976　　동경치과대학 졸업

현 재　　국가공무원 공제조합연합회立川병원 치과구강외과부장

　　　　게이오대학 의학부 치과구강외과학교실 비상근강사

주요 저서　"발치에 강해지는 책"

木津英樹(Kistu Hideki)

北海道 旭川市 출신

1989　　동경치과대학 졸업

현 재　　국가공무원 공제조합엽합회立川병원 치과구강외과

朝波惣一郎(Asanami soichiro)

치학박사

靜岡縣 靜岡市 출신

1966　　동경치과대학 졸업

현 재　　게이오의숙대학 의학부 치과구강외과학교실 조교수

주요 저서　"발치에 강해지는 책"

　　　　"구강손상처치의 실천"

　　　　"CORE TEXT 구강외과학" 외

역자 약력

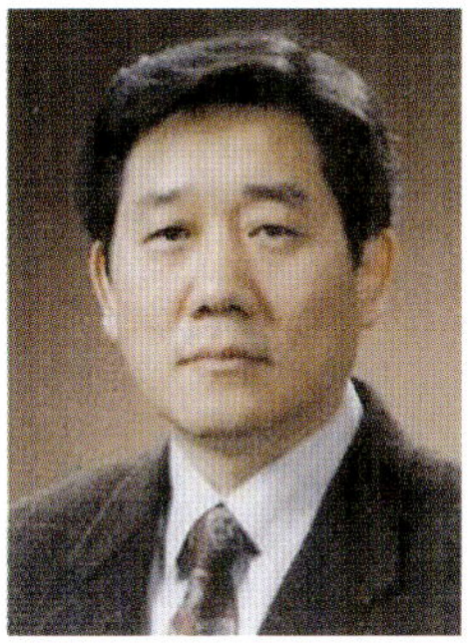

최 진 영 교수

1985년	서울대학교 치과대학졸업(치과의사: 한국)
1988년	서울대학교병원 구강악안면외과 전공
1992년	서울대학교 대학원 석사
1997년	독일 괴팅겐대학교 의과대학졸업 (의사: 독일 및 한국)
1988년	독일 괴팅겐대학교 의학박사
1991-1992	지방공사 포천의료원 치과턱얼굴외과 과장
1998-현재	서울대학교 치과대학 구강악안면(턱얼굴)외 과학교실 전임강사, 조교수, 부교수
2001.2-2002.1	영국 맨체스터대학교 방문교수
2005.10-2005.11	일본 나고야대학 방문교수
2004.9-현 재	서울대학교 치과대학병원 악안면기형클리닉 실장

제3대구치 발치의 원리와 임상

발행일 2007년 1월 15일
저 자 Kasazaki Yasunori et al.
역 자 최 진 영
발행인 최 용 원
편 집 박 명 숙
표 지 박 명 숙
발행처 **대한나래출판사**
등 록 제2012-000051호(1994.6.10)

주 소 서울특별시 성동구 성수2로 147 (성수동2가 289-319번지)
아이에스비즈타워 903호
전 화 (02) 922-7080
팩 스 (02) 922-0841
이메일 nrpub@naver.com

ISBN 978-89-5741-072-1 **정가 50,000원**

www.dhpub.com